全国优秀教材二等奖

"十四五"职业教育国家规划教材

供护理、助产专业使用

妇产科护理

（第二版）

主　编　周　清　刘丽萍
副主编　金玲芬　皇甫俊惠　韩改番
编　者　（按姓氏汉语拼音排序）
　　　　邓　婕（开封大学医学部）
　　　　葛　圆（广西中医药大学护理学院）
　　　　韩改番（吕梁市卫生学校）
　　　　韩小燕（长治卫生学校）
　　　　皇甫俊惠（太原市卫生学校）
　　　　黄珍玲（百色市民族卫生学校）
　　　　金玲芬（昆明卫生职业学院）
　　　　林春梅（福建省福清卫生学校）
　　　　刘　红（吉林职工医科大学）
　　　　刘丽萍（阳泉市卫生学校）
　　　　王廷英（昆明卫生职业学院）
　　　　危祝平（福建省龙岩卫生学校）
　　　　肖　苹（新疆克州中等职业技术学校）
　　　　张佩勉（来宾市卫生学校）
　　　　周　清（福建省龙岩卫生学校）

科学出版社

北　京

内 容 简 介

本教材为"十四五"职业教育国家规划教材之一,以中等职业学校医药卫生类专业教学标准及护士执业考试大纲为指导,紧贴临床实际,更新临床新技术、新理念、新方法,继承以往科学出版社案例版教材的特点,各章节采用"案例""知识链接""护考链接""小结""自测题"等形式,对重点、难点深入剖析辅助学生自学。本教材着重体现工作任务引领、课堂案例分析,注重培养学生专业知识技能及职业素养,同时兼顾中高职衔接,突出实用性。

本教材可供中等职业学校护理、助产专业使用。

图书在版编目 (CIP) 数据

妇产科护理 / 周清,刘丽萍主编 . —2 版 . —北京:科学出版社,2016
"十四五"职业教育国家规划教材
ISBN 978-7-03-048798-8

Ⅰ.妇… Ⅱ.①周… ②刘… Ⅲ.妇产科学 – 护理学 – 中等专业学校 – 教材
Ⅳ.R473

中国版本图书馆 CIP 数据核字(2016)第 132769 号

责任编辑:张 茵 / 责任校对:彭珍珍
责任印制:赵 博 / 封面设计:张佩战

科学出版社 出版
北京东黄城根北街 16 号
邮政编码:100717
http://www.sciencep.com
三河市骏杰印刷有限公司印刷
科学出版社发行 各地新华书店经销

*

2012 年 6 月第 一 版 开本:787×1092 1/16
2016 年 12 月第 二 版 印张:19
2025 年 2 月第十七次印刷 字数:486 400
定价:**38.00 元**
(如有印装质量问题,我社负责调换)

中等职业教育数字化课程建设项目
教材出版说明

为贯彻《国家中长期教育改革和发展规划纲要（2010—2020）》、《教育信息化十年发展规划（2011—2020）》等文件精神，落实教育部最新《中等职业学校专业教学标准（试行）》要求；为调动广大教师参与数字化课程建设，提高其数字化内容创作和运用能力，结合最新数字化技术促进职业教育发展，科学出版社于2015年9月正式启动了中等职业教育护理、助产专业数字化课程建设项目。

科学出版社前身是1930年成立于上海的龙门联合书局，1954年，龙门联合书局与中国科学院编译局合并组建成立科学出版社，现隶属中国科学院，员工达1200余名，其中硕士研究生及以上学历者627人（截至2016年7月1日），是我国最大的综合性科技出版机构。依托中国科学院的强大技术支持，我社于2015年推出最新研发成果："爱医课"互动教学平台（见封底）。该平台可将教学中的重点内容以视频、语音及三维模型等方式呈现，学生用手机扫描常规书页即可免费浏览书中配套3D模型、动画、视频、护考模拟试题等教学资源。

本项目分数字化教材建设与资源建设两部分。数字化课程建设项目与"爱医课"互动教学平台进行的首次有益结合而成的教材，是我国中等职业层次首套数字化创新教材。2015年10月开展了建设团队的全国遴选工作，共收到全国62所院校575位老师的申请资料，于2016年1月在湖北武汉召开了项目启动会及教材编写会。

（一）数字化教材的编写指导思想

本次编写充分体现了职业教育特色，紧紧围绕"以就业为导向，以能力为本位，以发展技能为核心"的职业教育培养理念，遵循"理论联系实际"的原则，强调"必需、够用"的编写标准，以数字化课程建设为方向，以创新教材为呈现形式。

（二）本套数字化教材的特点

1. 按照专业教学标准安排课程结构　本套数字化教材严格按照专业教学标准的要求设计科目、安排课程。全套教材分公共基础课、专业技能课、专业选修课及综合实训四类，共计39种，体系完整。

2. 紧扣最新护考大纲调整内容　本套系列教材参考了"国家护士执业资格考试大纲"的相关标准，围绕考试内容调整学习范围，突出考点与难点，方便学生的在校日常学习与护考接轨，适应护理职业岗位需求。

3. 呈现形式新颖　"数字化"是未来教育的发展方向，本项目39种教材均将传统纸质教材与"爱医课"教学平台无缝对接，形式新颖。它能充分吸引职业院校学生的学习兴趣，提高课堂教学效果。使学生用"碎片化时间"学习，寓教于乐，乐中识记、乐中理解、乐中运用，为翻转课堂提供了有效的实现手段。

（三）本项目出版教材目录

本项目经中国科学院、科学出版社领导的大力支持，获年度重大项目立项。39种教材具体情况如下：

中等职业教育数字化课程配套创新教材目录

序号	教材名	主编	书号
1	《语文》	孙 琳 王 斌	978-7-03-048363-8
2	《数学》	赵 明	978-7-03-048206-8
3	《公共英语基础教程（上册）》（双色）	秦博文	978-7-03-048366-9
4	《公共英语基础教程（下册）》（双色）	秦博文	978-7-03-048367-6
5	《体育与健康》	张洪建	978-7-03-048361-4
6	《计算机应用基础》（全彩）	施宏伟	978-7-03-048208-2
7	《计算机应用基础实训指导》	施宏伟	978-7-03-048365-2
8	《职业生涯规划》	范永丽 汪 冰	978-7-03-048362-1
9	《职业道德与法律》	许练光	978-7-03-050751-8
10	《人际沟通》（第四版，全彩）	钟 海 莫丽平	978-7-03-049938-7
11	《医护礼仪与形体训练》（全彩）	王 颖	978-7-03-048207-5
12	《医用化学基础》（双色）	李湘苏 姚光军	978-7-03-048553-3
13	《生理学基础》（双色）	陈桃荣 宁 华	978-7-03-048552-6
14	《生物化学基础》（双色）	赵勋靡 王 懿 莫小卫	978-7-03-050956-7
15	《医学遗传学基础》（第四版，双色）	赵 斌 王 宇	978-7-03-048364-5
16	《病原生物与免疫学基础》（第四版，全彩）	刘建红 王 玲	978-7-03-050887-4
17	《解剖学基础》（第二版，全彩）	刘东方 黄嫦斌	978-7-03-050971-0
18	《病理学基础》（第四版，全彩）	贺平泽	978-7-03-050028-1
19	《药物学基础》（第四版）	赵彩珍 郭淑芳	978-7-03-050993-2
20	《正常人体学基础》（第四版，全彩）	王之一覃庆河	978-7-03-050908-6
21	《营养与膳食》（第三版，双色）	魏玉秋 戚 林	978-7-03-050886-7
22	《健康评估》（第四版，全彩）	罗卫群 崔 燕	978-7-03-050825-6
23	《内科护理》（第二版）	崔效忠	978-7-03-050885-0
24	《外科护理》（第二版）	闵晓松 阴 俊	978-7-03-050894-2
25	《妇产科护理》（第二版）	周 清 刘丽萍	978-7-03-048798-8
26	《儿科护理》（第二版）	段慧琴 田 洁	978-7-03-050959-8
27	《护理学基础》（第四版，全彩）	付能荣 吴姣鱼	978-7-03-050973-4
28	《护理技术综合实训》（第三版）	马树平 唐淑珍	978-7-03-050890-4
29	《社区护理》（第四版）	王永军 刘 蔚	978-7-03-050972-7
30	《老年护理》（第二版）	史俊萍	978-7-03-050892-8
31	《五官科护理》（第二版）	郭金兰	978-7-03-050893-5
32	《心理与精神护理》（双色）	张小燕	978-7-03-048720-9
33	《中医护理基础》（第四版，双色）	马秋平	978-7-03-050891-1
34	《急救护理技术》（第三版）	贾丽萍 王海平	978-7-03-048716-2
35	《中医学基础》（第四版，双色）	伍利民 郝志红	978-7-03-050884-3
36	《母婴保健》（助产，第二版）	王瑞珍	978-7-03-050783-9
37	《产科学及护理》（助产，第二版）	李 俭 颜丽青	978-7-03-050909-3
38	《妇科护理》（助产，第二版）	张庆桂	978-7-03-050895-9
39	《遗传与优生》（助产，第二版，双色）	潘凯元 张晓玲	978-7-03-050814-0

注：以上教材均配套教学PPT课件，在"爱医课"平台上提供免费试题、微视频等多种资源，欢迎扫描封底二维码下载

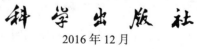

科 学 出 版 社

2016 年 12 月

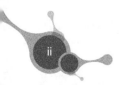

前　言

党的二十大报告指出"人民健康是民族昌盛和国家强盛的重要标志。把保障人民健康放在优先发展的战略位置，完善人民健康促进政策。"贯彻落实党的二十大决策部署，积极推动健康事业发展，离不开人才队伍建设。"培养造就大批德才兼备的高素质人才，是国家和民族长远发展大计。"教材是教学内容的重要载体，是教学的重要依据、培养人才的重要保障。本次教材修订旨在贯彻党的二十大报告精神，坚持为党育人、为国育才。

本教材的编写立足专业培养目标，"坚持立德树人，面向医疗、卫生、康复和保健机构等，培养从事临床护理、社区护理和健康保健等工作，德智体美全面发展的技能型卫生专业人才"，结合培养人才规格应具备的职业素养与专业知识技能，主要接续的专业，在保证教材科学性、思想性的同时，充分体现互联网＋时代气息，力求符合现代护理职业教育对技能型护理人才的需求，兼顾中高职衔接与贯通的职教改革发展思路，注重临床学科教材的情景化，内容与护士临床工作紧密接轨，凸现课程个性。

本教材适用于中职护理专业三年制学生使用，建议学时72学时。全书共22章，主要内容包括：妇产科病区与门诊布局、妇产科病史评估、生理产科、病理产科、妇科疾病患者的护理、妇科常用护理操作技术、计划生育与妇女保健七大部分。教材主要特点：①在章前设有引言，导入本章学习内容，章后设有小结，对本章重点进行概括。正文部分紧密结合临床强化妇产科护理知识和技能，护理措施明晰。②在每章节前采用案例引入教学内容，引导师生进入情景模式，开展教学活动，并在学习内容结束时对案例进行点评。③为指导学生掌握学习重点，参照教学大纲及历年执业资格考试重点提供考点提示。④章后附有自测题，便于学生课后复习和巩固知识点。⑤知识链接与拓展内容意在开阔学生视野、帮助学生记忆及提高学生学习兴趣。⑥对大纲要求实践操作练习项目编写了实践指导，为教师安排及组织实践课提供参考。⑦在文字表达上力争规范、深入浅出，充分利用图、表及流程示意图帮助学生理解，图文并茂，增强可读性。⑧教材后附有教学大纲，供教师及学生参考。⑨本教材配有教学课件，可于科学出版社官网下载。

本教材的编写与课程建设凝聚了科学出版社及各参编学校老师们的教学思想与理念，在此表示诚挚的谢意！编写中参考了本科、专（高职）科及中职相关教材，但由于时间紧、编者水平有限，教材中不足之处在所难免，恳请同行专家和广大师生批评指正，以便再版时修订。

编　者
2023 年 8 月

目　　录

1

第一章 绪 论

有同学会说，我是一名护理专业学生，将来并不打算到医院妇产科工作，我为什么要学妇产科护理学？妇产科护理学有必要学习吗？会不会很难学？怎么学？下面我们一起共同探讨这些问题，展开一个关于你母亲和（或）你自己的身体故事。

妇产科护理学是为妇女身心健康提供服务的一门研究妇女现存和潜在健康问题的学科，是护理专业学生必修的重要课程之一。妇产科是所有综合医院必设的临床科室，随着临床护理学的发展，妇产科护理学已成为一门独立的专业学科。妇产科护理模式正从以"治疗为主"，发展为"以预防为主"；从单纯的"疾病护理"，发展为"促进人类身心健康的护理"；从以"疾病为中心"，发展为以"患者为中心"，逐渐开展"以整体人的健康为中心的护理"的发展趋势。

一、妇产科护理学的范畴

（一）妇产科护理学的内容

妇产科护理学包括妇产科环境、妇产科专科评估、产科护理、妇科护理与常用操作、计划生育及妇女保健。产科护理是研究妇女妊娠、分娩及产褥期所发生的生理、心理、病理改变及其护理过程的临床护理学科，其内容主要包括：产科基础、生理产科、病理产科、胎儿及早期新生儿护理学；妇科护理是研究妇女非妊娠期生殖系统的生理、病理改变及其护理过程的临床护理学科，其内容主要包括：女性生殖系统炎症、女性生殖系统肿瘤、滋养细胞疾病、生殖内分泌异常、其他生殖器疾病妇女的护理；计划生育和妇女保健主要研究施行计划生育和妇女日常的生理、病理、心理护理问题及护理措施。

（二）妇产科护理对象

妇产科护理对象包括生命各阶段不同健康状况的女性，以及与之相关的家庭成员和社会成员，妇产科护理工作的服务范围已由医院逐步延伸到家庭、社区和社会。

二、妇产科护理学的特点

（一）护理对象的特殊性

妇产科护理学研究的对象包括女性各阶段，因此在护理过程中，要依据不同阶段的身心特点有针对性地开展护理工作，促进身心健康发展。

1. 青春期女性的主要特点 青春期正值小学高年级和中学阶段，是学业最紧张的时期，但由于卵巢发育体内激素改变，女性在身心两方面均受到影响，将产生较大的变化，严重者可干扰正常的生活和学习。因此，家庭、学校应加强女性青春期健康教育，提高女性青春期知识认知，做好青春期健康保健工作。

2. 生育期妇女的主要特点 此期为妇女生殖功能最旺盛的时期，在妊娠、分娩过程中全身各系统再次发生明显变化，甚至出现病理情况，应加强孕、产期和产褥期保健，及时发现异常，及时处理，使母儿安全度过妊娠、分娩期，保障健康。生育期妇女通常是家庭、单位的中坚力量，容易忽视对自身健康状况的保健，应加强宣教，提高自我保健意识，确保身心健康。

3. 围绝经期妇女的特点 此阶段妇女生殖功能逐渐衰退，其生理和心理会发生一系列较大变化，严重者可出现明显的临床症状，应加强围绝经期妇女的健康教育。同时，围绝经期是生殖系统肿瘤病变的好发年龄，应做好防癌宣传和普查工作，使生殖系统肿瘤得到早发现、早诊断、早治疗。

4. 老年期妇女的特点 此阶段妇女生殖功能已衰退进入老年期，老年性的疾病表现逐渐出现，应加强老年人的健康教育。同时老年期也是生殖系统肿瘤的好发年龄，应做好防癌宣传和普查工作，使生殖系统肿瘤得到早发现、早诊断、早治疗，老年人能过上健康幸福的老年生活。

（二）病理产科的特殊性

病理产科关系到孕妇与胎儿两个生命的安全，医护人员应具备高度前瞻性，仔细评估孕产妇与胎儿的健康状况，与孕产妇和家属及时充分沟通，处理过程中尽可能兼顾孕产妇、胎儿和新生儿的安全。

（三）妇产科急症的特殊性

妇产科疾病急症较多，患者起病急、病情变化快，但妇产科患者多年龄较轻，基础疾病少，抢救成功率高。急症患者入院后，护士需要立即报告医生，尽快收集资料，进行护理评估，做出护理诊断，采取有效措施。同时在护理过程中，密切观察病情变化，随时调整护理措施。

三、怎样更好地学习妇产科护理学

要充分认识妇产科护理学是一门实践性学科，在学习过程中应理论联系实际，充分理解妇产科护理理论体系，通过模拟情景、角色扮演等临床案例分析，提高分析问题及解决问题的能力。横向知识应与医学基础学科、护理学基础、内科护理学、外科护理学链接，纵向应与妇女特有的生理、心理、病理特点结合，做到融会贯通。

四、妇产科护士应具备的基本素质

基于产科护理关系到孕产妇、胎儿及新生儿的安危与健康，妇科疾病护理则可能涉及患者的隐私，加之妇产科护理对象特有的心理、生理及病理特点，要求学生在学习中要充分体现对服务对象的人文关怀。学生通过系统理论学习、临床见习、毕业实习三个阶段的学习和实践，养成细心严谨的工作作风、团结协作的团队精神、健康稳定的心理素质；学会尊重、爱护、关心患者，具有良好的职业道德和伦理观念，自觉尊重服务对象的人格，保护其隐私；具有良好的法律意识，自觉遵守医疗卫生、计划生育、母婴保健等相关法律法规，依法实施助产任务；具有医疗安全、团队合作的职业意识。

五、妇产科护理学的新发展

随着科学技术及循证医学的不断发展，妇产科护理学技术也有不断的更新。日渐成熟的辅助生殖技术，使众多家庭实现有自己孩子的夙愿；无痛分娩技术使产妇在分娩过程中感受的是即将成为母亲的快乐；腔镜技术的广泛应用，使妇科手术后患者大大缩短康复时间，以上种种新技术，都在挑战着妇产科护理理念与技术如何更好地适应新变化。同时随着社会经济的发展，以及人们对生育、健康和医疗保健需求的变化，妇产科护理模式也迅速发展，开展以社区为中心的妇产科护理模式正在悄然升起，其优点是：针对个案、家庭，在生理、心理、社会等方面的需要及调适，由社区医护人员向他们提供安全和高质量的健康照顾，尤其强调提供促进家庭成员间的凝聚力和维护身体安全的母婴照顾，有利于建立养育和亲密的家庭关系，有利于尽早进入父母角色，有利于父母与新生儿之间建立积极的相互依附关系，有利于减少母儿并发症。

（周　清）

第二章 妇产科病区与门诊布局

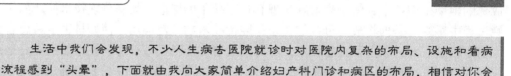

生活中我们会发现，不少人生病去医院就诊时对医院内复杂的布局、设施和看病流程感到"头晕"，下面就由我向大家简单介绍妇产科门诊和病区的布局，相信对你会有所帮助的。

第1节 妇科病区与门诊的布局

 案例 2-1

李某，女，25岁，已婚。近两日自觉白带增多，为豆渣样，伴外阴瘙痒，欲到医院就诊。

问题：

李某该到哪个科就诊？

一、妇科门诊的布局和设施

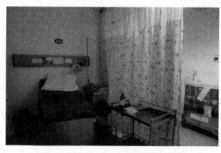

图 2-1 妇科检查室

（一）布局

妇科门诊一般设在门诊的一端，附近有卫生间。诊区包括候诊室、诊室、检查室（图 2-1）、治疗室、门诊手术室、观察室、休息室（家属陪伴）。

（二）设施

（1）候诊室是患者等待就诊的地方，除有专职护士外，还应有妇女保健相关知识的宣传单、画册、图文并茂的宣传栏或文化墙、多媒体播放设备等（图 2-2）。

（2）妇科检查室和治疗室是进行妇科检查、诊断、治疗、术前准备和实施护理的场所。要求：

1）室内干净整洁，光线明亮，备有可移动的照明灯。

2）室内空气清新，有紫外线灯定期消毒，室温保持在 16～25℃。

3）室内检查床之间有帘子或屏风遮挡。

4）妇科检查床上铺好一次性无菌单或巾，备有腿套和小被套，床旁备踏足凳，床尾配一转凳，床下放一污物桶。

5）配备急救车和急救药品，急救车上贴有标签和封条，备有药品交班记录本。急救药品有：多巴胺、地塞米松、尼可刹米注射液、去甲肾上腺素等。

6）安放储物柜，置常用器械、药品和敷料等。常用的器械有：无菌手套、一次性阴道窥器和金属阴道窥器（大小型号）、备皮刀、子宫颈钳等。

常用的药品有：2.5%碘酊（或碘伏）、75%乙醇、生理盐水等。

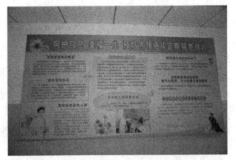

图 2-2　妇科门诊知识宣传

二、妇科门诊的护理管理

（一）消毒

（1）室内应洁净整齐，每日定时通风，上、下午开诊前紫外线照射 30 分钟，定时彻底清洁消毒（一般不超过 1 周）。

（2）检查、治疗使用过的物品，应分类整理。可以循环使用的物品消毒后备用。室内物品要求四固定（定物、定量、定位、定人管理），每日清点，及时补充已消耗的物品。

（二）护理

（1）妇科患者多有紧张、害羞等心理因素，护理人员应热情地接待患者，态度和蔼地与患者交流，耐心地解释患者提出的问题。

（2）护理人员应友好地提醒患者在妇科检查前排尿，积极配合医生做好患者的病史采集、体格检查、资料登记和整理。

（3）护理人员应避免非工作人员和其他病员随意进出诊室、检查室和治疗室；应优先安排年老体弱、病情危重者就诊。

（4）无人陪伴或病情特殊的患者，护理人员应主动协助患者完成各项检查。

（5）需要多次诊治的患者，护理人员应详细地说明坚持诊治的必要性。

（6）对患者诊后开出的药物，护理人员应细致地说明服药方法和药物的不良反应。

（三）宣传教育

在候诊室，利用宣传单、画册、图文并茂的宣传栏或文化墙、多媒体播放设备等进行妇女常见病、多发病的宣传，介绍妇女保健、优生优育、防癌普查等科普知识。

三、妇科病区的布局和设施

（一）布局

妇科病区有护士站、病室、检查室、治疗室、污物处理室、盥洗室、开水间、厕所等。病室分为危重病室和普通病室两种，危重病室靠近护士站。

（二）设施

病室内放置病床，病床间距离适当，中间有帘子相隔，每张病床旁有床头柜。病床床头有呼叫器、氧气通道等装置。房间内有衣柜、电视、桌子、椅子、电灯、紫外线灯等设施。危重病室内设常备的护理器具及抢救用物。

四、妇科病区的护理管理

（一）环境要求

病区应安静、整洁、舒适、安全。病室应定时通风换气，地面、柜子表面、桌椅等设施每日湿法擦拭，每日进行病室的消毒。夜间，病区和病室可以暗灯照明。

（二）护理管理

（1）接待新入院患者，根据病情急缓，护理人员向患者或家属详细介绍病区管理制度、病区布局，协助患者办理住院手续和病室入住相关事宜。

（2）病区医护人员具有良好的职业道德和业务素质，衣帽整齐、表情自然、态度和蔼，诊疗和护理前后应洗手，检查用物应一人一具，避免发生医源性感染。

（3）每日的护理工作，严格执行各项操作规程，依照各种疾病的护理常规，规范记录各种医疗文件，及时准确执行医嘱；严格执行核查制度，建立物品使用和维修保养制度，保证病区工作顺利进行；严格按规定分类处理污物，及时消毒，避免交叉感染。

（4）对出院患者给予疾病知识、治疗、复查及生活习惯方面必要的指导。

案例 2-1 分析

李某白带出现异常，建议到妇科门诊就诊。

第 2 节　产科病区与门诊的布局

 案例 2-2

孕妇，女，23 岁。孕足月，两年前阴道分娩一女婴，健存，自觉规律性腹痛 4 小时，伴阴道流液，孕妇和家属都很着急。

问题：

该孕妇该到门诊就诊还是应准备住院？

一、产科门诊的布局和设施

（一）布局

产科门诊一般设在门诊的一端，附近有卫生间。诊区包括候诊室、诊室、产科检查室、妇科检查室、孕妇学校、休息室（家属陪伴）。

（二）设施

（1）候诊室是患者等待就诊的地方，除有专职护士外，还应有产科相关知识的宣传单、画册、图文并茂的宣传栏或文化墙、多媒体播放设备等。

（2）产科检查室和妇科检查室是进行产科检查、妇科检查、诊断、治疗和实施护理的场所。要求：产科检查室应当有检查床、体重计、多普勒胎心听诊仪、胎儿电子监护仪、卷尺、骨盆测量器，常用药品有叶酸片等，余妇科检查室要求同妇科门诊。

二、产科门诊的护理管理

1. 消毒 要求同妇科门诊。

2. 护理 要求同妇科门诊。

3. 宣传教育 在候诊室，利用宣传单、画册、图文并茂的宣传栏（图2-3）或文化墙、多媒体播放设备等进行产科有关知识的宣传，定期安排孕妇学校的课程，让孕妇及家属了解孕前、孕期、分娩及产后的有关知识。

三、产科病区的布局和设施

（一）布局

产科病区有护士站、病室、待产室、产房、检查室、治疗室、污物处理室、盥洗室、开水间、厕所等（图2-4～图2-8）。病室分为危重病室和普通病室两种，危重病室靠近护士站。

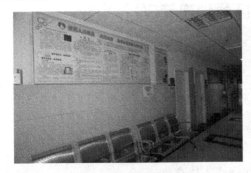

图2-3　产科门诊宣传栏

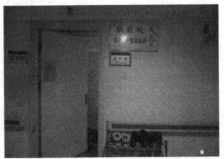

图2-4　待产室

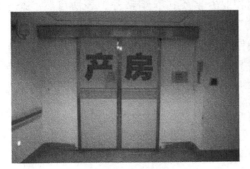

图2-5　产房（1）

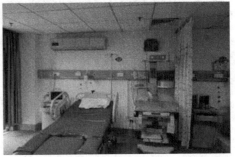

图2-6　产房（2）

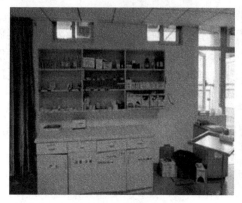

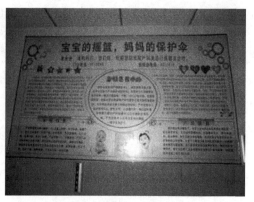

图 2-7 产房（3）　　　　　　图 2-8 产科病房宣传栏

（二）设施

1. 产房　内设产床、红外线保暖辐射台、胎心电子监护仪、抢救车（内置抢救用物品和药品）、储物柜（内置产科常用物品和药品）、治疗车、供氧设备、电子秤、卷尺、吸引器、骨盆测量器、光源、空调等。

2. 病室　内放置病床，病床间距离适当，中间有帘子相隔，每张病床旁有床头柜。病床床头有呼叫器、氧气通道、负压吸引等装置。房间内有衣柜、电视、桌子、椅子、电灯、紫外线灯等设施。

四、产科病区的护理管理

（一）环境要求

病区应安静、整洁、舒适、安全。病室应定时通风换气，地面、柜子表面、桌椅等设施每日湿法擦拭，每日进行病室的消毒。夜间，病区和病室可以暗灯照明。

（二）护理管理

（1）接待新入院患者，根据病情急缓，护理人员向患者或家属详细介绍病区布局、管理制度，协助患者完成住院手续的办理和病室入住事宜。

（2）病区医护人员具有良好的职业道德和业务素质，衣帽整齐、表情自然、态度和蔼可亲，诊疗和护理前后应洗手，检查用物应一人一具，避免医源性感染的发生。

（3）每日的护理工作，严格执行各项操作规程，依照各种疾病的护理常规，规范记录各种医疗文件，及时准确执行医嘱，严格执行核查制度，建立物品使用和维修保养制度，保证病区工作顺利进行；严格按规定分类处理污物，及时消毒，避免交叉感染。

（4）认真、细致地做好出院指导，交代复诊时间及其他注意事项。

案例 2-2 分析

该孕妇为经产妇，规律腹痛 4 小时表明已临产，应立即收住产科病区。

（张佩勉）

3

第三章　女性生殖系统解剖与生理

我们即将开始学习妇产科护理这门课，要学好这门课，我们首先要了解女性生殖系统是怎样构成的，以及女性生殖系统是怎样工作的，这样才能为接下来的学习打好基础。让我们一起来复习女性生殖系统的解剖与生理。

第1节　女性生殖系统解剖

女性生殖系统包括内、外生殖器及其相关的组织和邻近的器官。

一、外生殖器

女性外生殖器是指生殖器官外露的部分，又称外阴。其位于两股内侧之间，前为耻骨联合，后为会阴，包括阴阜、大阴唇、小阴唇、阴蒂和阴道前庭（图3-1）。

（一）阴阜

阴阜是耻骨联合前面隆起的脂肪垫。自女性青春期开始生长阴毛，呈倒三角形分布，是女性第二性征之一。

（二）大阴唇

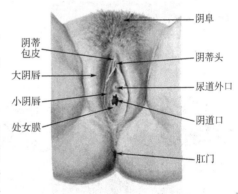

图3-1　女性外生殖器

大阴唇位于两股内侧，是一对纵向隆起的皮肤皱襞，起自阴阜，止于会阴。大阴唇内侧面湿润似黏膜，外侧面为皮肤，自青春期开始长出阴毛，内含皮脂腺和汗腺。大阴唇皮下富含脂肪组织和疏松结缔组织，含有丰富的血管、淋巴管和神经，受外伤时容易形成皮下血肿。未产妇大阴唇自然合拢，遮盖阴道口和尿道口；经产妇大阴唇向两侧分开；绝经后大阴唇萎缩，阴毛稀少。

考点： 女性外阴最容易形成血肿的部位

（三）小阴唇

小阴唇是位于大阴唇内侧的一对较薄的皮肤皱襞。表面湿润、无毛、褐色，富含神经末梢，非常敏感。两侧小阴唇前端融合，分成前后两叶包绕阴蒂，前叶为阴蒂包皮，后叶为阴蒂系带。后端与大阴唇后端会合，在正中线形成一横皱襞，称为阴唇系带。经产妇受分娩影响阴唇系带不明显。

（四）阴蒂

阴蒂位于两侧小阴唇顶端联合处，部分被阴蒂包皮围绕，组织类似男性阴茎海绵体，

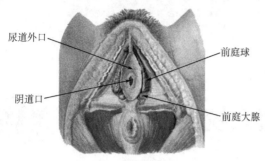

图 3-2 阴道前庭

有勃起性，富含神经末梢，极为敏感。阴蒂自前向后分为阴蒂头、阴蒂体和阴蒂脚三部分，阴蒂头暴露于外阴。

（五）阴道前庭

阴道前庭（图 3-2）是两侧小阴唇围成的菱形区域，前为阴蒂，后为阴唇系带。阴道前庭内有以下结构：

1. 前庭大腺 又称巴多林腺或巴氏腺。其位于大阴唇后部深面，黄豆大小，左右各一。其腺管细长（1～2cm），开口于阴道前庭后方小阴唇与处女膜之间的沟内，性兴奋时分泌黏液起润滑作用。正常情况下不能触及此腺，前庭大腺炎时，分泌物堵塞腺管可形成前庭大腺囊肿或脓肿。

2. 尿道外口 位于阴蒂头下方，阴道前庭的前部。

3. 阴道口及处女膜 阴道口位于尿道口后方，阴道前庭的后部。阴道口周缘覆盖有一层较薄的黏膜，称为处女膜。处女膜多在中央开有一口，亦有纵隔状或筛孔状开口，月经血可经开口排出。若先天性处女膜闭锁，月经血无法排出可导致严重后果。处女膜多在初次性生活或剧烈运动时破裂，分娩后仅留处女膜痕。

二、内 生 殖 器

考点：女性内生殖器的组成

女性内生殖器位于真骨盆内，包括阴道、子宫、输卵管及卵巢。输卵管和卵巢合称子宫附件（图 3-3）。

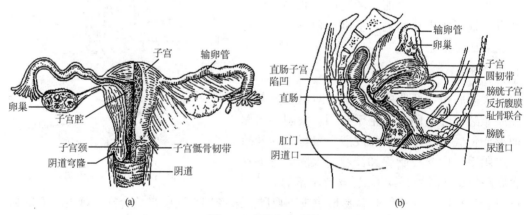

图 3-3 女性内生殖器
(a) 后面观；(b) 矢状面观

（一）阴道

1. 功能 阴道是性交器官，也是经血排出及胎儿娩出的通道。

考点：直肠子宫陷凹和阴道后穹隆穿刺的临床意义

2. 位置和形态 阴道位于真骨盆下部中央，为一上宽下窄的管道，前壁长 7～9cm，与膀胱和尿道相邻，后壁长 10～12cm，贴近直肠。上端环绕子宫颈形成阴道穹隆，下端开口于阴道前庭后部。阴道穹隆分前、后、左、右四部分，其中阴道后穹隆最深，其顶部紧贴盆腔位置最低的直肠子宫陷凹，临床上可经阴道后穹隆穿刺或引流，以明确某些疾病的诊断或实施手术。

3. 组织结构 阴道壁由内向外由黏膜、肌层和纤维组织膜构成。阴道黏膜覆盖复层鳞状上皮，呈淡红色，无腺体，受性激素影响产生周期性变化。育龄妇女阴道有许多横行皱襞，伸展性大，利于分娩。幼女及绝经后妇女性激素水平低下，阴道上皮薄、皱襞少，易发生感染和创伤。

（二）子宫

1. 功能 是产生月经、孕育胎儿的场所，也是精子到达输卵管的通道。分娩时，子宫收缩可将胎儿及附属物排出体外。

2. 位置和形态（图3-4） 子宫位于真骨盆中央，坐骨棘水平之上，膀胱后方，直肠前方，呈前屈前倾位。成年女性子宫重约50g，长7～8cm，宽4～5cm，厚2～3cm，宫腔容量约5ml，上宽下窄，前后略扁，呈倒置的梨形。子宫上端膨大称子宫体，宫体顶部称子宫底，宫底两侧与输卵管相通，称子宫角。子宫下部较窄呈圆柱状，称子宫颈。子宫颈伸入阴道内的部分称为子宫颈阴道部，阴道以上部位称为子宫颈阴道上部。成年女性宫体与子宫颈的比例为2：1，幼女为1：2，老年人为1：1。宫体与子宫颈之间最狭窄部分称为子宫峡部，在非妊娠期长约1cm，临产时被拉长至7～10cm，成为宫腔的一部分，称为子宫下段。子宫峡部上端在解剖上最狭窄，称为解剖学内口；其下端是子宫内膜转变为子宫颈黏膜之处，称为组织学内口。子宫颈管呈梭形，成年女性子宫颈管长约3cm，其下端称子宫颈外口，开口于阴道内。未产妇的子宫颈外口为圆形，经产妇受分娩影响呈横裂状，将子宫颈分为前唇和后唇。

考点：子宫的大小、位置、形态

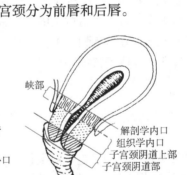

图 3-4 子宫各部

(a) 子宫冠状断面；(b) 子宫失状断面

3. 组织结构 子宫体与子宫颈的组织结构不同。

（1）子宫体：子宫体壁由内向外由子宫内膜层、肌层和浆膜层构成。

子宫内膜层又称黏膜层，从青春期开始受卵巢性激素影响，其表面2/3发生周期性变化脱落出血形成月经，称功能层；下1/3靠近子宫肌层的内膜无周期性变化，称基底层。功能层脱落后由基底层再生。

子宫肌层由大量平滑肌束和少量弹力纤维组成。平滑肌束交错如网状排列，可分为三层：内层环状排列，中层交叉排列，外层纵行排列，子宫收缩时能有效压迫血管控制子宫出血。

子宫浆膜层为覆盖在子宫外表面的脏腹膜。在子宫前面近子宫峡部处，腹膜向前反折覆盖膀胱，形成膀胱子宫陷凹；在子宫后面，腹膜向下至子宫颈后方及阴道后穹隆处折向直肠，形成直肠子宫陷凹，为盆腔最低点。

（2）子宫颈：主要由结缔组织构成，亦含有少量平滑肌纤维、弹力纤维和血管，质地较硬。子宫颈管黏膜为单层柱状上皮，含有很多腺体，能分泌黏液形成黏液栓，堵塞子宫颈管，防止外界病原体的入侵，受卵巢激素影响会发生周期性变化。子宫颈阴道部覆盖复层鳞状上皮，表面光滑。子宫颈外口柱状上皮与鳞状上皮的交界处是子宫颈癌的好发部位。

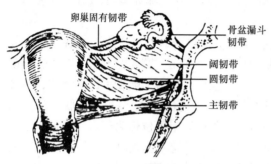

图 3-5　子宫韧带

4. 子宫韧带　共有 4 对，与盆底的肌肉和筋膜一起共同维持子宫的正常位置（图 3-5）。

（1）圆韧带：呈圆索状，起自宫角前面、输卵管近端稍下方，向前下方达骨盆壁，再穿过腹股沟管止于大阴唇前端。作用是维持子宫前倾位置。

（2）阔韧带：是子宫浆膜层在子宫两侧的延伸，在子宫两侧达骨盆壁，呈翼状，分前后两层。子宫两侧的阔韧带中有大量血管、神经、淋巴管及大量疏松结缔组织，称宫旁组织。作用是维持子宫于盆底正中位置。

考点：子宫韧带的作用

（3）主韧带：又称子宫颈横韧带。在阔韧带下方，横行于骨盆侧壁与子宫颈之间，是固定子宫颈位置、防止子宫脱垂的主要韧带。

（4）宫骶韧带：由子宫颈后上方向两侧延伸，绕过直肠达第 2、3 骶椎前面，向后上方牵引子宫颈，维持子宫前倾位置。

（三）输卵管

1. 功能　输卵管是卵子和精子相遇并形成受精卵的场所，也是将受精卵运输到宫腔的管道。

2. 位置和形态　输卵管是一对细长而弯曲的肌性管道（图 3-6），位于子宫阔韧带上缘内，内侧与宫角相连通，外侧游离与卵巢接近。全长 8～14cm，由内向外分为四部分：①间质部；②峡部，是输卵管结扎的部位；③壶腹部，为正常受精部位，也是输卵管妊娠的好发部位；④伞部，有"拾卵"作用。

3. 组织结构　输卵管壁由内向外由三层结构构成，分别是黏膜层、平滑肌层和浆膜层。

（四）卵巢

1. 功能　①生殖功能：产生和排出卵子。②内分泌功能：分泌性激素。

2. 位置和形态　位于子宫两侧，输卵管的后下方，外侧由骨盆漏斗韧带连于骨盆壁，内侧由卵巢固有韧带连于子宫。卵巢为一对扁椭圆形腺体，呈灰白色，成年女性卵巢大小为 4cm×3cm×1cm，重 5～6g。青春期前表面光滑，开始排卵后表面逐渐凹凸不平，

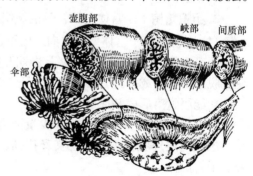

图 3-6　输卵管

绝经后缩小变硬。

3. 组织结构（图3-7）　卵巢表面由单层立方上皮覆盖，再往内为卵巢实质，分为外层的皮质、内层的髓质。皮质中含有数以万计的原始卵泡、各级卵泡和致密结缔组织。髓质中无卵泡，含有疏松结缔组织和丰富的血管、淋巴管、神经等。

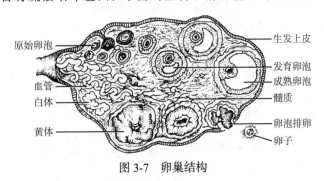

图3-7　卵巢结构

三、邻近器官

女性生殖器官邻近器官包括尿道、膀胱、输尿管和阑尾（图3-8），其血管、淋巴、神经相互密切联系。

1. 尿道　位于耻骨联合和阴道前壁之间，长4～5cm，女性尿道短而直，且与阴道均开口在阴道前庭，故易发生泌尿系统感染。肛提肌及盆底筋膜对尿道有支持作用，产伤时可出现张力性尿失禁。

2. 膀胱　是一囊状肌性器官，位于耻骨联合之后、子宫之前。充盈时可凸向盆腔甚至腹腔，影响妇科检查，妇科手术时易损伤，故妇科检查及手术前必须排空膀胱。

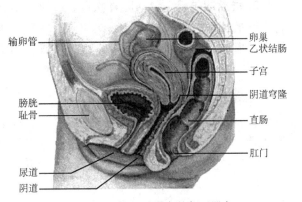

图3-8　女性生殖器官的邻近器官

3. 输尿管　是一对肌性圆索状管道，长约30cm，从肾盂开始下降，于子宫颈外侧约2cm处下穿子宫动脉，经阴道侧穹隆斜向前穿越输尿管隧道进入膀胱。行子宫切除结扎子宫动脉时，应避免误伤输尿管。

4. 直肠　位于盆腔后部，子宫和阴道的后方、骶骨前方，上接乙状结肠，下连肛管。其周围有肛门内外括约肌及肛提肌，分娩及妇科手术时应避免损伤直肠和肛管。

5. 阑尾　位于右髂窝内，根部连于盲肠，远端游离。女性患阑尾炎时，可累及子宫附件。妊娠合并阑尾炎时，因增大的子宫将阑尾推向外上方，应注意鉴别诊断。

四、骨　盆

骨盆具有支持躯干和保护盆腔脏器的作用。女性内生殖器位于盆腔内，骨盆是胎儿娩出的通道，其大小、形状直接关系到分娩能否顺利进行。女性骨盆较男性骨盆宽而浅，有利于胎儿娩出。

（一）骨盆的构成

1. 骨盆的骨骼 骨盆由一块骶骨、一块尾骨和左右两块髋骨构成（图3-9）。骶骨由5～6块骶椎融合而成，骶骨上缘向前突出，称骶岬。尾骨由4～5块尾椎融合而成。髋骨由髂骨、耻骨和坐骨融合而成。

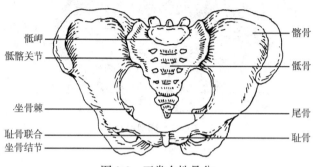

骶岬　　　　　　　　　　　　　　　　髂骨

骶髂关节　　　　　　　　　　　　　　骶骨

坐骨棘　　　　　　　　　　　　　　　尾骨

耻骨联合　　　　　　　　　　　　　　耻骨
坐骨结节

图 3-9　正常女性骨盆

2. 骨盆的关节 包括耻骨联合、骶髂关节和骶尾关节。耻骨联合为骨盆前方两耻骨之间的纤维软骨连接，妊娠期和分娩期受性激素影响可出现轻度分离，有利于胎儿娩出。骶髂关节为骶骨和髂骨连接处。骶骨和尾骨连接处为骶尾关节，骶尾关节有一定活动度，分娩时尾骨后移有利于胎儿娩出。

（二）骨盆的分界

考点：骨盆的分界

骨盆以耻骨联合上缘、两侧髂耻缘、骶岬上缘连线为界，界线以上为假骨盆，又称大骨盆，为腹腔的一部分，假骨盆对分娩无直接影响，但通过测量假骨盆径线可间接了解真骨盆大小。界线以下为真骨盆，又称小骨盆，是胎儿娩出的通道，又称骨产道。真骨盆有上、下两口，即骨盆入口（骨盆上口）和骨盆出口（骨盆下口），两口之间为骨盆腔。

（三）骨盆底

骨盆底为封闭骨盆出口的软组织，由多层肌肉和筋膜组成，能够支撑和保持盆腔脏器的正常位置。分娩时若损伤骨盆底，使盆底松弛，可导致盆腔脏器膨出或脱垂。骨盆底前方是耻骨联合下缘，后方是尾骨尖，两侧是耻骨降支、坐骨升支和坐骨结节。骨盆底由外向内分三层：

1. 外层 为浅层肌肉和筋膜。在外生殖器、会阴皮肤和皮下组织下，由会阴浅筋膜和其深面的肌肉及肛门外括约肌组成。该层肌肉的肌腱会合于阴道外口与肛门之间，形成会阴中心腱。

2. 中层 即泌尿生殖膈。由上下两层坚韧的筋膜、一对会阴深横肌和尿道括约肌组成，覆盖于骨盆出口前三角平面上，又称前三角韧带，有尿道和阴道穿过。

3. 内层 即盆膈，为骨盆底最内面的坚韧组织，由肛提肌及其内外两层筋膜组成，有尿道、阴道和直肠穿过。

广义上封闭骨盆的所有软组织称为会阴，狭义的会阴则指阴道口与肛门之间的软组织，又称会阴体，厚3～4cm，从内向外逐渐变窄呈楔形，其外层为皮肤和皮下脂肪，内层为会阴中心腱。妊娠期会阴变软有利于分娩，分娩时仍应注意保护，防止会阴裂伤。

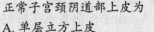

护考链接

正常子宫颈阴道部上皮为

A.单层立方上皮　　　　B.单层柱状上皮　　　　C.复层柱状上皮

D.复层鳞状上皮　　　　E.单层扁平上皮

分析：本题为识记题，子宫颈阴道部为复层鳞状上皮，子宫颈管内为单层柱状上皮。答案为 D。

第 2 节　女性生殖系统生理

一、女性一生各阶段的生理特点

女性一生从幼稚、成熟到衰老的生理过程，也是下丘脑 - 垂体 - 卵巢轴发育、成熟到衰老的过程。女性一生根据生理特点可划分为七个阶段，但无明显界限。

（一）胎儿期

从受精卵形成到胎儿娩出称为胎儿期。胚胎 6 周时原始性腺开始分化，8 ～ 10 周开始出现卵巢组织结构，随后两条副中肾管发育为女性生殖道。

（二）新生儿期

出生 4 周内为新生儿期。女性胎儿在子宫内受到母体卵巢和胎盘分泌的性激素影响，出生时常见新生儿外阴较丰满，乳房略肿大或有少量泌乳。出生后胎盘循环终止，新生儿血中来自于母体的性激素水平迅速下降，可出现少量阴道流血，称为假月经，短时间内可自然消退。

考点：假月经的形成

（三）儿童期

出生 4 周至 12 岁左右为儿童期。8 岁前为儿童早期，体格发育快，但下丘脑 - 垂体 - 卵巢轴处于抑制状态，生殖器仍处于幼稚状态，阴道上皮薄而无皱襞，且缺乏糖原，易患幼女性阴道炎；8 岁以后为儿童晚期，卵泡开始有一定发育，但达不到成熟没有排卵，生殖器和乳房开始发育，女性特征开始出现。

（四）青春期

自月经初潮至生殖器官逐渐发育成熟的时期称为青春期，是儿童到成人的过渡期。世界卫生组织（WHO）规定青春期为 10 ～ 19 岁。这一时期身高迅速增长，体型逐渐接近成年女性。第一性征发育，第二性征也发育明显，表现为乳房隆起、音调变高、出现阴毛及腋毛、骨盆横径大于前后径、胸部及肩部皮下脂肪增多，显现女性特有的丰满体态。月经来潮是青春期开始的重要标志。

考点：青春期开始的标志

（五）性成熟期

性成熟期又称生育期，一般从 18 岁左右开始，历时约 30 年，是卵巢生殖功能和内分泌功能最旺盛的时期。这一时期卵巢功能已发育成熟，有规律的周期性排卵并分泌性激素，受性激素周期性变化的影响，生殖器各部和乳房均发生周期性变化。

（六）绝经过渡期

绝经过渡期指女性绝经前后的一段时期，是从卵巢功能开始衰退至绝经后1年内。可始于40岁，短者历时1～2年，长者可历时10余年。由于性激素水平降低，乳房及生殖器官萎缩，并出现血管舒缩功能障碍和神经精神症状，表现为潮热、出汗、失眠、烦躁易怒、抑郁等，称为绝经综合征。

（七）老年期

妇女60岁以后，机体逐渐老化，进入老年期。此期雌激素水平低下，女性生殖器官进一步萎缩，骨代谢失常可导致骨质疏松，易发生骨折。

二、卵巢的功能及其周期性变化

（一）卵巢的功能

卵巢是女性的生殖内分泌器官，具有产生卵子并排卵的生殖功能和分泌性激素的内分泌功能。

（二）卵巢的周期性变化

从青春期开始到绝经前，卵巢在形态和功能上发生周期性变化，称为卵巢周期，包括卵泡的发育及成熟、排卵、黄体的形成及退化（图3-10）。

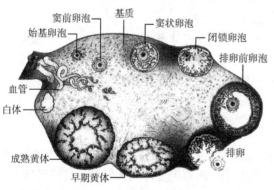

图3-10 卵巢的周期性变化

1. 卵泡的发育及成熟 卵泡发育始于胚胎期，新生儿出生时，卵巢内原始卵泡数量约为200万个，之后原始卵泡不断退化，近青春期剩下30万～50万个。青春期后，受到垂体分泌的促性腺激素影响，原始卵泡开始发育，但每个月经周期大量发育的原始卵泡中通常只有一个能发育成熟，其余的卵泡发育到一定程度后即自行退化闭锁，故女性一生中只有400～500个卵泡发育成熟。成熟卵泡直径可达20mm左右，向卵巢表面突出。从月经第一日至卵泡发育成熟，称为卵泡期，为10～14日。

考点：排卵日的确定

2. 排卵 随着卵泡发育成熟，卵泡逐渐向卵巢表面突出，接近卵巢表面时，卵巢表面细胞变薄、破裂，卵细胞和周围的一些细胞一起被排出，称为排卵。排卵一般发生在下次月经来潮前14日左右。通常两侧卵巢交替排卵，也可由一侧卵巢连续排卵。

考点：黄体的寿命

3. 黄体的形成及退化 排卵后卵泡液流出后，血液流入卵泡腔内凝结形成血体。继而由血体变成黄体。黄体能分泌雌激素和孕激素，于排卵后7～8日黄体的体积和功能达最高峰，直径达1～2cm。若未受精，黄体于排卵后9～10日开始退化，退化时黄体萎缩变小，逐渐纤维化，外观色白，称白体。从排卵至月经来潮为黄体期，一般为 14 日，黄体退化后月经来潮，新的卵巢周期开始。若卵子受精，黄体继续发育为妊娠黄体，至妊娠 10 周左右由胎盘接替其作用。

（三）卵巢分泌的激素及其生理功能

卵巢分泌的激素均为甾体激素，主要包括雌激素、孕激素和少量雄激素。

1. 卵巢激素的周期性变化

（1）雌激素：卵泡刚开始发育时，分泌的雌激素很少，随着卵泡逐渐发育成熟，雌激素的分泌逐渐增多，于排卵前形成第一个高峰。排卵后，雌激素分泌暂时下降，于排卵后 1～2 日黄体开始分泌雌激素，雌激素水平又逐渐上升，在排卵后 7～8 日黄体成熟时，雌激素水平形成第二个高峰，但峰值低于第一个高峰。之后黄体萎缩，雌激素水平急剧下降，在月经期达最低水平（图 3-11）。

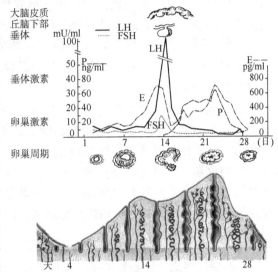

图 3-11 月经周期中激素水平的变化及子宫内膜的周期性变化

（2）孕激素：卵泡期早期不合成孕激素，排卵前卵泡颗粒细胞黄素化，开始合成少量孕激素。排卵后，随着黄体的形成与发育，孕激素的分泌逐渐增加，于排卵后 7～8 日黄体成熟时，孕激素水平达高峰，之后黄体萎缩，孕激素水平逐渐下降，至月经来潮时降至增生期水平。

（3）雄激素：卵巢合成少量雄激素，可促进非优势卵泡闭锁并提高性欲。

2. 雌、孕激素的生理功能 两者对其靶器官既有协同作用，又有拮抗作用，见表 3-1。

表 3-1 雌、孕激素的生理功能

靶器官	雌激素	孕激素
子宫	促进子宫发育，增加子宫平滑肌对缩宫素的敏感性，增强子宫收缩力	降低子宫平滑肌对缩宫素的敏感性，抑制子宫收缩，有利于胚胎及胎儿在子宫内的生长发育
子宫内膜	使子宫内膜增生	使子宫内膜由增生转为分泌
子宫颈	使子宫颈口松弛，子宫颈黏液增多，质稀薄透明有弹性，易拉成丝，有利于精子穿透	使子宫颈口闭合，黏液减少变稠，拉丝度差，形成黏液栓防止病原体入侵
输卵管	促进输卵管肌层发育，使输卵管蠕动增强，促进纤毛生长，有利于运输受精卵	抑制输卵管收缩，调节受精卵的运行
阴道上皮	促进阴道上皮细胞的增生和角化，黏膜变厚，细胞内糖原增多，维持阴道的酸性环境	促使阴道上皮细胞脱落
乳腺	使乳腺腺管增生	在雌激素作用的基础上，使乳腺腺泡发育成熟
卵泡	与卵泡刺激素共同促进卵泡发育成熟及排卵	
下丘脑及垂体	正反馈与负反馈调节	负反馈调节
代谢	促进水钠潴留，维持骨质代谢	促进水钠排泄，使基础体温升高 0.3～0.5℃

三、子宫内膜的周期性变化及月经

（一）子宫内膜的周期性变化

卵巢周期中，卵巢分泌的雌、孕激素周期性作用于生殖器官，使其均出现相应的周期性变化，子宫内膜周期性剥脱出血形成月经。以一个正常的月经周期 28 日为例，根据子宫内膜组织形态的周期性变化将月经周期分为三期。

1. 增生期 为月经周期第 5 ～ 14 日，相当于卵泡发育成熟阶段。此时为卵巢周期的卵泡期，卵巢分泌雌激素，在雌激素的影响下，子宫内膜呈增生状态，厚度由 0.5mm 增生至 3 ～ 5mm。

2. 分泌期 为月经周期第 15 ～ 28 日，相当于卵巢周期的黄体期。此期卵巢分泌雌激素和孕激素。在雌、孕激素的影响下，子宫内膜进一步增厚并呈分泌反应。月经来潮前期，子宫内膜厚度可达 10mm。

考点：月经周期的划分

3. 月经期 为月经周期的第 1 ～ 4 日。此时黄体退化，雌、孕激素水平骤然下降，子宫肌层收缩，子宫内膜功能层的螺旋小动脉发生收缩、痉挛，使子宫内膜缺血缺氧，发生局部缺血坏死，坏死的内膜与血液从阴道排出，形成月经。

（二）月经生理

1. 月经的定义 指随着卵巢的周期性变化而出现的子宫内膜的周期性脱落与出血。是女性生殖功能成熟的外在标志之一。

2. 月经初潮 指第一次月经来潮。初潮年龄多在 13 ～ 14 岁，初潮时间的早晚受遗传、营养、气候、环境、体重等因素影响，可能早至 11 ～ 12 岁，也可能迟至 15 岁左右。15 岁后尚未月经来潮应引起重视。

3. 月经周期 相邻两次月经第 1 日的间隔时间为一个月经周期，一般为 21 ～ 35 日，平均为 28 日。月经周期长短因人而异，但均应有规律性。

4. 月经期及经量 每次月经持续时间称为月经期，一般为 2 ～ 7 日。经量为一次月经的总失血量，正常月经量为 30 ～ 50ml，超过 80ml 为月经过多。

5. 月经血的特征 月经血一般为暗红色，不凝固，出血多时可见凝血块。主要成分除血液外，还含有子宫内膜碎片、子宫颈黏液和脱落的阴道上皮细胞等。

6. 月经期的症状 月经期一般无特殊症状。但由于经期盆腔充血及受前列腺素的影响，有些女性可出现下腹或腰骶部坠胀、子宫收缩痛、胃肠功能紊乱等症状，但一般不严重，不影响工作与学习。

7. 月经期保健 月经是一种正常生理现象，月经期应保持精神愉快。但因经期盆腔充血，子宫颈口松弛，抵抗力下降，应加强经期卫生保健。经期应注意保暖，保持外阴清洁，禁止盆浴、阴道冲洗、游泳及性生活等。不宜进食寒凉、辛辣等刺激性食物，避免剧烈运动和重体力劳动。

四、月经周期的调节

月经周期的调节是通过下丘脑、垂体和卵巢所分泌的激素互相影响、互相作用来实现的，三者之间形成了完整而协调的神经内分泌系统，称为下丘脑 - 垂体 - 卵巢轴（图 3-12）。

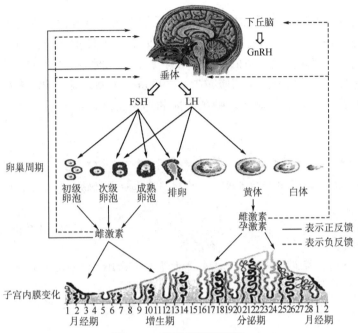

图 3-12 月经周期的调节

（一）下丘脑对垂体的调节

下丘脑分泌的调节月经的主要激素为促性腺激素释放激素（GnRH），包括卵泡刺激素释放激素（FSH-RH）和黄体生成素释放激素（LH-RH）。这两种激素通过垂体门脉系统进入腺垂体，使垂体合成和释放促性腺激素。

（二）垂体对卵巢的调节

垂体在 GnRH 的刺激下，合成和释放促性腺激素，包括促卵泡素（FSH）和黄体生成素（LH）。FSH 是在少量 LH 的协同下，促进卵泡的发育与成熟；LH 在 FSH 的协同下，促使成熟的卵泡排卵，进而促进黄体的形成与发育。

（三）卵巢激素的反馈调节

卵巢在 FSH 和 LH 的作用下，分泌雌激素和孕激素，而雌、孕激素对下丘脑和垂体的激素分泌有反馈调节作用。雌激素对下丘脑和垂体既有正反馈作用，又有负反馈作用；孕激素与雌激素协同对下丘脑和垂体产生负反馈作用。

（四）月经周期的调节

当一个月经周期中黄体萎缩后，雌、孕激素水平快速下降，子宫内膜脱落，新的月经周期开始。雌、孕激素水平的急剧下降解除了对下丘脑和垂体的抑制，下丘脑又开始分泌 GnRH。GnRH 作用于垂体，使垂体分泌 FSH 和少量 LH，两者作用于卵巢，使卵泡发育成熟，并分泌雌激素，子宫内膜在雌激素作用下增生。早期一定水平的雌激素（小剂量）负反馈作用于下丘脑，抑制 GnRH 释放，随着卵泡的发育成熟，雌激素分泌达到阈值（大剂量），雌激素发挥正反馈作用，刺激 LH 分泌。排卵前雌激素水平达高峰时，对下丘脑 FSH-RH 的分泌产生负反馈，抑制其分泌，使垂体分泌的

FSH 减少；同时对下丘脑分泌 LH-RH 产生正反馈，促进其分泌，进而使垂体释放大量 LH。当 LH 与 FSH 同时达高峰并形成一定比例时，成熟卵泡排卵，继而黄体形成。随着黄体发育成熟，黄体分泌大量的雌激素和孕激素，同时对下丘脑产生负反馈，GnRH 分泌减少，进而垂体激素分泌也相应减少。之后黄体萎缩，雌、孕激素水平快速下降，子宫内膜失去支持而脱落，对下丘脑和垂体的抑制解除，进入下一个月经周期。如此反复循环。

护考链接

一健康女婴，足月顺产后 5 天，因出现阴道血性分泌物被父母送来医院。该现象最可能是

　　A. 假月经　　　　　　B. 阴道直肠瘘　　　　C. 尿道阴道瘘

　　D. 会阴损伤　　　　　E. 血友病

分析：女性新生儿出生后，血中来自于母体的性激素水平迅速下降，子宫内膜脱落，可出现少量阴道流血，属生理现象，称为假月经。答案为 A。

小结

女性生殖系统包括内、外生殖器及其相关的组织和邻近的器官。外生殖器包括阴阜、大阴唇、小阴唇、阴蒂和阴道前庭。内生殖器包括阴道、子宫、输卵管及卵巢，输卵管和卵巢合称子宫附件。骨盆是胎儿娩出的通道，其形状和大小对分娩产生直接影响。女性一生各阶段的特点与卵巢功能息息相关，月经是生殖功能的外在标志之一。月经是随着卵巢的周期性变化而出现的子宫内膜的周期性脱落与出血。卵巢的周期性变化包括卵泡发育、排卵、黄体形成、黄体退化，伴随着卵巢的周期性变化，卵巢周期性分泌雌、孕激素，雌、孕激素的周期性变化使其靶器官的形态和功能也出现相应的周期性变化。月经周期由下丘脑-垂体-卵巢轴来调节。

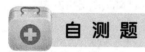 **自 测 题**

选择题

A₁ 型题

1. 关于女性外生殖器的描述错误的是（　　）

　　A. 大阴唇损伤后易形成血肿

　　B. 阴蒂位于两侧小阴唇的顶端

　　C. 前庭大腺开口于尿道口两侧

　　D. 青春期阴阜开始长阴毛

　　E. 两侧小阴唇之间的菱形区域为阴道前庭

2. 女性的内生殖器不包括（　　）

　　A. 子宫　　　　　　B. 阴道

　　C. 输卵管　　　　　D. 阴蒂

　　E. 卵巢

3. 关于子宫的描述错误的是（　　）

　　A. 成年女性子宫长 7～8cm

　　B. 成年女性宫腔容量约 5ml

　　C. 子宫腔呈上窄下宽的三角形

　　D. 子宫上端隆突部分称为子宫底

　　E. 子宫呈前屈前倾位

4. 关于子宫峡部的描述错误的是（　　）

　　A. 是子宫体和子宫颈之间最狭窄的部分

　　B. 非孕期长 1cm

　　C. 妊娠晚期可延伸至 10cm 左右

D. 子宫峡部上端为组织学内口，下端为解剖学内口

E. 在妊娠晚期形成子宫下段

5. 固定子宫颈位置、防止子宫脱垂的主要韧带是（　　）

A. 圆韧带　　　　　　　B. 主韧带

C. 阔韧带　　　　　　　D. 宫骶韧带

E. 骶棘韧带

6. 青春期开始的标志是（　　）

A. 乳房发育　　　　　　B. 音调变高

C. 长出阴毛　　　　　　D. 月经初潮

E. 第二性征出现

7. 黄体发育达高峰的时间是在排卵后（　　）

A. 5～6 日　　　　　　B. 7～8 日

C. 9～10 日　　　　　　D. 11～12 日

E. 13～14 日

8. 关于雌激素生理功能的描述正确的是（　　）

A. 使子宫肌肉松弛

B. 使子宫内膜由增生期转变为分泌期

C. 降低子宫对缩宫素的敏感性

D. 使排卵后体温升高

E. 使阴道上皮增生、角化

A$_2$ 型题

9. 患者，女，28 岁。平素月经规律，月经周期为 26 天，则排卵日一般在月经周期的（　　）

A. 第 11 日　　　　　　B. 第 12 日

C. 第 13 日　　　　　　D. 第 14 日

E. 第 15 日

10. 患者，女，27 岁。平素月经规律，月经周期为 26～28 日，每次持续 4～5 日，末次月经日期为 2 月 2 日，今日是 2 月 5 日，她的子宫内膜处于（　　）

A. 月经期　　　　　　　B. 增生期

C. 分泌期　　　　　　　D. 月经前期

E. 月经后期

（邓　婕）

第四章 妇产科护理评估

听说过学习如何当护士、当医生，但从没听过学习当患者。患者生病需要看医生时，医护人员要向患者收集哪些资料，患者又可以在就诊前做好哪些准备呢？下面我们来学习如何进行妇产科护理评估，既学会从患者的角度准备病史，又能学习如何从患者身上收集资料，抓住重点，明确疾病的诊断与治疗。

第1节 妇产科患者的病史采集

一、病史采集方法

护理评估是指有计划、有目的、系统地收集患者资料并加以整理、综合、判断的过程。病史采集是评估的首要步骤，其完整、准确与否对护理诊断有决定性作用。由于女性特殊的生理解剖特点，女性疾病多与月经、性、生殖有关，有其特殊性和私密性，所以在采集病史时，应注意保护患者个人隐私，做到态度和蔼、语言亲切、尊重体贴患者，耐心细致地询问病情，注意避免主观臆测和暗示性提问。病情危急时，应在初步了解病情后即行抢救。要注意运用恰当的沟通技巧，通过观察、交谈及询问等方法获得真实可靠的病史，为护理活动提供基本依据。

二、病史内容

（一）一般项目

一般项目包括患者姓名、年龄、民族、职业、婚姻状况、文化程度、宗教信仰、家庭住址、入院方式、入院日期及医疗费用支付形式等。

（二）主诉

主诉为患者就诊的主要症状或体征及持续时间。主诉应简明扼要，通过主诉即可初步估计疾病的大致范围。妇科常见症状有外阴瘙痒、白带异常、阴道流血、下腹疼痛、腹部包块、闭经、不孕等，产科常见症状（体征）主要有阴道流血、阴道流液、血压升高等。如有多种主要症状出现，则按发病顺序依次书写。如患者无自觉症状系体检发现者，可写"体检发现×××"。

（三）现病史

现病史为患者从本次发病至就诊时疾病的发生、发展和诊治的全过程。现病史是病史采集的重点，应详细描述。一般以主诉为中心，按症状出现时间的先后依次描述。首先问明有无发病诱因、发病时间、起病急缓，主要症状的部位、性质、持续时间及严重程度，然后了解病情的发展演变和诊治过程。还应详细询问有无伴随症状及其特点，特别是与主要症状的相关关系。此外，还要了解患者的饮食、睡眠、大小便、活动能力及心理反应等变化。

采集产科患者的病史时，首先要明确妊娠时间，询问首次产检情况，末次月经等以确定孕周。现病史一般先描述孕妇平素月经规则与否，停经后出现早孕反应、胎动的时间，然后再描述现患疾病主要症状及其相关症状等情况。注意询问孕期是否定期产检，产检地点、产检结果等妊娠相关情况。

📚 链接

妇产科疾病患者中，有的平素无明显自觉症状，只是在体检时查出"腹部包块"而来就诊。对这类患者应详细询问包块发现的时间、检查方式、部位，发现肿块的大小、病情发展及治疗的情况。

（四）月经史

详细询问初潮年龄、月经周期、经期、经量及伴随症状，末次月经日期（LMP）或绝经年龄。月经异常者应了解前次月经日期（PMP）。月经史的记录方式：初潮年龄 $\frac{行经时间}{月经周期}$ 末次月经日期（或绝经年龄），如初潮 11 岁，月经周期 28 ～ 30 日，经期持续 4 ～ 6 日，末次月经 2016 年 1 月 5 日，简写为 $11\dfrac{4\sim6}{28\sim30}$ 2016.1.5。

（五）婚育史

婚育史包括初婚年龄、婚次、是否近亲结婚、配偶健康状况及同居情况、初孕和初产年龄、生育情况、所采用避孕措施及效果等。还应询问分娩方式、有无难产史、产后大出血及感染史、末次分娩或流产日期，尤其产科待产患者应详细询问末次非自然分娩情况，如剖宫产术原因、时间及地点等。生育史的记录方式：足月产 - 早产 - 流产 - 现存子女（数量），如足月产 1 次，无早产，流产 3 次，现有子女 1 人，简写为"1-0-3-1"或孕 4 产 1（G_4P_1）。

考点：月经史、生育史描述的简写

（六）既往史

既往史包括以往健康状况与患病情况。特别是妇产科疾病、心血管疾病、肝炎及腹部手术史等，了解可能与现就诊疾病相关的疾病史，为防止遗漏，可按系统依次询问。还应了解有无过敏史（注明变应原）、外伤史及输血史等。

采集孕妇病史应注意询问可能影响妊娠及胎儿健康的疾病史，如孕期是否有感冒、发热、水肿、心慌、心悸及特殊用药等情况。

（七）个人史

个人史包括个人生活和起居状况、出生地及曾居留地区，个人生活习惯及特殊爱好等。

（八）家族史

家族史包括父母、兄弟姐妹及子女等家庭成员的健康状况。询问家族中有无遗传性疾病，特别是有无糖尿病、高血压、肿瘤等遗传相关性疾病及传染病史。

 护考链接

患者，女，30岁。因分娩后2周发生阴道大量出血而入院。护士对患者进行健康评估时，与病情最不相关的是

A. 了解患者的分娩史　　B. 评估患者的血压、脉搏、呼吸、神志情况

C. 观察患者阴道出血量　　D. 了解宫底的大小及有无压痛

E. 母乳喂养情况

分析：患者因分娩后2周阴道大量出血而入院，健康评估中与病情最不相关的是母乳喂养情况。答案为E。

第2节　妇产科患者身体状况评估

一、常用检查方法

（一）全身检查

测量体温、脉搏、呼吸、血压、身高和体重，观察精神状态、营养状况、毛发分布和体态，检查皮肤、淋巴结、头颈部器官、乳房、心、肺、脊柱及四肢等。

（二）腹部检查

腹部检查包括视、触、叩、听四诊。视诊观察腹部有无隆起，腹壁有无瘢痕、静脉曲张、妊娠纹等；触诊肝、脾、肾有无增大及压痛，腹部有无压痛、反跳痛、肌紧张，能否触及包块及包块的部位、大小、形态、质地、活动度、有无压痛等；叩诊有无移动性浊音；听诊肠鸣音有无亢进或减弱。如合并妊娠，还应检查宫高、胎方位及听胎心等。

（三）盆腔检查

盆腔检查为妇科特有的检查，又称妇科检查。主要检查女性内生殖器官，一般在腹部检查之后进行。盆腔检查包括外阴检查、阴道窥器检查、双合诊、三合诊、直肠 - 腹部诊。

1. 妇科检查的基本要求

（1）具有良好的职业道德素质，关心、理解、尊重患者，注意保护患者隐私，检查时认真细致，动作轻柔。

考点：妇科检查的基本要求

（2）检查前嘱咐患者排尿、排便，必要时先行导尿或灌肠。

（3）协助患者取合适体位，一般取膀胱截石位（图4-1）。

（4）检查用臀垫、检查器械等用物须一人一物，防止交叉感染。

（5）月经期及阴道流血者一般避免做阴道检查，如必须检查，则应严格消毒外阴以防感染。

（6）无性生活及未婚者行直肠-腹部诊，如需阴道检查，则应征得本人及家属同意。

（7）男性医生做妇科检查时，须有女性医护人员在场以避免误会。

2. 用物准备 具体内容见实践1及图4-2。

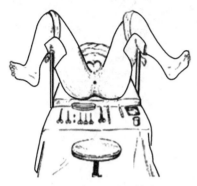

图4-1 妇科检查体位

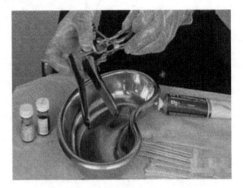

图4-2 检查用物

3. 检查方法及步骤

（1）外阴检查：观察外阴发育情况、阴毛疏密及分布，有无畸形、白斑、水肿、溃疡、肿块，注意有无增生、萎缩及色泽改变等。用拇指和示指分开小阴唇，观察前庭、尿道口、阴道口情况。让患者用力向下屏气，观察有无阴道前壁或后壁膨出、子宫脱垂、尿失禁等。

（2）阴道窥器检查：操作方法见实践1及图4-3。检查内容：①子宫颈：观察子宫颈大小、颜色、外口形状，有无出血、裂伤、糜烂、腺囊肿、息肉、赘生物等，根据疾病需要采集子宫颈分泌物或进行宫颈刮片检查及子宫颈脱落细胞检查。②阴道：旋转窥器观察阴道黏膜色泽、皱襞情况，有无红肿、溃疡、肿物等。注意观察阴道内分泌物的量、颜色、性状，有无异味，白带增多或异常者可取分泌物行涂片或培养找滴虫、真菌或淋菌。

（3）双合诊：经阴道、腹壁的联合检查，是盆腔检查中最重要的检查方法（图4-4）。依次检查阴道、子宫颈、宫体、输卵管、卵巢、宫旁结缔组织、子宫韧带及盆腔内壁情况。①阴道：阴道通畅度及深度，有无畸形、瘢痕、肿块等。②子宫颈：大小、形状、硬度、有无接触性出血及宫颈举痛。③宫体：位置、大小、形状、硬度、活动度、有无压痛。④附件：两侧附件有无增厚、肿块或压痛。如有包块应仔细检查其大小、形状、硬度及有无压痛等。

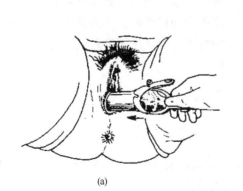

(a)

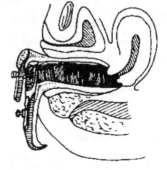

(b)

图4-3 阴道窥器检查

(a) 沿阴道后壁放入阴道窥器；(b) 暴露子宫颈

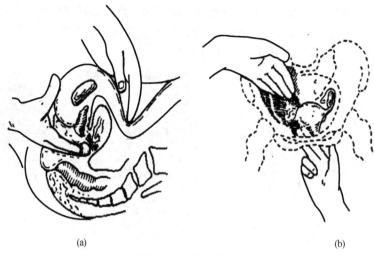

(a)   (b)

图 4-4　双合诊检查

(a) 检查子宫；(b) 检查附件

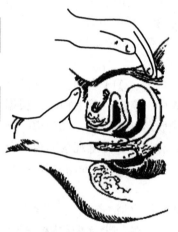

考点：三合诊
的临床意义

考点：盆腔检
查的基本要求

（4）三合诊：经阴道、直肠、腹壁的联合检查。用于弥补双合诊的不足（图 4-5）。通过三合诊可扪清后位子宫大小和子宫后壁、直肠子宫陷凹及盆腔后部有无病变。估计盆腔内病变范围及阴道直肠隔、直肠内的病变。

（5）直肠 - 腹部诊：经直肠、腹壁的联合检查。一般用于未婚、阴道闭锁及经期不宜行阴道检查者。

4. 检查结果记录　盆腔检查结束后，将结果按解剖及检查顺序记录，即外阴、阴道、子宫颈、宫体、附件顺序。

（四）产科检查

　　产科孕妇除根据诊断需要行相关妇科检查及其他特殊检查，如阴道窥器检查、双合诊检查协助确定早孕等

图 4-5　三合诊检查

检查外，孕妇从孕 20 周开始行一系列产前的产科检查。产科检查包括腹部检查、骨盆测量、阴道检查、肛门检查等。腹部检查主要包括测量宫高腹围、腹部四步触诊法，可判定子宫大小、胎产式、胎方位、胎先露等。骨盆外测量可间接判断骨盆大小、形状，因操作简便而广泛应用。骨盆内测量、阴道检查为待产期常用的检查方法，临产后行肛门检查可了解子宫颈扩张程度和胎先露下降程度，以此绘制产程图。目前，阴道检查有取代肛门检查的趋势。产科检查详见第六章。

二、常用特殊检查

（一）阴道分泌物悬滴检查

　　阴道分泌物增多为女性生殖器官炎症的常见表现。取白带镜检，可查阴道致病菌及阴道清洁度。常用于检查有无滴虫或念珠菌。

1. 检查滴虫　阴道窥器暴露子宫颈，用无菌长棉签于阴道后穹隆处取少许白带，放入盛有 1ml 0.9% 氯化钠溶液的试管内混匀，立即送检，在显微镜下查找活动的滴虫。

2. 检查念珠菌　阴道窥器暴露子宫颈，将取出的分泌物直接涂片，在载玻片上滴一滴 10% 氢氧化钾作悬液，染色后在显微镜下查找念珠菌的芽孢和假菌丝。

护考链接

患者，女，35 岁，已婚。主诉近日白带增多，外阴瘙痒伴灼热感 1 周。妇科检查：阴道内多量灰白色泡沫状分泌物，阴道壁散在红斑点。有助于诊断的检查是

A. 阴道分泌物悬滴检查　　　　B. 宫颈刮片　　　　　C. 盆腔 B 超

D. 诊断性刮宫　　　　　　　　E. 阴道镜检查

分析：阴道分泌物量多，呈灰白泡沫状是滴虫性阴道炎的典型症状，要明确诊断可取分泌物找滴虫。答案为 A。

（二）阴道脱落细胞检查

阴道脱落细胞包括来自阴道、子宫颈及内生殖器的上皮细胞。阴道细胞受卵巢激素的影响呈周期性变化。因此，阴道脱落细胞检查可用于测定卵巢功能、诊断女性生殖道肿瘤。检查方法简便、经济，常用于筛查子宫颈癌。

1. 阴道侧壁刮片　阴道窥器扩张阴道，用刮板在阴道侧壁上 1/3 处轻轻刮取少量分泌物并涂片，置 95% 乙醇中固定后染色镜检。未婚女性改用蘸少许生理盐水的无菌棉签伸入阴道取材涂片。主要用于了解卵巢功能。

2. 宫颈刮片　阴道窥器暴露子宫颈，用无菌干棉签轻轻拭去子宫颈表面黏液，用刮板在子宫颈外口鳞 - 柱状上皮交界处，以子宫颈外口为中心轻轻搔刮 1 ～ 2 周，将刮取物涂片、固定（图 4-6 ～图 4-8），经巴氏染色检查异常细胞。其适用于门诊常规检查或防癌普查。

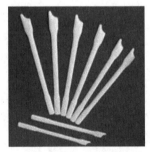

图 4-6　宫颈刮片板

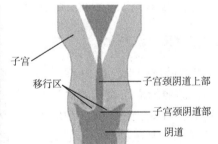

子宫
移行区
子宫颈阴道上部
子宫颈阴道部
阴道

图 4-7　宫颈刮片的位置

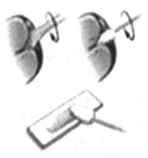

图 4-8　宫颈刮片及涂片

3. 宫颈管涂片（TCT）　阴道窥器暴露子宫颈，将子宫颈表面分泌物拭净，打开"细胞刷"置于子宫颈管内达子宫颈外口上方 1cm 左右，在颈管内顺时针或逆时针旋转一周后取出，将"细胞刷"洗脱于固定液中送病理室检查（图 4-9、图 4-10）。

4. 宫腔吸引涂片　阴道窥器暴露子宫颈，将吸管轻轻放入宫底部，上下左右移动吸取宫腔内标本，用于可疑宫腔内恶性病变的细胞学检查。

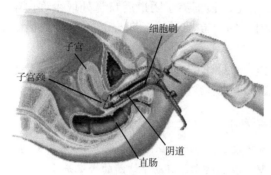

图 4-9　子宫颈管脱落细胞刷取法

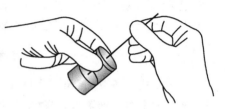

图 4-10　子宫颈管脱落细胞保存法

（三）子宫颈活组织检查

子宫颈活组织检查又称宫颈活检，临床常用钳取子宫颈病灶小部分组织做病理学检查。检查方法：阴道窥器暴露子宫颈，用干棉球拭净子宫颈表面分泌物，局部消毒。在子宫颈外口 3、6、9、12 点钟处或肉眼可疑癌变区用活检钳取材（图 4-11），分别置10% 甲醛或 95% 乙醇溶液标本瓶中，分瓶标记送检。可疑子宫颈管癌者，应同时做颈管搔刮术。阴道镜或碘着色试验下多点活检，可提高诊断阳性率。此项检查是确诊子宫颈癌前病变或浸润癌的重要诊断方法。

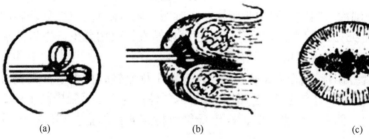

(a)　　　　　　　　　　(b)　　　　　　　　　　(c)

图 4-11　子宫颈组织活检取材

(a) 子宫颈钳（头部）；(b) 钳取；(c) 钳取部位

（四）诊断性刮宫

临床常用刮取子宫内膜组织做病理学检查。检查方法：双合诊检查子宫大小、位置，阴道窥器暴露子宫颈，碘酒、乙醇消毒子宫颈及阴道，用探针测定宫腔深度，用小刮匙伸入达宫底，自前壁、侧壁、后壁、底部依次刮取内膜。为明确癌变位置须行分段诊刮，即先刮子宫颈管，再刮宫腔，刮出物分瓶标记送病检。诊断性刮宫既可用于诊断，也可用于功能失调性子宫出血等疾病。

（五）阴道后穹隆穿刺术

通过阴道后穹隆穿刺抽取直肠子宫陷凹积液确定病变性质。检查方法：阴道窥器暴露子宫颈及阴道穹隆部并消毒。用接 10ml 注射器的 18 号穿刺针刺入后穹隆中点2～3cm 深，有落空感即可抽吸积液。抽出血性不凝液为内出血，如为脓性液应送镜检或细菌培养。其常用于异位妊娠和盆腔积液的辅助诊断。

（六）超声检查

超声检查在临床上应用广泛，几乎遍及所有妇产科疾病领域。B超检查常用于妊娠、盆腔包块检查等。彩色多普勒超声检查常用于测定孕期母子血流及腹腔血流，特别有助于诊断滋养细胞肿瘤、卵巢恶性肿瘤等。

（七）内镜检查

内镜检查用于检查腔道或内脏器官病变，可附有活检钳、电灼、切割器等，是妇产科常用的诊断和治疗方法。它包括阴道镜、宫腔镜、腹腔镜等检查。

护考链接

患者，女，45岁。因"继发性痛经逐渐加重10年"就诊。双侧卵巢囊性增大，考虑为子宫内膜异位症。既能诊断又能治疗该疾病的最佳方法是

A. 双合诊　　　　B. 三合诊

C. 腹腔镜　　　　D. CA125

E. 盆腔B超

分析： 腹腔镜检查镜下看到典型的病灶即可确诊，对可疑病变进行活体组织检查。同时，可在直视下施行手术治疗。故选C。

考点： 妇产科常用特殊检查的主要适应证

第3节　妇产科患者心理-社会状况评估

妇产科疾病以女性生殖器官病变为主，如性病、不孕、子宫全切或卵巢切除等，因传统习惯和女性自身的生理、心理特点，患者往往对家庭、名誉及夫妻生活等问题有更多的担忧，出现焦虑、恐惧、抑郁、羞怯等情绪反应，甚至产生严重心理问题。因此，对患者进行心理-社会状况的评估十分必要。心理社会评估主要从以下几方面进行：

一、患者对疾病的理解和特殊隐私需求

了解患者对自身健康及所患疾病性质、程度的理解，对患者角色的接受程度。了解患者对疾病的认识态度、接受治疗的合作态度，对医院环境的感知和对治疗、护理的期望与感受。

二、患者的精神心理状态和对疾病的反应

了解患者的个性特征、价值信仰等心理特点，评估患者面对疾病和压力所出现的精神心理反应，以及解决处理的方式。了解患者有无近期生活或工作不良事件及影响程度。注意观察患者的情绪、语言、行为表现和沟通、思维、判断能力的变化，是否存在焦虑、恐惧、否认、愤怒、绝望、悲哀等情绪变化。

考点： 患者的心理反应

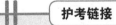

护考链接

患者，女，29岁。孕37周，G_2P_0，因阴道少量流血入院。入院后诊断为前置胎盘，孕妇担心胎儿安危所产生的心理问题是

A. 无助感　　　　B. 恐惧

C. 悲哀　　　　　D. 自尊低下

E. 倦怠

分析： 孕妇担心害怕胎儿健康受到影响，恐惧为其主要心理反应。故选B。

三、家庭支持系统

了解患者的家庭、社会关系，生活方式及经济状况等，争取亲属的理解和支持，以减少患者心理负担，增强患者治疗信心，从而积极配合治疗和护理。

第4节 妇产科患者特殊评估

一、生活自理程度评估

自理能力是指患者自己照料自己，满足自己的日常生活活动需求的行为能力。患者的生活自理程度与其病情严重程度紧密相关，更与患者所需帮助多少有关。对患者进行生活自理程度的评估，可为制订护理措施提供可靠的依据，临床护理分级就是按病情等级和（或）自理能力等级确定患者护理分级的，并根据患者病情和自理能力的变化动态调整患者护理分级。因需施护，因人施护，为患者提供必需的生活帮助，既有利于建立良好的护患关系，又有利于提高护理服务质量，从而促进患者疾病的康复。

（一）评估内容

评估时患者应处于自然活动状态中。主要评估内容有：①患者意识状态、理解能力、合作能力。②患者肢体活动功能及生活自理能力。③患者对疾病的认知及生活态度。④家庭社会支持系统。

（二）评估方法

通过交谈、观察和评定量表评定等方法，对患者的生活自理程度做出基本判断。临床常采用Barthel指数评定量表（表4-1）对日常生活活动进行评定，每项10分，总分100分。根据得分，将自理能力分为重度依赖、中度依赖、轻度依赖和无需依赖四个等级。

表4-1 生活自理能力（ADL）评估单（Barthel 指数）

项目	完全独立	需要部分帮助	需要大帮助	完全依赖
进食（10分）	10	5	0	
洗澡（5分）	5	0		
修饰（5分）	5	0		
穿衣（10分）	10	5	0	
控制大便（10分）	10	5	0	
控制小便（10分）	10	5	0	
如厕（10分）	10	5	0	
移动（15分）	15	10	5	0
平地行走（15分）	15	10	5	0
上下楼梯（10分）	10	5	0	

考点：生活自理能力的概念、Barthel 指数评分方法

注：得分＜20，极严重功能缺陷，生活完全需要依赖；得分20～40，生活需要很大帮助；得分41～60，生活需要部分帮助；得分＞60，生活基本自理。

二、疼痛评估

疼痛是疾病的常见症状之一，疼痛常常影响患者睡眠、饮食，持续的疼痛还可导致功能障碍和生活行为受限，患者常伴有睡眠障碍、焦虑、抑郁、恐惧等心理问题。评估疼痛的程度有助于诊疗、护理干预，妇产科常用疼痛评估方法主要有：

1. 数字分级法（NRS） 用数字0～10代表不同程度的疼痛，0为无痛，10为剧痛。询问患者或让患者自己圈出最能代表自身疼痛程度的一个数字，此方法在国际上较为

通用，疼痛程度分为四个等级。0：无痛；1～3：轻度疼痛；4～6：中度疼痛（影响睡眠，尚能忍受）；7～10：重度疼痛（影响睡眠、食欲，难以忍受）。

2. 疼痛强度评分——Wong-Baker 脸 妇产科急症患者或分娩期产妇因剧烈疼痛无法交流、评估困难时，可通过画有不同面部表情的图画评分法来评估（图4-12）。

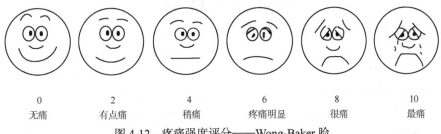

| 0 | 2 | 4 | 6 | 8 | 10 |
| 无痛 | 有点痛 | 稍痛 | 疼痛明显 | 很痛 | 最痛 |

图 4-12 疼痛强度评分——Wong-Baker 脸

三、跌倒评估

跌倒是一种不能自我控制的意外事件。妇产科患者，特别是行动不便的孕妇跌倒的可能性相对比较大，而且更危险。跌倒会造成机体不同程度的损害，也是常见的护理纠纷之一。明确患者是否有跌倒及潜在跌倒的高危因素非常重要，可促使护理人员及家属采取预防措施，减少患者跌倒、坠床及其他意外事件发生。

临床常用 Morse 评分表筛查跌倒/坠床的危险因素，主要项目有：①跌倒/坠床史/视觉障碍（近3个月）；②超过一个医学诊断；③使用助行器具；④静脉输液；⑤步态；⑥认知状态、精神状况。

 链接

医院防跌倒保护措施

(1) 保证病区和病房内光线充足。
(2) 保持地板干净、不潮湿，平整防滑。
(3) 医院通道及病房无障碍物。
(4) 医院危险环境有明显的警示标志，提醒注意。
(5) 每个病房内都有防跌倒须知提示。

临床护理工作中，除进行上述护理评估外，还常进行营养状态、压疮危险因素等方面的护理评估。

小结

护理评估是指有计划、有目的、系统地收集患者资料并加以整理、综合、判断的过程。主要从病史采集、体格检查、心理社会、生活自理能力、疼痛及防跌倒等方面进行综合评估。病史采集主要包括一般项目、主诉、现病史、月经史、婚育史、既往史、个人史、家族史八个方面的内容。体格检查包括全身检查、腹部检查、妇科检查及产科检查。盆腔检查即妇科检查，是妇科特有的检查，包括外阴部检查、阴道窥器检查、双合诊检查、三合诊检查、肛肠-腹部诊检查。产科检查是妇女妊娠后的检查，包括腹部检查、骨盆测量、阴道检查、肛门检查及绘制产程图。心理评估是解决患者心理问题的重要依据。生活自理能力（ADL）评估可明确患者的肢体功能状态和生活需要，从而确定护理分级。护理评估还包括疼痛、防跌倒等方面的评估。

自 测 题

选择题

A_1 型题

1. 盆腔检查常规采取的体位是（ ）
   A. 平卧位　　　　　　B. 半坐卧位
   C. 臀高头低位　　　　D. 膀胱截石位
   E. 胸膝卧位

2. 了解子宫位置、大小最常用的检查方法是（ ）
   A. 阴道窥器检查　　　B. 双合诊
   C. 三合诊　　　　　　D. 外阴检查
   E. 直肠 - 腹部诊

3. 妇科疾病的常见症状不包括（ ）
   A. 白带异常　　　　　B. 下腹疼痛
   C. 外阴溃疡　　　　　D. 阴道流血
   E. 腹部包块

4. 早期子宫颈癌筛查常用的检查是（ ）
   A. 阴道侧壁涂片　　　B. 宫腔吸片
   C. 宫颈刮片　　　　　D. 分段诊断性刮宫
   E. 子宫颈活组织检查

5. 下面哪项为妇产科病史采集时错误的做法（ ）
   A. 态度和蔼，语言亲切
   B. 耐心细致地询问病情
   C. 尊重患者的隐私
   D. 避免暗示
   E. 对危重患者应详细了解病情后进行处理

6. 如何确定患者的生活自理能力等级
   A. 根据 Barthel 指数　　B. 根据病情严重程度
   C. 根据疼痛程度　　　　D. 根据患者要求
   E. 根据活动量

A_2 型题

7. 患者，女，35 岁。怀孕 5 次，足月产 2 次，无早产，流产 3 次，现存子女 1 人，生育史可简写为（ ）
   A. 1-2-0-3　　　B. 2-0-3-1　　　C. 0-3-2-1
   D. 3-0-2-1　　　E. 5-1-2-3

8. 患者，女，52 岁。12 岁月经来潮，周期为 24～28 日，经期持续 3～5 日，49 岁绝经，其月经史可简写为（ ）
   A. $24 \dfrac{3\sim5}{12\sim49} 28$　　　B. $12 \dfrac{24\sim28}{3\sim5} 49$
   C. $49 \dfrac{3\sim5}{24\sim28} 12$　　　D. $49 \dfrac{24\sim28}{3\sim5} 12$
   E. $12 \dfrac{3\sim5}{24\sim28} 49$

9. 患者，女，38 岁。因子宫内膜癌住院，常常哭泣、焦虑不安和失眠，对该患者首选的护理措施是（ ）
   A. 给予镇静药
   B. 通知主管医生
   C. 倾听其倾诉，并给予安慰
   D. 让家人、亲友探视
   E. 同意家属陪伴

10. 患者，女，40 岁。因白带量多、外阴瘙痒 3 天来诊，首选的妇科检查方法是（ ）
    A. 阴道窥器检查　　　B. 双合诊
    C. 三合诊　　　　　　D. 外阴检查
    E. 直肠 - 腹部诊

11. 患者，女，30 岁，G_2P_0。不规则阴道出血约 1 年，为了解出血原因，下列哪项检查是错误的（ ）
    A. 阴道侧壁涂片　　　B. 子宫颈黏液检查
    C. 宫颈刮片　　　　　D. 白带涂片
    E. 诊断性刮宫

12. 患者，女，32 岁。足月妊娠，因胎膜早破拟次日行剖宫产术，其 Barthel 指数评定进食项目为
    A. 20 分　　　B. 15 分　　　C. 10 分
    D. 5 分　　　　E. 0 分

（肖 苹）

5

第五章 妊娠生理

妊娠是一个变化极为协调又非常复杂的生理性过程，也是女性一生中的一次重要的身心转变。孕妇经历十月怀胎，直到足月分娩结束妊娠，这中间究竟会经历哪些过程呢？带着问题，让我们来共同学习胎儿在母体内的形成发育。

第1节 受精及受精卵的植入与发育

案例 5-1

小兰和小莫相处 3 个月，互相有好感便同居了，当月发现自己怀孕，郁闷发愁。小王和小李结婚 2 年，一直没怀上孩子，全家人着急。

问题： 要解释以上两对年轻人的问题，在下面的学习中应完成哪些任务呢？

1. 复习女性生殖器官的解剖生理知识及胚胎学知识。
2. 进一步学习妊娠的条件及初始过程。
3. 请同学们熟记受精、着床的概念，理解妊娠的初始过程。

一、妊娠的条件

1. 概念 妊娠是胚胎及胎儿在母体内生长发育的过程。

2. 条件 女方有成熟并具有活力的卵子，男方有成熟并具有活力的精子；男女双方有正常性生活；精卵顺利完成受精、植入的过程；母体子宫做好了妊娠的准备。

二、妊娠的初始过程

（一）受精

1. 概念 精子和卵子结合的过程称为受精。受精是妊娠的开始。

2. 过程 卵子从卵巢排出后，经输卵管伞端拾卵进入壶腹部，精子经性交射入阴道内，通过子宫颈管、子宫腔进入输卵管腔，在壶腹部与卵子相遇，获能后的精子进入卵子内，染色体相互混合，完成受精过程，约需 24 小时（图 5-1）。

（二）受精卵的输送与发育

受精后 30 小时，受精卵向宫腔方向移动，同时开始进行有丝分裂。受精后 50 ～ 72 小时，分裂为 16 个细胞的实心团，称为桑椹胚，随后早期囊胚形成。受精后第 5 ～ 6 日晚期囊胚形成（图 5-2）。

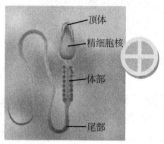
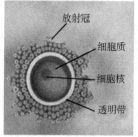
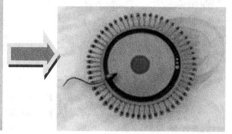

顶体

精细胞核

体部

尾部

放射冠

细胞质

细胞核

透明带

图 5-1　精卵受精图

（三）受精卵着床

晚期囊胚侵入子宫内膜的过程，称着床，也称孕卵植入。在受精后的 6～7 天受精卵开始着床，第 11～12 天结束。受精卵着床经过定位、黏附及侵入三个过程。

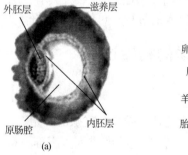

107细胞阶段 58细胞阶段
（受精4.5天）（受精4天）16细胞阶段 2细胞阶段 第一次
　　　　　（受精3天）（受精2.5天）有丝分裂 受精卵

极体

精子

受精当天

未受孕的卵细胞

部分着床（6天）

子宫腺体

子宫内腺

图 5-2　受精卵的输送与发育

1. 定位　指晚期囊胚以其内细胞团端接触子宫内膜。

2. 黏附　晚期囊胚黏附在子宫内膜，囊胚表面滋养细胞分化为两层，外层为合体滋养细胞，内层为细胞滋养细胞。

3. 侵入　滋养细胞穿透侵入子宫内膜、内 1/3 肌层及血管，囊胚完全埋入子宫内膜且被内膜覆盖。

（四）胚层的形成

囊胚植入后，内细胞团分裂，发育为两层，称外胚层和内胚层。两层细胞很快分裂发育形成两个腔，在外胚层的腔形成羊膜腔，在内胚层的腔形成卵黄囊。羊膜囊的底与卵黄囊的顶贴近，形成胚盘。在受精后 3 周左右，从胚盘的外胚层又分出中胚层，此时称三胚层时期（图 5-3）。

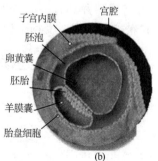

外胚层

滋养层

原肠腔

内胚层

（a）

子宫内膜

宫腔

胚泡

卵黄囊

胚胎

羊膜囊

胎盘细胞

（b）

图 5-3　胚层发育图
(a) 二胚层；(b) 三胚层

案例 5-1 分析

小兰和小莫在同居期间有性生活，小莫的精子通过性生活进入小兰体内，与小兰卵巢排出的卵子相遇受精，受精后逐渐发育并在子宫腔内着床，致使小兰怀孕。小王与小李的问题我们将在第二十章第 1 节学习。

第2节 胎 儿

 案例 5-2

　　小兰宝宝在子宫腔内是怎样长大的，相信同学们都很好奇，这一过程也是每个人在母亲子宫里长大的过程。要了解这个过程我们需要学习以下两处内容，即胎儿发育特征及胎头的发育。

　　学习过程中请同学们记住：胎儿在 8 周、12 周、20 周、28 周、36 周、40 周这 6 周的发育特点，还要牢记胎儿发育成熟时胎头双顶径的数值。

一、胎儿发育特征

　　精卵受精后 8 周（妊娠 10 周）内称为胚胎，从受精后第 9 周（妊娠 11 周）起称为胎儿。医学上以 4 周为一阶段，认知胎儿各时期的发育特点。胚胎期是各器官进一步发育渐趋成熟的时期，胎儿期是胎体的主要器官分化发育时期，此阶段若感染细菌、病毒或受到有毒有害物质影响，易导致胎儿畸形（表 5-1）。

表 5-1　胎儿发育特征

胎龄	发育特征	身长 (cm)	体重 (g)
8 周末	胚胎初具人形，头大，约占整个胎体的一半，能够分辨出眼、耳、鼻、口，B 超可见心脏搏动		
12 周末	外生殖器已发育，部分可辨性别，四肢可活动	9	20
16 周末	外生殖器可判断胎儿性别，头皮长出毛发，皮肤菲薄呈深红色，无皮下脂肪，部分孕妇可自觉胎动，用胎心监测仪可测得胎心	16	110
20 周末	孕妇产前检查时可听到胎心音，有自觉胎动，皮肤暗红色，出现胎脂，全身覆盖毳毛，出生后有呼吸、心跳，能吞咽、排尿	25	320
24 周末	各脏器已发育，皮下脂肪开始沉积，皮肤呈皱缩状	30	630
28 周末	皮下脂肪沉积不多，皮肤呈粉红色，有呼吸运动	35	1000
32 周末	面部毳毛已脱落，皮肤深红呈皱缩状	40	1700
36 周末	皮下脂肪较多，毳毛明显减少，面部皱褶消失；指（趾）甲达指（趾）端。出生后能啼哭及吸吮	45	2500
40 周末	胎儿发育成熟，体形丰满，皮肤粉红，女性大小阴唇发育良好，足底皮肤有纹理，出生后哭声响亮，吸吮力强，存活率高	50	3400

📚 **链接**

　　可采用下列公式计算胎儿身长、体重

　　　　妊娠 20 周前　身长 = 妊娠月数的平方（cm）

　　　　　　　　　　　体重 = 妊娠月数的立方 ×2（g）

　　　　妊娠 20 周后　身长 = 妊娠月数 ×5（cm）

　　　　　　　　　　　体重 = 妊娠月数的立方 ×3（g）

二、足月胎头的结构及径线

胎头是胎体的最大部分，占身长的1/4。其大小、方位、硬度均能影响分娩的进程，故必须熟悉胎头的结构及径线（图5-4）。

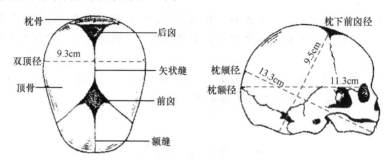

图5-4 胎头的结构及径线

（一）胎头结构

1. 胎头组成 胎头颅骨由2块顶骨、2块额骨、2块颞骨及1块枕骨构成。骨与骨之间的缝隙称颅缝，两顶骨间为矢状缝；两顶骨与额骨间为冠状缝；两顶骨与枕骨间为人字缝；两额骨间为额缝。

2. 颅缝与囟门 颅缝间的空隙为囟门，矢状缝、额缝与冠状缝所构成的菱形空隙位于前方，称前囟（大囟门）；矢状缝与人字缝构成的三角形空隙位于后方，称后囟（小囟门）。临产后，可通过了解矢状缝和囟门的位置判断胎方位。

（二）胎头径线

胎头呈长圆形，前后径较横径长，足月胎头主要径线如下：

1. 枕下前囟径 由前囟门中央至枕骨隆突下方的距离，平均约9.5cm。

2. 枕额径 由鼻根至枕骨隆突的距离，平均约11.3cm。

3. 枕颏径 由颏骨下方至后囟门顶部的距离，平均约13.3cm。

4. 双顶径 两顶骨隆突间的距离，平均约9.3cm。

第3节　胎儿附属物的形成及其功能

案例5-3

现在我们掌握了小兰宝宝正常状态下在母体子宫腔内各阶段的生长发育特征。

问题：

1. 胎儿在宫腔内通过什么途径从母体内获取营养？

2. 妊娠后除了胎儿，还有其他物体出现吗？它们有什么作用？

在下面的学习中，同学们要熟记真蜕膜的概念、胎盘的主要功能，理解脐带、胎膜、羊水对胎儿的意义。

胎儿附属物是指胎儿以外的组织，包括胎盘、胎膜、脐带和羊水。

一、胎　盘

胎盘于妊娠 6～7 周时开始形成，至妊娠 12 周末基本形成。它是胎儿与母体进行物质交换的重要器官。

（一）胎盘的结构

胎盘由底蜕膜、叶状绒毛膜及羊膜构成。

1.蜕膜　受精卵着床后的子宫内膜进一步增厚，称蜕膜。根据蜕膜与囊胚的部位关系，将蜕膜分为三部分。

（1）底蜕膜：是指与囊胚内细胞团端滋养层接触的蜕膜。

（2）包蜕膜：是指覆盖在囊胚表面的蜕膜。

（3）真蜕膜：是指底蜕膜及包蜕膜以外覆盖子宫腔其他部分的蜕膜（图 5-5）。

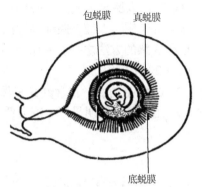

图 5-5　蜕膜与囊胚的关系

2.绒毛膜　约在受精后 12 日，滋养层表面长出许多毛状突起称绒毛，与底蜕膜接触的绒毛，因血供好、营养丰富，绒毛发育良好，呈树枝样反复分支，称叶状绒毛膜，其是构成胎盘的主要部分；与包蜕膜接触的绒毛，因血供不足，绒毛逐渐退化变光滑，称平滑绒毛膜，是构成胎膜的一部分。

3.羊膜　由羊膜囊壁发育而成的半透明薄膜，覆盖在绒毛膜的内面即胎盘的胎儿面，与胎膜及脐带的羊膜相连接。

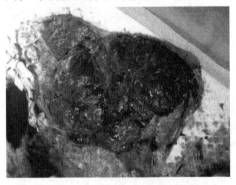

图 5-6　足月妊娠胎盘母体面（副胎盘）

（二）胎盘的形态

妊娠足月胎盘多为圆形或椭圆形盘状，重 450～650g，直径为 16～20cm，厚 1～3cm，中间厚，边缘薄。胎盘分为胎儿面和母体面（图 5-6）。

（三）胎盘的功能

胎盘是维持胎儿宫内生长发育的重要器官，具有气体交换、营养物质供应、排除胎儿代谢产物、防御、合成激素及免疫等功能。

1.气体交换　氧气是维持胎儿生命最重要的物质。母儿间氧和二氧化碳在胎盘中以简单扩散方式交换，替代胎儿呼吸系统的功能。

2.营养物质供应　一方面，胎儿宫内生长发育所需要的葡萄糖、氨基酸、脂肪酸、维生素及电解质等营养物质均由母体通过胎盘输送到胎儿血中；另一方面，胎盘能产生多种酶，既能把分子较大、结构复杂、不能直接通过胎盘的物质分解为简单的物质供给胎儿，也能将简单的物质合成后供给胎儿，替代胎儿消化系统的功能。

3.排出胎儿代谢产物　胎儿的代谢产物经胎盘进入母体血液，由母体排出体外，替代胎儿的泌尿系统功能。

4.防御功能　胎盘可阻止母体血液中部分有害物质进入胎儿血液中，但胎盘的屏障功能是有限的。各种病毒及大部分药物均可通过胎盘影响胎儿。一些细菌、弓形体、衣原体、支原体、螺旋体等可破坏胎盘绒毛结构，从而感染胎儿。母体血液中的免疫抗体如IgG可通过胎盘，使胎儿在出生后短时间内获得被动免疫力，对胎儿起保护作用。

5. 合成功能 胎盘合体滋养细胞能合成多种激素和酶，如人绒毛膜促性腺激素（hCG）、人胎盘生乳素（HPL）、雌激素和孕激素等，对维持正常妊娠、促进胎儿生长起重要作用。人绒毛膜促性腺激素在受精后10日左右可从孕妇血或尿中测出，是诊断早孕敏感的方法之一。着床后10周血清hCG浓度达高峰，持续约10日迅速下降，于产后2周内消失。

考点：胎盘的功能

6. 免疫功能 正常妊娠母体不排斥胎儿，可能与早期胚胎无抗原性、母胎界面的免疫耐受及妊娠期母体免疫力低下有关。

二、胎　膜

（一）胎膜的形成及结构

胎膜由外层的平滑绒毛膜和内层的羊膜组成。羊膜与覆盖胎盘、脐带的羊膜层相连接。

（二）胎膜的功能

胎膜的重要作用是维持羊膜腔的完整性，能转运溶质和水，参与羊水平衡的维持；阻止细菌直接进入宫腔有防止感染的功能；参与甾体激素代谢，在分娩发动上有一定作用。

三、羊　水

羊水为充满于羊膜腔内的液体。

（一）羊水的来源

妊娠早期羊水来自母体血清经胎膜进入羊膜腔的透析液；妊娠中期以后胎儿尿液为羊水的主要来源；妊娠晚期胎儿肺参与羊水生成；此外少量来源于羊膜、脐带华通胶及胎儿皮肤渗出的液体。

（二）羊水量、性状及成分

羊水量随妊娠月份的增加而逐渐增加，妊娠38周约1000ml，此后逐渐减少。妊娠40周羊水量约800ml。足月妊娠时羊水比重为1.007～1.025，pH约为7.20。妊娠早期羊水无色、澄清。妊娠足月羊水略显混浊，不透明，内含脱落的毳毛、胎脂、毛发、上皮细胞、激素和酶等。

（三）羊水的功能

1. 保护胎儿 妊娠期羊水保持羊膜腔内恒温，胎儿在羊水中自由活动，免受挤压，防止胎体粘连。分娩期羊水能使宫缩压力均匀分布，避免胎儿局部受压所致胎儿窘迫。孕期通过抽吸羊水可进行胎儿健康检查，如检测胎儿成熟度、性别、有无遗传性或先天性疾病等。

2.保护母体 妊娠期减少胎动所致的不适感；分娩期前羊水囊可扩张宫口；破膜后羊水冲洗阴道，起润滑产道及减少感染机会的作用。

四、脐 带

脐带是连接胎儿与胎盘的条索状组织。足月妊娠的脐带长 30 ～ 100cm，平均约 55cm，内有一条脐静脉和两条脐动脉。脐带是母体与胎儿之间气体交换、营养物质供应和代谢产物排出的重要通道，一旦血流受阻，将危及胎儿的生命。

 护考链接

某孕妇外出时摔倒受伤，回家后腹痛娩出一胎儿，身长达 40 cm，体重约 2300g，其正确的孕周是（ ）

   A. 孕 8 周末   B. 孕 16 周末   C. 孕 28 周末

   D. 孕 32 周末   E. 孕 36 周末

分析：根据妊娠各阶段胎儿发育特征判断，此胎儿身长体重接近 32 周，故答案为 D。

第 4 节 妊娠期母体的身心变化

 案例 5-4

小兰和小莫把自己妊娠的消息告诉家人后，决定生下这个孩子，大约在停经 50 天时，小兰开始出现头晕、食欲下降，有时还恶心、呕吐。小兰觉得好难受，情绪变得不稳定，甚至有终止妊娠的想法。

问题：小兰的这些现象是妊娠母体的正常生理变化吗？在整个妊娠期中还会出现哪些与非孕时不同的表现？这是我们本节将学习的主要内容，希望同学们能理解，同时应熟记生殖系统、消化系统、血液循环系统的主要变化。

一、生 理 变 化

（一）生殖系统的变化

1.子宫

（1）子宫体：妊娠子宫随月份逐渐增大变软，至妊娠足月时宫腔容量约 5000ml；子宫大小达 35cm×25cm×22cm，重量约 1100g。妊娠 12 周后，增大的子宫超出盆腔，在耻骨联合上方可触及，妊娠晚期子宫多呈不同程度的右旋。

（2）子宫峡部：非妊娠期长约 1cm，妊娠后子宫峡部变软并逐渐伸展拉长变薄，临产后伸长至 7 ～ 10cm，成为子宫腔的一部分，称为子宫下段，是剖宫产手术的重要解剖位置。

考点：子宫下段的概念与部位

（3）子宫颈：自妊娠早期开始子宫颈充血、水肿，外观肥大、变软，呈紫蓝色；子

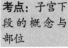

宫颈黏液分泌增多，形成黏液栓，保护宫腔免受外来感染。

2. 卵巢　妊娠期卵巢排卵和卵泡发育均停止。

3. 输卵管　妊娠期输卵管伸长，黏膜可呈蜕膜样变。

4. 阴道　阴道酸度增高，分泌物增多，黏膜呈紫蓝色，皱襞增多。

5. 外阴　组织松软，色素沉着。

（二）血液循环系统的变化

1. 心脏　心率加快，每分钟可增加 10～15 次。心尖区及肺动脉瓣区可闻及Ⅰ～Ⅱ级柔和吹风样收缩期杂音，产后自然消失。

考点：妊娠期血容量达高峰时间

2. 血液变化　血容量于妊娠 6～8 周开始增加，至妊娠 32～34 周时达高峰，其中血浆增加量高于红细胞增加量，血液相对稀释，呈现生理性贫血。妊娠后白细胞一般为 $(5～12)×10^9/L$，有时可达 $15×10^9/L$。

3. 血压　妊娠早、中期血压偏低，妊娠 24～26 周后轻度升高，一般收缩压无变化，舒张压轻度降低，脉压增大。孕妇体位可影响血压，妊娠晚期长时间仰卧位，可引起血压下降，导致仰卧位低血压综合征的发生。

（三）泌尿系统的变化

妊娠期肾脏略增大，妊娠期约 15% 孕妇进食后出现生理性糖尿。妊娠中晚期肾盂及输尿管轻度扩张，易发生肾盂肾炎，以右侧多见。

（四）呼吸系统的变化

妊娠期呼吸次数变化不大，每分钟＜20 次，但呼吸较深大，妊娠晚期以胸式呼吸为主。受雌激素影响，孕妇易发生上呼吸道感染。

（五）消化系统的变化

妊娠期胃排空时间延长，易发生上腹部饱满感，肠蠕动减弱，易出现便秘，直肠静脉压增高，易发生痔疮或使原有痔疮加重。

（六）内分泌系统的变化

妊娠期肾上腺、甲状腺、脑垂体等在不同时期可有不同程度的增大，激素分泌量增多，但无功能亢进的表现。

（七）其他

1. 体重　整个孕期孕妇平均体重增加 12.5kg。妊娠晚期孕妇每周体重增加不应超过 500g。

2. 皮肤　妊娠期部分孕妇可出现面颊、乳头、乳晕、腹白线、外阴等处色素沉着，面颊部出现蝴蝶状褐色斑称妊娠黄褐斑，于产后逐渐消退。腹壁、皮肤弹力纤维断裂，呈紫色或淡红色不规则平行略凹陷裂纹，称妊娠纹。银色光亮的凹陷裂纹为旧妊娠纹，见于经产妇。

二、心理变化

妊娠对于孕妇及其家庭是一件重要的生活事件。孕妇及其家庭成员需要经过认同妊娠，接纳孩子的到来，为孩子奉献自己的心理过程。准父母要做好迎接新生命到来的准备，并要学习如何为人父母等。

（一）未认同期

在妊娠初期，大多数妇女可能会出现想要还是不想要孩子的矛盾心理，尤其是原先未计划妊娠的妇女，既享受妊娠的欢愉，又感到自己未做好准备，并反复权衡利弊。这种矛盾通常表现为：情绪低落；忍受妊娠早期因妊娠反应所造成的身体不适；为了孩子需要重新调整原有的生活方式等。

（二）认同期

妊娠中期以后，早孕反应消失，腹部逐渐膨隆，尤其是胎动出现，孕妇真正感受到"孩子"的存在，此时开始构想自己将成为一个什么样的母亲，并想象孩子的模样，关心孩子的喂养和生活护理方面的知识，给未出生的孩子起名字、猜测性别等。

（三）自我为中心期

受妊娠的影响对以往日常生活兴趣爱好发生改变，同时受家庭的照顾易表现出以自我为中心，专注自己的身体，注意力集中在对妊娠和分娩的准备上。妊娠期大多数妇女的心理反应不稳定，对周围的事情比较敏感，易于激动，可能因为极小的事或不明原因而产生强烈的情绪波动，孕妇在妊娠期所表现出的这种情绪变化，是妊娠的一种自然现象，说明她需要更多情感上的支持。

> **考点：**妊娠期心理变化的分期

案例 5-4 分析

小兰的表现是正常现象。因为小兰妊娠后机体受日渐变化的激素影响消化系统胃酸及胃蛋白酶减少，出现恶心、呕吐、食欲下降等。由于身体不适及激素变化带来的情绪波动，为宝宝的到来需要改变一些以往的饮食生活习惯，因此小兰需要度过一段自身身心调节的时期。丈夫和家人应多给予理解和支持。妊娠 12 周后，症状多能消失。

第 5 节　妊娠诊断

案例 5-5

小兰"大姨妈"没有及时报到，过一段时间后，又出现头晕、食欲下降、恶心、呕吐。这些表现能不能确定小兰妊娠？在今后长达"十月怀胎"里小兰将要经历些什么，身体有哪些变化，宝宝与小兰之间用什么方式交流？医生通过什么判断小兰的妊娠是否正常等？这些疑问都将在下面的学习中打开。

还请同学掌握妊娠分期；早期妊娠诊断最主要的症状及辅助检查；正常能感觉胎动与听到胎心音的时间。理解胎产式、胎先露及胎方位的概念。

临床上根据妊娠不同时期的特点，将妊娠分为三个时期：

早期妊娠：妊娠 13 周末以前称为早期妊娠。

中期妊娠：妊娠第 14 ～ 27 周末称为中期妊娠。

晚期妊娠：第 28 周及其以后称为晚期妊娠。

> **考点：**妊娠分几期，各期的时段

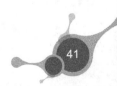

一、早期妊娠诊断

（一）身体状况

1. 停经 平素月经周期规则，有性生活史的健康妇女，一旦月经过期 10 日或以上，首先考虑早期妊娠的可能。停经是妊娠最早、最重要的症状。若停经已达 8 周，妊娠的可能性更大。哺乳期妇女月经未复潮也可能妊娠。

2. 早孕反应 在停经 6 周左右出现，主要有头晕、畏寒、嗜睡、乏力、食欲减退、恶心、晨起呕吐、喜食酸物或择食等症状，称早孕反应。早孕反应多于妊娠 12 周左右自行消失，但无特征性。

3. 尿频 因膀胱与子宫邻近受压，于妊娠 12 周后，增大的子宫进入腹腔，尿频症状多消失。

4. 乳房 乳房增大，乳头、乳晕着色，出现蒙氏结节（图 5-7）。

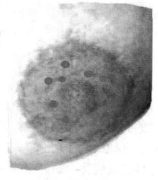

图 5-7 蒙氏结节

5. 妇科检查 阴道黏膜充血、子宫颈变软，呈紫蓝色；妊娠 6 ~ 8 周时双合诊检查子宫峡部极软，感觉子宫体与子宫颈似不相连，称黑加征。子宫体增大变软，妊娠 8 周时子宫约为非孕时的 2 倍；妊娠 12 周时宫体约为非孕时的 3 倍，在耻骨联合上方可触及子宫底。

（二）辅助检查

1. 妊娠试验 用免疫学方法测定受检者血或尿中的 hCG 含量，可协助诊断早期妊娠，是临床上最常用的检查方法。常用早孕试纸检测尿液，阳性即为妊娠可能；血 hCG 及孕酮可在受精后 10 日左右测出浓度升高。

2. B 超检查 是诊断早期妊娠快速、准确的方法。停经 35 日时可见宫内有圆形或椭圆形妊娠囊，妊娠 6 周时，见胚芽及原始心管搏动（图 5-8）。

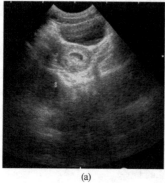
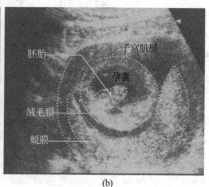

胚胎
子宫肌层
孕囊
绒毛膜
蜕膜

(a) (b)

图 5-8 B 超检查
(a) B 超宫内见妊娠囊；(b) 宫内见胚芽

二、中、晚期妊娠诊断

（一）身体状况

1. 子宫逐渐增大 随着妊娠进展，子宫逐渐增大。手测子宫底高度或尺测耻上子宫长度，可以判断子宫大小与妊娠周数是否相符（表 5-2、图 5-9）。

表 5-2　不同妊娠周数的子宫底高度及子宫长度

妊娠周数	手测子宫底高度	尺测耻上至子宫底长度（cm）
满 12 周	耻骨联合上 2～3 横指	
满 16 周	脐与耻骨联合之间	
满 20 周	脐下 1 横指	18（15.3～21.4）
满 24 周	脐上 1 横指	24（22.0～25.1）
满 28 周	脐上 3 横指	26（22.4～29.0）
满 32 周	脐与剑突之间	29（25.3～32.0）
满 36 周	剑突下 2 横指	32（29.8～34.5）
满 40 周	脐与剑突之间或略高	33（30.0～35.3）

2. 胎心音　妊娠 12 周用超声多普勒胎心听诊仪经母体腹壁能探测到胎心音。妊娠 18～20 周用木制听筒在孕妇腹壁上可以听到胎心音，正常 110～160 次 / 分（图 5-10）。

考点：正常可闻及胎心和可感觉胎动的时间

3. 胎动　妊娠 18～20 周起孕妇可自觉胎动，妊娠晚期胎动计数 ≥ 6 次 /2 小时为正常。

4. 胎体　妊娠 20 周经孕妇腹壁可触及子宫内的胎体；妊娠 24 周后经腹部四步触诊可以区分胎头、胎臀、胎背及胎儿四肢，从而初步判断胎方位。

考点：正常胎心音与胎动次数

5. 乳房　妊娠晚期，乳头可挤出少许稀薄黄色液体，称初乳。

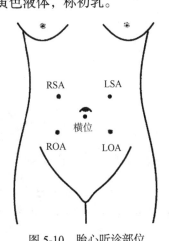

图 5-9　手测子宫底高度　　　图 5-10　胎心听诊部位

（二）辅助检查

B 型超声是最常用的检查方法，能显示胎儿数目、胎心搏动、胎方位、胎盘位置及成熟度、测定胎头双顶径、观察胎儿生长发育情况等。

考点：中晚期妊娠最常用的辅助检查

三、胎产式、胎先露、胎方位

胎儿为适应子宫形态，采取特殊的姿势，常为胎头俯屈，额部贴近胸壁，脊柱略前弯，四肢屈曲交叉于胸腹部前，称胎势。

（一）胎产式

人体以自身脊柱为纵轴，胎儿身体纵轴与母亲身体纵轴之间的关系称胎产式。两轴平行称纵产式，两轴垂直称横产式（图5-11）。

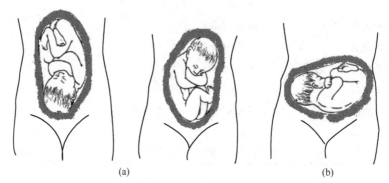

图 5-11　胎产式
(a) 纵产式——头先露与臀先露；(b) 横产式——肩先露

（二）胎先露

最先进入骨盆入口的胎儿部分称为胎先露。

纵产式有头先露、臀先露，横产式有肩先露。臀先露又可分为混合臀先露、单臀先露和足先露。若胎儿头先露或臀先露与胎手或胎足同时入盆，称之为复合先露（图5-12、图5-13）。

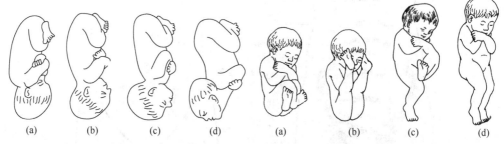

图 5-12　胎先露——头先露
(a) 枕先露；(b) 前囟先露；(c) 额先露；(d) 面先露

图 5-13　胎先露——臀先露
(a) 混合臀先露；(b) 单臀先露；(c) 单足先露；(d) 双足先露

（三）胎方位

胎儿先露部的指示点与母体骨盆的关系称胎方位。枕先露以枕骨、面先露以颏骨、臀先露以骶骨、肩先露以肩胛骨为指示点。因各指示点与母体骨盆入口左、右、前、后、横的关系而有不同的胎位。正常胎方位为枕左前和枕右前（表5-3）。

表 5-3　胎先露及胎方位的种类

胎先露	胎方位
枕先露	枕左前 (LOA) 枕左横 (LOT) 枕左后 (LOP) 枕右前 (ROA) 枕右横 (ROT) 枕右后 (ROP)

续表

胎先露	胎方位	
颏先露	颏左前（LMA）颏左横（LMT）颏左后（LMP）	颏右前（RMA）颏右横（RMT）颏右后（RMP）
臀先露	骶左前（LSA）骶左横（LST）骶左后（LSP）	骶右前（RSA）骶右横（RST）骶右后（RSP）
肩先露	肩左前（LScA）肩左后（LScP）	肩右前（RScA）肩右后（RScP）

护考链接

患者，女，29岁。平素月经规律，停经10周，晨起恶心、呕吐，到医院就诊，妇科检查阴道和子宫颈充血，宫体与子宫颈似不相连。张女士的可能诊断是

A.子宫内膜炎　　　　B.甲状腺功能减退　　　　C.妊娠

D.异位妊娠　　　　E.绒毛膜癌

分析： 妇科检查"宫体与子宫颈似不相连"又称为"黑加征"，是妊娠特有的体征。故选C。

小结

妊娠是指胚胎及胎儿在母体内生长发育的过程，受精是妊娠的开始。胎盘于妊娠6～7周开始至妊娠12周末基本形成，具有气体交换、营养物质供应、排泄、防御、合成激素及免疫等功能。妊娠期母体以生殖系统变化最明显，子宫峡部由非妊娠时长约1cm逐渐伸展拉长、变薄、变软至妊娠晚期长7～10cm，称为子宫下段；心脏负担于妊娠32～34周血容量达高峰时加重，血液稀释出现生理性贫血。孕妇的心理经历未认同期、认同期到自我为中心期的转变。停经是诊断早期妊娠的首要症状，B超检查是最可靠的物理诊断，血hCG升高是最早能检测出是否妊娠的方法。妊娠16周母体可自感胎动，20周可在母体的腹壁触及胎体、闻及胎心。

自测题

选择题

A₁型题

1.关于精卵受精与植入的叙述正确的是（　　）

A.受精后卵子称胚胎

B.一般受精部位在输卵管壶腹部

C.受精后的第10天形成桑椹胚

D.桑椹胚侵入子宫内膜的过程称为着床

E.由三个胚层进一步发育成囊胚

2.孕卵着床的时间为受精后的（　　）

A.2～3天　　　　B.5～6天

C.3～4天　　　　D.8～9天

E.6～7天

3.关于胎儿发育的叙述正确的是（　　）

A.孕8周末，胎儿已初具人形

B.妊娠12周以后称为胎儿

C.妊娠10周内称为胚胎

D.孕10周末，胎儿外生殖器已发育

E.孕20周末，胎儿内脏器官均已发育齐全

A₂ 型题

4. 孕妇，停经 15 周，其胎盘形成的时间约在（　）

A. 孕 4 周　　　　　　B. 孕 8 周

C. 孕 12 周　　　　　 D. 孕 16 周

E. 孕 20 周

5. 小李因记不清末次月经，不能准确判断孕周，现刚巧在耻骨联合上方可以摸到子宫，可能的孕周是（　）

A. 6 周后　　　　　　 B. 8 周后

C. 10 周后　　　　　　D. 12 周后

E. 14 周后

6. 孕妇，妊娠 40 周，其胎儿成熟的特征哪项不符（　）

A. 胎儿已成熟，身长约 50cm

B. 体重约 3400g

C. 皮下脂肪丰满，皮肤呈粉红色

D. 指（趾）甲超过指（趾）床

E. 四肢活动活泼，吸吮力较弱

7. 某孕妇，妊娠 26 周，便秘，不恰当的护理措施是（　）

A. 养成定时排便的习惯

B. 每天多饮水

C. 适当运动

D. 自行服用缓泻剂

E. 多食高纤维素食物

8. 某女性，不小心摔倒在地后早产一女性婴儿，身长 35cm，体重 1025g，各脏器发育完全，该患者妊娠（　）

A. 20 周末　　　　　　B. 22 周末

C. 24 周末　　　　　　D. 26 周末

E. 28 周末

9. 患者，女，27 岁。既往月经规律，停经 50 天，近 3 天晨起呕吐、厌油。伴轻度尿频，最可能的诊断是（　）

A. 早期妊娠　　　　　 B. 膀胱炎

C. 病毒性肝炎　　　　 D. 继发性闭经

E. 妊娠剧吐

10. 某孕妇，25 岁，孕 6 周。医生建议其口服叶酸，孕妇向门护士询问服用该药的目的时，正确的回答是

A. 促进胎盘的形成　　B. 预防缺铁性贫血

C. 防止发生胎盘早剥　D. 预防脑神经管畸形

E. 防止胎儿宫内发育迟缓

11. 某孕妇，35 岁，尿 hCG 阳性。超声检查：宫内孕 8 周，对其孕期健康指导正确的是

A. 妊娠初期 12 周内谨慎用药

B. 28 周前每 2 周检查一次

C. 妊娠 12～28 周避免性生活

D. 胎心率在 160～180 次 / 分

E. 妊娠 20 周后避免引酒

12. 初孕妇，29 岁，孕 20 周行产前检查。检查时腹部触及多个小肢体，考虑多胎妊娠。以下检查方法中最有助于明确诊断的是

A. 腹部 B 超　　　　　 B. 胎心监护

C. 腹部 X 线片　　　　 D. 腹部 MRI 检查

E. 腹部 CT

A₃/A₄ 型题

13. 某孕妇，29 岁，停经 50 天，尿 hCG 阳性。超声检查：宫内孕 6 周，对其孕期健康指导正确的是

A. 妊娠初期 8 周内谨慎用药

B. 28 周后每天数胎动 1 次

C. 妊娠 12～28 周避免性生活

D. 胎心率在 160～180 次 / 分

E. 妊娠 30 周后进行乳房护理

14. 该孕妇妊娠过程顺利，至妊娠 32 周，判断胎儿正常发育的指征不包括

A. 能通过四步触诊判断胎方位

B. 30 周后每天数胎动平均 ≥ 6 次 / 小时

C. 妊娠 12～28 周避免性生活

D. 胎心率为 110～160 次 / 分

E. 妊娠体重较孕前增加 10kg

（周　清）

6

第六章　妊娠期孕妇的护理与管理

妊娠是一个生理过程，但同时也是个不断变化与调整的过程。每个家庭都希望能获得一个健康活泼的宝宝，这就需要医护人员给予细心的专业指导，促进孕妇顺利度过妊娠期，并为分娩做好充分准备。这就是我们学习本章的意义所在。

第1节　正常妊娠期孕妇的护理与管理

案例 6-1

李女士，26岁，已婚。孕2产0，孕5月。末次月经是2015年8月18日，孕期按时产前检查。由于既往有稽留流产史，此次妊娠非常担心腹中胎儿是否安全、健康。今天是按预约来检查，并向护士询问如下问题：①预产期是什么时候？②间隔多长时间来医院做一次检查？③在家如何监护胎儿安危？

一、概　　述

定期进行产前检查，其目的是为了明确孕妇、胎儿的健康状况，及早发现妊娠合并症和并发症，并给予相应的健康指导和护理，使孕妇顺利度过妊娠期。产前检查时间从确诊早孕开始，首次产前检查未发现异常者，应于妊娠20～36周每4周进行1次，妊娠37周以后每周检查1次。高危妊娠应酌情增加产前检查次数。**考点：**产前检查的时间安排

妊娠初诊在早孕第12周前进行，初诊内容主要是确诊是否妊娠，建立孕产期保健卡（或保健手册）和产科病例，采集病史、全身检查和盆腔检查，目的是筛查出高危妊娠并了解胚胎发育质量。妊娠期产科复诊每次均询问健康状况，即自上次检查后有无不适症状如头晕、眼花，有无阴道出血，胎动有无异常；测量体重、血压，检查宫高、腹围、胎方位、胎心音等。如有异常，按高危妊娠管理。

国际上采用围生期管理。围生期是指产前、产时和产后的一段时期。我国采用的围生期管理概念为：从妊娠满28周开始（即胎儿体重≥1000g或身长≥35cm）至产后1周，称围生期Ⅰ。**考点：**围生期与我国采用的围生期的概念

二、孕期护理评估

（一）健康史

1. 个人基本资料　包括姓名、年龄、籍贯、职业、宗教信仰、婚姻状况及结婚年龄、

考点：预产期
的推算

护考链接

孕妇，29岁，孕1产0，月经周期规律，4～5日/30日。末次月经为2015年4月1日，护士为其推算预产期是

A. 下一年1月2日

B. 下一年1月8日

C. 本年11月4日

D. 本年12月14日

E. 本年12月8日

分析：预产期的计算方法为末次月经月份加9或减3，日期加7，故正确答案为B。

住址和联系方式等。

2. 推算预产期 计算方法为从末次月经第一日算起，月份减3或加9，日数加7。例如，末次月经第一日是2015年8月12日，预产期应为公历2016年5月19日。如孕妇记不清末次月经的日期，则应根据第一次B超孕囊的大小加以估计。

3. 本次妊娠经过 了解本次妊娠早孕反应出现的时间和严重程度，有无感染及用药情况，开始出现胎动的孕周，有无阴道出血、头痛、心悸、气短、下肢水肿等症状。

4. 月经史和孕产史 包括月经初潮的年龄，月经周期和月经持续时间，妊娠次数、流产、早产、足月产、过期产、自然分娩、剖宫产、难产、急产、产后出血史等。

5. 家族史和既往史 家族中有无高血压、糖尿病、双胎妊娠及其他遗传性疾病，孕妇是否有高血压、心脏病、糖尿病、血液病、传染病（如结核病等）、肝肾疾病等，注意其发病时间和治疗情况，有无手术史和腹部外伤史。

6. 丈夫健康情况 重点了解有无烟酒、吸毒史及遗传性疾病等。

（二）身体评估

1. 全身检查 测量孕妇的身高、体重、生命体征，检查乳房、心、肺等器官有无异常，脊柱及下肢有无畸形，注意步态、营养及精神状态等。正常孕妇血压不应超过140/90mmHg。身高在145cm以下的孕妇常有骨盆异常。

2. 产科检查 包括腹部检查、骨盆测量、阴道检查等。检查前要告知孕妇检查的目的、经过，并做好相关准备配合检查。检查时注意保暖及保护孕妇的隐私。

（1）腹部检查：孕妇排空膀胱后仰卧于检查床上，暴露腹部，放松腹肌，检查者站在孕妇右侧，动作应轻柔。

1）视诊：观察腹部形状，有无妊娠纹、水肿及手术瘢痕。子宫呈纵椭圆形为纵产式的可能性较大；子宫呈横椭圆形，可能是横位。尖腹或悬垂腹均应考虑骨盆狭窄的可能。

2）测量子宫长度和腹围：孕妇取仰卧姿势，用软尺测量，子宫长度是由耻骨联合上缘中点起，经脐到达子宫底部的弧形距离；腹围是经脐或腹部最隆突处围绕腹部一周的长度。也可手法测宫底高度。

3）腹部四步触诊：孕妇取仰卧位，屈双膝并略分开，使腹部肌肉放松。前三步手法检查者面向孕妇头部，第四步检查者面向孕妇足部，具体操作方法见实践3和图6-1。

4）听诊：胎心在胎儿背部所在的母体腹侧听得最清楚。妊娠24周前多在孕妇腹部脐下左右听取，妊娠24周后应根据胎方位选择胎心听诊位置。头先露胎心在孕妇脐下左侧或右侧听取，臀先露时胎心在孕妇脐上左侧或右侧听取，肩先露则在脐周围听得最清楚。

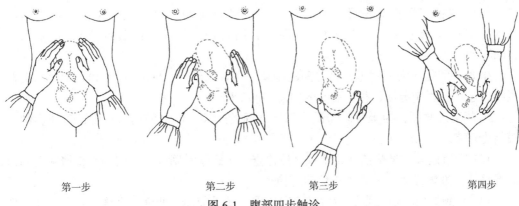

| 第一步 | 第二步 | 第三步 | 第四步 |

图 6-1　腹部四步触诊

（2）骨盆测量：分为外测量和内测量，但近年来临床少用。

1）骨盆外测量：常测量以下径线（图 6-2）。

髂棘间径：正常值为 23～26cm，孕妇取伸腿仰卧位，测量两侧髂前上棘外侧缘的距离。

髂嵴间径：正常值为 25～28cm，同以上体位，测量两侧髂嵴外缘最宽的距离。

骶耻外径：正常值为 18～20cm，孕妇取左侧卧位，右腿伸直，左腿屈曲，测量第 5 腰椎棘突下到耻骨联合上缘中点的距离。此径线是骨盆外测量中最重要的径线，可以间接了解骨盆入口前后径的长度。

考点： 骶耻外径正常值

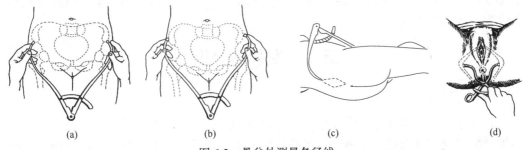

图 6-2　骨盆外测量各径线

(a) 髂棘间径；(b) 髂嵴间径；(c) 骶耻外径；(d) 出口横径

坐骨结节间径：正常值为 8.5～9.5cm 或称出口横径，孕妇取仰卧位，两腿屈曲，双手抱双膝向腹部靠近，测量两坐骨结节前聚点内侧缘的距离。

耻骨弓角度：正常值为 90°，两拇指尖斜着对拢置于耻骨联合下缘，左右两拇指紧贴耻骨降支及坐骨支，测量两拇指间角度，即耻骨弓角度（图 6-3）。

2）骨盆内测量：适用于骨盆外测量狭窄者。孕妇取膀胱截石位，外阴消毒，检查者戴消毒手套并涂以润滑剂。测量径线主要如下。

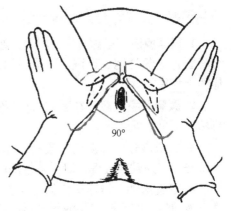

图 6-3　耻骨弓角度

骶耻内径：又称对角径，为耻骨联合下缘至骶岬上缘中点的距离，正常值为12.5～13cm。此值减去1.5～2cm，即为真结合径（骨盆入口前后径），正常值为11cm。

坐骨棘间径：为两侧坐骨棘之间的距离，正常值约为10cm。此径线是中骨盆最短径线，过小会影响分娩过程中胎头的内旋转和下降。

坐骨切迹宽度：为坐骨棘与骶骨下部之间的距离，即骶棘韧带宽度，若能容纳三横指为正常。

考点：产科检查的内容及方法

（3）阴道检查：早孕初诊时做双合诊检查，了解子宫附件、会阴的发育情况及阴道的通畅度，妊娠最后一个月内避免阴道检查。

（4）直肠指检：通过直肠指检了解胎先露、骶骨前面弯曲度、坐骨棘间径、坐骨切迹宽度及骶尾关节的活动度。

3. 辅助检查 包括血常规、尿常规、肝功能、肾功能、凝血功能、血糖、阴道分泌物检查、B超及心电图检查等。根据妊娠期孕妇具体情况选择下列检查：唐氏筛查、糖尿病筛查、羊水细胞培养染色体核型分析等。

（三）心理 - 社会评估

早期妊娠主要评估孕妇对妊娠的接受程度，是否主动参与产前指导、谈论妊娠时的感受和疑虑以及与丈夫和家人的关系等。

中、晚期妊娠主要评估孕妇对妊娠的情绪反应，评估支持系统，特别是丈夫对孕妇的关心支持程度，评估孕妇的家庭情况，如居住环境、民族习惯、宗教信仰以及孕妇在家庭中的角色等。

三、孕期护理措施

（一）心理护理

鼓励孕妇倾诉内心的感受和想法，鼓励家庭成员共同参与并接受孕妇的心理反应，帮助孕妇接受并欣赏妊娠的事实。做好孕期知识宣传教育，督促孕妇按时参加"孕妇学校"的学习，解答孕妇对妊娠分娩、育婴等方面的疑虑，制订合理的孕期保健计划，缓解紧张情绪，帮助孕妇消除由体型改变而产生的不良情绪，建立自豪感。

（二）症状护理

1. 早孕反应 妊娠6～12周出现，一般不影响孕妇自身和胎儿健康。指导饮食少量多餐，避免过饱、过饿、味重、油腻食物。若严重恶心、呕吐影响进食者应采取相应的治疗措施。

2. 尿频尿急 常于妊娠12周前及妊娠后期出现，应解释产生的原因，并嘱其顺其自然，不可强忍。

3. 白带增多 妊娠期在激素的作用下，阴道分泌物增多，呈乳白色。指导孕妇每日清洗外阴并勤换内裤，以保持外阴的清洁干净。

4. 下肢水肿 指导孕妇休息时稍垫高下肢，避免久坐或久站，做足部关节运动促进血液回流。若水肿明显或休息后水肿不消退，应及时就医。

5. 下肢肌肉痉挛 多发生在小腿腓肠肌。避免腿部疲劳，多晒太阳，增加钙的摄入，热敷并按摩痉挛部位。

6. 静脉曲张 下肢和外阴部静脉曲张，应避免久站久坐和长时间的行走，避免穿过紧的裤子和袜子，休息时抬高下肢及臀部，促进血液回流。

7. 便秘 指导孕妇多吃富含纤维的水果和蔬菜，摄入充足的水量，养成每日定时排便的习惯，适当运动，预防便秘。未经医生允许不可随意用泻药。

考点：孕妇便秘的健康指导

8. 仰卧位低血压综合征 妊娠末期，孕妇长时间取仰卧位时，由于增大的子宫压迫下腔静脉，使回心血量减少，心排血量下降，引起一过性血压下降，出现头晕、眼花等症状，称仰卧位低血压综合征。指导孕妇取左侧卧位可减少这一症状的发生。

考点：妊娠期仰卧位低血压综合征的护理

（三）健康指导

1. 活动与休息 妊娠期适当减轻工作量；参加一定量的户外活动，如散步；注意保证每天 8～9 小时的睡眠，包括中午 1～2 小时的午休时间；中晚期妊娠睡眠以左侧卧位为宜。

2. 衣着及个人卫生 衣着应冷暖适宜、舒适、宽松、柔软、透气性好，鞋子以软底平跟或短跟为宜；注意个人卫生，勤沐浴更衣，禁止盆浴，防止污水进入阴道引起感染。

3. 合理膳食 协助孕妇制订合理的饮食计划，以多样化、易消化吸收、清淡为宜，避免刺激性食物，保证获取足够热量、蛋白质、维生素以及微量元素如铁、钙、磷、锌、碘等。

4. 避免接触有害物质 孕期避免风疹病毒、疱疹病毒、巨细胞病毒、梅毒、支原体、衣原体等病原体感染，避免接触放射线及有害物质如铅、汞、有机磷农药等，特别是妊娠早期，以防胎儿畸形或流产。禁忌吸烟、吸毒和饮酒。

 链接

孕期营养标准制订参考指标

①热量：妊娠中、晚期的热量摄入量在非孕期基础上每日增加 0.84MJ（相当于 200kcal）。主要来源：63% 来自谷物，35% 来自植物油、动物性食品、豆类及蔬菜。②蛋白质：孕早期，孕妇每日应增加进食蛋白质 5g；孕中期，孕妇每日应增加进食蛋白质 10g；孕晚期，孕妇每日应增加进食蛋白质 15g。③注意维生素及微量元素铁、钙、锌、碘的足够摄取。

5. 乳房护理 妊娠 24 周后用温水擦洗乳头，除去污垢，增加乳头及乳晕的柔韧度，以防产后哺乳时发生乳头皲裂。乳头内陷或扁平者应尽早矫正，为产后哺乳做好准备。

6. 用药指导 妊娠期特别是妊娠初期的 8 周用药要谨慎，因为许多药物可以通过胎盘影响胚胎发育，出现胎儿畸形。孕期确需用药，必须在医生指导下使用。

7. 自我监测 胎动计数是孕妇自我监护胎儿宫内情况的主要方法。嘱孕妇妊娠 28 周开始，可进行胎动次数的自我监测，若胎动计数 ≥6 次/2 小时为正常，<6 次/2 小时或比平素的胎动突然减少 50% 以上，提示胎儿有宫内缺氧的可能，应及时就诊。有条件者教会家庭成员在孕妇腹壁听胎心音并做记录，正常胎心音 110～160 次/分，若有异常提示胎儿宫内缺氧，应立即左侧卧位并及时就诊。

考点：妊娠期孕妇自我检测的方法以及胎动、胎心音的正常值

 链接

胎教

从第 6 周起可选择轻音乐等节奏与旋律比较平静、柔和的乐曲进行播放；妊娠期妇女

保持心情舒畅，并常想象优美的风景，或在公园等良好的环境中散步，边散步，边轻抚腹部，边与胎儿对话；常与胎儿分享快乐的事件，保持心境平和愉悦。

8. 性生活指导　妊娠前3个月及妊娠末3个月应避免性生活，以减少生殖道感染、流产及早产的机会。

9. 识别异常症状与分娩先兆　妊娠期孕妇出现以下症状应及时就诊：阴道流血、流液、发热、腹痛、头痛眼花、心悸胸闷，恶心呕吐持续至妊娠12周后。妊娠晚期出现阴道流液，多为胎膜破裂，应将孕妇平卧送医院就诊。出现阴道血性分泌物、规律宫缩（间歇5～6分钟，持续30秒以上）是临产的征兆，应入院待产。

10. 分娩前准备　健康孕妇可进行腹肌和盆底肌肉张力的产前运动，如盘腿坐式、收缩会阴、缩肛运动等。孕妇及家属于产前进行用物准备，母亲用物包括产妇身份证、孕产期保健手册或门诊病历本，产妇换洗的衣服、拖鞋、洗漱用品、卫生巾等，婴儿用物包括衣服、大小包布、尿不湿、消毒杯子、小勺等。

> **案例6-1分析**
>
> 　　李女士的预产期的计算方法是从末次月经第1日算起，月份减3或加9，日数加7，因此其预产期为2016年5月25日。产前检查从确诊早孕开始。该孕妇现妊娠20周，应分别在妊娠24周、28周、30周、34周、36周、37周、38周、39周、40周到医院进行检查。如有不适随时就诊。孕妇家庭自我监护胎儿安危最简单且有效的方法是胎动计数。

第2节　高危妊娠孕妇的护理与管理

一、高危妊娠的护理

（一）高危妊娠概述

考点：高危妊娠的概念

1. 概念　指妊娠期有个人或社会不良因素及有某种并发症或合并症，可能危害孕妇、胎儿及新生儿或导致难产者称为高危妊娠。

2. 高危范围　几乎包括所有的病理产科。

（1）社会经济及个人条件：孕妇年龄 < 16岁或 ≥ 35岁，身高 < 140cm；妊娠前体重 < 40kg 或 ≥ 80kg者；孕妇及家庭成员职业稳定性差、收入低、居住环境差、接受教育程度低；未婚或独居孕妇；家族遗传性疾病孕妇；大量吸烟、饮酒、吸毒等不良生活习惯；从未接受产前检查或妊娠晚期开始产前检查的孕妇。

（2）疾病因素：异常孕产史，如自然流产、异位妊娠、死胎、难产、新生儿死亡、先天性或遗传性疾病史等；妊娠并发症，如妊娠期高血压疾病、前置胎盘、胎盘早剥等；妊娠合并症，如心脏病、糖尿病、肾脏病、甲状腺功能亢进症、肝炎等；妊娠期接触大量放射线、化学毒物及服用对胎儿有影响的药物、病毒感染；明显生殖器发育异常、盆腔肿瘤或盆腔手术史；本次妊娠有胎位异常、多胎妊娠、巨大儿；婚后多年不孕经治疗后妊娠者。

（二）高危妊娠的护理

1. 高危孕妇的护理评估

（1）详细评估孕妇存在的高危因素，了解本次妊娠的经过。

（2）全身检查及产科检查。

（3）及时进行辅助检查，密切监测孕妇的身体状况。

（4）关注孕妇及家属的心理 - 社会状况。

2. 高危孕妇的护理措施

（1）对存在高危因素的孕妇进行高危评分，缩短产前检查时间。

（2）给予左侧卧位、合理饮食及孕期卫生等相关健康教育与指导。

（3）严密观察病情、严格执行医嘱，提供用药指导等治疗护理配合。

（4）与孕妇及家属充分沟通，减轻焦虑，使其配合进行各项检查与操作。

二、高危妊娠的管理

（一）胎儿宫内情况的监控

1. 妊娠早期 通过双合诊检查可估计子宫大小是否与妊娠周数相符；B 超检查，妊娠 5 周时可见到妊娠光环，妊娠第 7 ～ 8 周超声多普勒检查可以探测到胎心搏动。

2. 妊娠中期 进行腹部检查测量宫底高度和腹围估计胎儿大小，结合 B 超检查，判断胎儿大小与妊娠月份是否相符。从妊娠 22 周起胎头双顶径每周增加 0.22cm。产前检查时，监测胎心率了解胎儿宫内是否有缺氧现象。

3. 妊娠晚期

（1）定期产前检查：按孕期检查频次如期进行产前检查，通过测量子宫底高度、腹围、孕妇体重变化及 B 超检查等，了解胎儿的健康状况，及时发现并处理各种异常情况。

（2）孕妇自我胎动计数：胎动计数是判断胎儿宫内安危的简单而重要的临床指标。若胎动计数 ≥ 6 次 /2 小时为正常，＜ 6 次 /2 小时或减少 50% 者提示胎儿缺氧可能。

> 考点：胎动的正常值

（3）听诊胎心音：正常胎心率为 110 ～ 160 次 / 分。当胎心率＜ 110 次 / 分或＞ 160 次 / 分时，应考虑胎盘功能不全、子宫胎盘血液循环障碍或胎儿脐带循环受阻的可能，应进一步进行胎心电子监护。

（4）胎儿心电图监测：临床上多采用对母儿均无损伤的腹壁外监测法，可以多次重复进行，了解胎儿心脏和胎盘功能情况。

（5）羊膜镜检查：利用羊膜镜直接窥视羊膜腔内羊水的性状，判断胎儿安危。正常羊水呈淡青色或乳白色，有胎脂漂浮；如果羊水呈黄色、黄绿色则提示胎儿宫内缺氧。

（6）胎儿头皮血 pH 测定：胎儿头皮血 pH 正常为 7.25 ～ 7.35。pH 7.20 ～ 7.24 提示胎儿轻度酸中毒，pH ＜ 7.20 提示胎儿严重酸中毒。

（7）胎心电子监护：包括胎心率的监测和预测胎儿宫内储备能力。

（二）胎盘功能检查

1. 孕妇尿雌三醇（E₃）测定 孕妇尿 E_3 ＞ 15mg/24h 为正常值，每周测定 2 ～ 3 次，均在正常范围说明胎儿胎盘功能良好；10 ～ 15mg/24h 为警戒值，＜ 10mg/24h 为危险值。

> 考点：胎盘功能检查

2. 孕妇血清胎盘生乳素（HPL）测定 足月妊娠时 HPL 应为 4 ～ 11mg/L。如足月妊娠时该值＜ 4mg/L 或突然降低 50%，提示胎盘功能低下。

（三）胎儿成熟度检查

1. 估计胎儿体重 正确计算妊娠周数、测量宫底高度及腹围以估算胎儿大小。

考点：胎儿成熟度检查

2. 羊水检查 羊水中的卵磷脂和鞘磷脂的比值（L/S）＞2 提示胎儿肺成熟；肌酐值≥176.8μmol/L，提示胎儿肾成熟；胆红素类物质值＜0.02 提示胎儿肝成熟；淀粉酶值≥450U/L 提示胎儿唾液腺成熟；脂肪细胞出现率达 20% 提示胎儿皮肤已成熟。

（四）胎儿先天性畸形及遗传疾病的宫内诊断

1. 胎儿遗传学检查 妊娠早期在 B 超引导下绒毛穿刺取样，经细胞培养后染色体核型分析，可了解染色体有无异常。妊娠中期抽取羊水进行细胞培养后做染色体核型分析，取孕妇外周血分离胎儿细胞作遗传学检查，可检查染色体结构或数目有无异常。

2. B 超检查 妊娠 18 ～ 24 周后进行 B 超检查，筛查无脑儿、脊柱裂、脑积水、心血管等重大的畸形。

3. 胎儿造影或胎儿镜检查 用造影剂注入羊膜腔内，可诊断胎儿泌尿系统、消化系统畸形及联体儿。胎儿镜可直接窥视胎儿体表有无畸形，同时可抽取胎儿血液检测有无珠蛋白生成障碍性贫血、血友病等。

4. 甲胎蛋白（AFP）测定 可以协助诊断有无开放性神经管缺陷，若胎儿患脊柱裂、无脑儿、脑脊膜膨出则 AFP 值异常高，多胎妊娠、胎儿上消化道闭锁、死胎等也可见 AFP 升高。

小结

为明确孕妇与胎儿的健康状况，必须定期产前评估，同时进行健康教育，帮助孕妇做好分娩的准备。产前检查时间为从确诊妊娠开始，妊娠 20 ～ 28 周每 4 周检查 1 次，妊娠 29 ～ 36 周每 2 周检查 1 次，妊娠 36 周以后每周检查 1 次；妊娠期护理与管理的要点包括心理护理、症状护理和健康指导。护理人员应该针对孕妇不同时期的特点及需求，提供相应的、个性化的健康指导，使其顺利度过妊娠期，并能保持良好的心态、健康的身体，以及具备必要的知识技能。对高危孕妇稍加强胎儿宫内安危的监护，孕妇自我胎动计数是最简单、有效的方法。

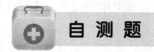 **自 测 题**

选择题

A₁ 型题

1. 胎心音正常的是（   ）

   A. 100 ～ 150 次 / 分　　B. 105 ～ 165 次 / 分

   C. 110 ～ 160 次 / 分　　D. 120 ～ 165 次 / 分

   E. 120 ～ 170 次 / 分

2. 正常妊娠 20 周，子宫底高度在（   ）

   A. 脐下 1 横指　　　　B. 脐上 1 横指

   C. 平脐　　　　　　　D. 脐下 2 横指

   E. 脐上 2 横指

3. 关于骨盆外测量正常值的叙述正确的是（   ）

   A. 髂棘间径 20 ～ 22cm

   B. 髂峰间径 25 ～ 28cm

   C. 骶耻外径 20 ～ 22cm

   D. 坐骨结节间径 9 ～ 11cm

   E. 耻骨弓角度 80°

4. 关于妊娠期健康指导的描述不正确的是（   ）

   A. 用药应慎重

   B. 营养均衡

   C. 避免重体力劳动

   D. 妊娠初期及晚期 3 个月应禁止性生活

   E. 妊娠中期应禁止性生活

A₂ 型题

5. 某女士，29 岁，平素月经规律，月经周期

28～30天，经期4～5天。末次月经第一天的时间是2015年10月1日，该女士的预产期应是（　　）

A. 2016年7月8日　　　B. 2016年7月15日

C. 2015年12月30日　　D. 2016年8月1日

E. 2016年10月1日

6. 曾女士，已婚已孕，产前检查其子宫底高度位于脐上3横指，估计她妊娠的周数是（　　）

A. 12周末　　　　　B. 16周末

C. 24周末　　　　　D. 28周末

E. 32周末

7. 张女士，孕28周后开始自数胎动，提示可能有胎儿宫内缺氧的胎动次数是（　　）

A. 3次/小时　　　　B. 4次/小时

C. 7次/12小时　　　D. 26次/12小时

E. 30次/12小时

8. 李女士，孕1产0，孕34周，听取胎心音最清楚的部位在脐下左侧，该孕妇的胎方位最可能是（　　）

A. 枕左前　　　　　B. 枕右前

C. 骶左前　　　　　D. 骶右前

E. 复合先露

9. 汪女士，妊娠29周，产前检查无异常，护士指导其进行最简单、最常用的自我监护方法是（　　）

A. 胎心音听诊

B. 自数胎动

C. 测量子宫底高度和腹围

D. B超检查

E. 胎儿电子监护

A₃型题

（10～12题共用题干）

　　李女士，已婚未产，平素月经规律，周期为29天，现在月经超期18天。4天前出现恶心、呕吐，晨起尤甚，用早孕测孕试纸条测试结果呈阳性，今天到妇产科门诊就诊。

10. 尿妊娠试验是检查体内的（　　）

A. 缩宫素　　　　　B. 黄体生成素

C. 孕激素　　　　　D. 雌激素

E. 人绒毛膜促性腺激素

11. 以下检查最能准确诊断早孕的是（　　）

A. B超检查

B. 阴道镜检查

C. 检查血液中绒毛膜促性腺激素水平

D. 测量宫高、腹围

E. 查尿雌三醇水平

12. 一旦确诊早孕，对该妇女进行的护理不正确的是（　　）

A. 问清末次月经第一天，计算预产期

B. 进行腹部四步触诊法了解胎位情况

C. 告知建立孕产期保健卡

D. 告知产前检查的频次

E. 向其进行孕期健康宣教

（13～15题共用题干）

　　张女士，28岁，孕1产0，孕36周，按要求就诊进行产前检查。宫底高度为剑突下2横指，枕左前位，胎心音136次/分，各种辅助检查正常。

13. 护士应告知该孕妇从现在起常规行产前检查的频率是（　　）

A. 每周1次　　　　B. 每两周1次

C. 每周2次　　　　D. 每月1次

E. 每月7次

14. 该孕妇睡眠取仰卧位时出现胸闷、头晕等症状，最可能的原因是（　　）

A. 仰卧位低血压综合征

B. 孕妇营养不良

C. 妊娠反应

D. 孕妇过度劳累

E. 临产的先兆

15. 缓解该症状的方法是（　　）

A. 适当补充营养

B. 绝对卧床休息

C. 变换体位，取左侧卧位

D. 避免体力劳动

E. 保胎治疗

（周　清　韩改番）

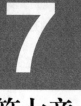

第七章　正常分娩期产妇的护理

每一对夫妇都期待小宝宝能够健康顺利地出生，决定分娩能否顺利的关键因素是什么？让我们一起来了解影响分娩的相关因素吧。

第 1 节　决定分娩的因素

案例 7-1

孕妇小红，28 岁，G_1P_0，妊娠 39 周，孕期产前检查一切正常。临近预产期，担心自己能否顺产，前来门诊咨询。

问题： 要解释小红内心的担忧，在下面的学习中应完成哪些任务呢？

1. 复习女性生殖器官的解剖生理知识中产道、胎儿相关知识。

2. 进一步学习决定分娩的因素。

3. 请同学们熟记决定分娩的四因素是怎样影响分娩全过程的。

妊娠满 28 周及以后，胎儿及其附属物从母体产道全部娩出的过程称分娩。妊娠满 28 周至不满 37 周间分娩者，称早产。妊娠满 37 周至不满 42 周间分娩者，称足月产。妊娠满 42 周及其以后分娩者，称过期产。

考点：影响分娩的因素

影响分娩的四因素是产力、产道、胎儿及产妇的精神心理因素。各因素正常并能相互适应，胎儿可顺利经阴道自然娩出，称正常分娩。否则为异常分娩。

一、产　　力

产力是指将胎儿及其附属物从子宫内逼出的力量。产力包括子宫收缩力（简称宫缩）、腹肌及膈肌收缩力（统称腹压）、肛提肌收缩力。

（一）子宫收缩力

子宫收缩力是临产后的主要产力，贯穿于整个分娩过程。临产后宫缩能迫使子宫颈管变短直至消失、宫口扩张、胎先露部下降和胎盘、胎膜娩出。正常宫缩具有以下特点：

1. 节律性　宫缩的节律性是临产的重要标志。正常宫缩是宫体部有规律的阵发性收缩并伴有疼痛，故有阵痛之称。每次阵痛总是由弱渐强（进行期），维持一定时间（极期），随后由强渐弱，消失进入间歇期。如此反复，至分娩结束（图 7-1）。

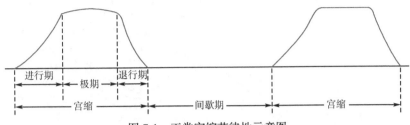

图 7-1　正常宫缩节律性示意图

临产开始时,宫缩持续30秒,间歇期为5～6分钟,随产程进展持续时间逐渐延长,间歇期逐渐缩短。当宫口开全(10cm)后,宫缩持续时间长达60秒,间歇期缩短至1～2分钟。宫缩强度也随产程进展逐渐增加。子宫腔内压力在宫缩时增加,子宫肌壁血管及胎盘受压,致使子宫血流量减少,胎心率可暂时加快。间歇期时,子宫血流量又恢复到原来水平,胎心率也恢复正常。

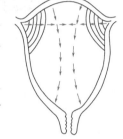

图 7-2　子宫收缩的对称性和极性

2. 对称性　正常宫缩起自两侧宫角部,左右对称,以微波形式均匀协调地向宫底中部集中,然后向子宫下段扩散,遍及整个子宫,此为宫缩的对称性(图 7-2)。

3. 极性　宫缩以宫底部最强、最持久,向下逐渐减弱,宫底部收缩力强度几乎是子宫下段的2倍,称为宫缩的极性。

4. 缩复作用　宫缩时,宫体部肌纤维缩短变宽;间歇期,肌纤维虽又松弛,但不能完全恢复到原来长度而较前缩短,反复收缩后,肌纤维越来越短,称为缩复作用。缩复作用随产程进展使宫腔内容积逐渐缩小,迫使胎先露部不断下降及子宫颈管逐渐缩短直至消失。

考点:子宫收缩力的特点

(二)腹肌及膈肌收缩力(腹压)

腹肌及膈肌收缩力(腹压)是第二产程时娩出胎儿的重要辅助力量。宫口开全后,宫缩时胎先露压迫盆底组织及直肠,反射性地引起排便反应,产妇主动屏气向下用力,腹肌及膈肌强有力的收缩使腹压增高,协同宫缩促使胎儿娩出。第三产程时可协助胎盘娩出。

(三)肛提肌收缩力

肛提肌收缩力可协助先露进行内旋转。当胎头枕部露于耻骨弓下时,能协助胎头仰伸及娩出,同时也可协助第三产程胎盘娩出。

二、产　道

产道是胎儿娩出的通道,分为骨产道与软产道。

(一)骨产道

骨产道是指真骨盆,其大小、形状与分娩顺利与否息息相关。为了使分娩的过程更清晰,人为地将骨盆腔分为三个平面,各平面的大小及形态不同,分娩时胎儿只有适应骨盆各平面的形态特点,才能经阴道顺利娩出(图 7-3)。

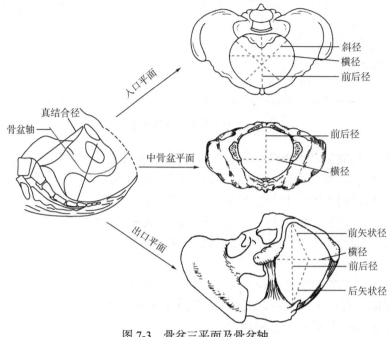

图 7-3　骨盆三平面及骨盆轴

1. 骨盆入口平面　即骨盆的分界面，呈横椭圆形。前方为耻骨联合上缘，两侧为髂耻缘，后方为骶岬前缘，将骨盆分为假骨盆和真骨盆两部分。真骨盆位于骨盆分界线之下，又称骨产道，是胎儿娩出的通道。其包括 4 条径线。

（1）入口前后径：又称真结合径，指从耻骨联合上缘中点到骶岬前缘中点的距离，正常值平均为 11cm，是骨盆入口平面的重要径线，决定胎先露是否衔接。

（2）入口横径：两侧髂耻缘间的最大距离，正常值平均为 13cm。

（3）入口斜径：左右各一，从左侧骶髂关节到右侧髂耻隆突间的距离为左斜径，从右侧骶髂关节到左侧髂耻隆突间的距离为右斜径。正常值平均为 12.75cm。

2. 中骨盆平面　为骨盆最狭窄的平面，呈纵椭圆形，前方为耻骨联合下缘，两侧为坐骨棘，后方为骶骨下端。此平面有 2 条径线：

（1）中骨盆前后径：从耻骨联合下缘中点通过两侧坐骨棘连线中点至骶骨下端的距离。正常值平均为 11.5cm。

（2）中骨盆横径：即坐骨棘间径，指两侧坐骨棘之间的距离，是判断中骨盆平面狭窄的主要指标，正常值平均为 10cm，其长短与胎先露衔接相关。

3. 出口平面　即骨盆腔出口，由不在同一平面的两个三角形构成。前三角平面顶点为耻骨联合下缘，两侧为耻骨降支。后三角平面顶点为骶尾关节，两侧为骶结节韧带。此平面有 4 条径线：

（1）出口前后径：耻骨联合下缘中点至骶尾关节间的距离，正常值平均为 11.5cm。

（2）出口横径：即坐骨结节间径，为两侧坐骨结节内缘之间的距离，正常值平均为 9cm。

（3）出口前矢状径：耻骨联合下缘中点至坐骨结节间径中点的距离，正常值平均为 6cm。

（4）出口后矢状径：骶尾关节至坐骨结节间径中点的距离，正常值平均为 8.5cm。

若出口横径稍短，但出口后矢状径较长，两径之和＞15cm时，正常大小的胎头可通过后三角区经阴道娩出。

4. 骨盆轴与骨盆倾斜度

骨盆轴：连接骨盆腔各平面中点的假想曲线，称骨盆轴，胎儿沿此轴娩出，故亦称产轴。此轴上段向下向后，中段向下，下段向下向前。

骨盆倾斜度：妇女直立位时，骨盆入口平面与地平面形成的角度，即为骨盆倾斜度，一般为60°。倾斜度过大，影响胎头衔接和娩出。

> 考点：骨盆各平面的正常值

（二）软产道

软产道是指由子宫下段、子宫颈、阴道及骨盆底软组织构成的弯曲管道。

1. 子宫下段的形成 子宫下段由非孕时的子宫峡部伸展形成。子宫峡部于妊娠12周后逐渐扩展成为宫腔的一部分，妊娠晚期逐渐拉长形成子宫下段，临产后在宫缩作用下进一步拉长可达7～10cm（图7-4）。由于子宫肌纤维的缩复作用，子宫上段肌壁越来越厚，子宫下段肌壁被牵拉扩张则越来越薄，子宫上下段的肌壁厚薄不同，在子宫内面形成一环状隆起，称生理缩复环。

> 考点：软产道的组成及其对分娩的影响

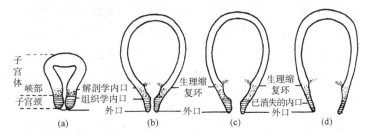

图7-4 子宫下段形成

（a）非妊娠子宫；（b）足月妊娠子宫；（c）分娩期第一产程子宫；（d）分娩期第二产程子宫

2. 子宫颈管消失和宫口扩张 临产前子宫颈管长2～3cm，临产后规律宫缩牵拉子宫颈内口的肌纤维和周围韧带，加之胎先露部使前羊水囊呈楔状，使子宫颈内口肌纤维向上牵拉，子宫颈管呈漏斗状，而子宫颈外口变化不大，使子宫颈管逐渐缩短至消失。初产妇多是子宫颈管先消失，宫口后扩张。经产妇多是子宫颈管消失与宫口扩张同时进行（图7-5）。临产前，初产妇的子宫颈外口仅容一指尖，经产妇能容纳一指。临产后，在子宫收缩、子宫肌缩复及前羊水囊共同作用下，子宫颈外口逐渐扩张。胎膜多在宫口近开全时自然破裂。破膜后，胎先露直接压迫子宫颈，扩张宫口的作用更明显。当宫口开全（10cm）时，足月胎头方能通过。

> 考点：分娩时初产妇与经产妇子宫颈管消失与子宫颈口扩张的比较

3. 骨盆底、阴道及会阴的变化 前羊水囊及先露部将阴道上部撑开，破膜后先露部直接压迫骨盆底，使软产道下段形成弯曲的筒形，阴道黏膜皱襞展平使腔道加宽。肛提肌向下及两侧扩展，肌束分开，肌纤

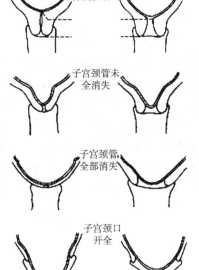

图7-5 子宫颈管消失和子宫颈口扩张

（a）初产妇；（b）经产妇

维拉长，使 5cm 厚的会阴体变成 2～4mm，以利胎儿通过（图 7-6）。分娩时若会阴保护不当，易造成裂伤。

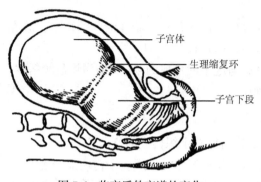

子宫体

生理缩复环

子宫下段

图 7-6　临产后软产道的变化

三、胎　　儿

胎儿能否顺利通过产道，除产力和产道因素外，还取决于胎儿大小、胎位以及有无胎儿畸形。

（一）胎儿大小

分娩过程中，胎儿大小是决定分娩难易的重要因素之一。胎儿过大或过熟可致胎头径线过长或颅骨过硬，可因头盆不称造成难产。

（二）胎位

若胎位为纵产式（头先露或臀先露），胎体纵轴与骨盆纵轴相一致，容易通过产道。头先露时，在分娩中颅骨重叠，使胎头变形、周径变小，利于胎头娩出。臀先露时，胎臀较胎头周径小且软，阴道不被充分扩张，胎头娩出时无变形机会，致娩出困难。肩先露时，胎体纵轴与骨盆轴垂直，妊娠足月活胎不能通过产道，对母儿威胁极大。

（三）胎儿畸形

胎儿发育异常，如脑积水、无脑儿、联体儿等，通过产道时常发生困难。

四、精神心理因素

分娩虽为生理现象，但对于产妇而言是一种持久而强烈的刺激。产妇精神心理因素能够影响机体内部的平衡和适应力。临产时，在环境改变、阵痛刺激及对分娩安全性的担心等各因素影响下，产妇情绪易紧张，处于焦虑、不安和恐惧中。现已证实，这种情绪改变使机体产生一系列变化，如心率加快、呼吸急促、肺内气体交换不足，致使子宫缺氧、收缩乏力、宫口扩张缓慢。胎先露部下降受阻，产程延长，致使产妇体力消耗过多，同时也促使产妇神经内分泌发生变化，交感神经兴奋，释放儿茶酚胺，血压升高，导致胎儿缺血缺氧，出现胎儿窘迫。若能从精神和心理上安慰产妇，生活上关心和照顾产妇，帮助产妇掌握分娩时的呼吸技术和躯体放松技术，消除产妇心理障碍，有利于分娩顺利进行。研究表明，陪伴分娩能缩短产程，减少产程干预，降低剖宫产率，减少围生期母儿发病率。

第 2 节　枕先露的分娩机制

案例 7-2

孕妇小红，28 岁，G_1P_0，妊娠 39 周，规律性腹痛 2 小时。小红想了解宝宝分娩的全过程。

问题：要为小红解说分娩机制，在下面的学习中应完成哪些任务呢？

1.复习胎先露、胎产式、胎方位的概念及分类。

2. 以枕左前位为例，演示枕先露的分娩机制。

3. 熟悉机制中每一步的临床意义。

分娩机制是指胎儿先露部通过产道时，为适应骨盆各平面的不同形态及径线，被动地进行一系列适应性转动，以其最小径线通过产道的全过程。临床上枕先露占95.55%～97.55%，又以枕左前位最多见，故以枕左前位的分娩机制为例进行说明。

一、衔　接

胎头双顶径进入骨盆入口平面，颅骨最低点接近或达到坐骨棘水平，称衔接或入盆。正常情况下，胎头以半俯屈状态进入骨盆入口平面，以枕额径衔接于骨盆入口右斜径上，胎头枕骨在骨盆左前方。初产妇可在预产期前 1～2 周内衔接，经产妇多在分娩开始后衔接（图 7-7）。若初产妇已临产而胎头仍未衔接，应警惕有头盆不称。

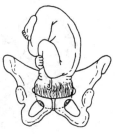

图 7-7　胎头衔接

二、下　降

胎头沿骨盆轴前进的动作称下降。下降动作贯穿于分娩全过程，与其他动作相伴随。下降动作呈间歇性，宫缩时胎头下降，间歇时胎头又稍退缩。临床上常以胎先露下降程度作为判断产程进展的重要标志。

考点：胎先露下降是判断产程进展的重要标志

三、俯　屈

胎头下降至骨盆底时，半俯屈的胎头枕部遇盆壁及盆底阻力进一步俯屈，下颏接近胸部，胎头由枕额径变为枕下前囟径，以最小径线适应产道，利于胎头继续下降（图 7-8）。

四、内 旋 转

胎头到达骨盆底时，枕部位置最低，肛提肌使胎头枕部转至骨盆前方，胎头向前旋转 45°，后囟转至耻骨弓下，适应中骨盆及骨盆出口的特点，利于胎头下降。内旋转多在第一产程末完成（图 7-9）。

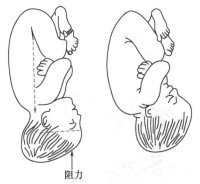

阻力

图 7-8　胎头俯屈

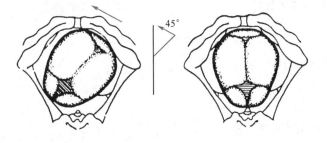

图 7-9　胎头内旋转

五、仰　伸

完成内旋转后，胎头下降达阴道外口，宫缩和腹压迫使胎头下降，肛提肌收缩又将胎头向前推进，两者的共同作用使胎头发生仰伸。胎头枕骨以耻骨弓为支点，使胎头仰伸，顶、额、鼻、口、颏相继娩出（图7-10）。胎头仰伸时，胎儿双肩径沿左斜径入骨盆入口（图7-11）。

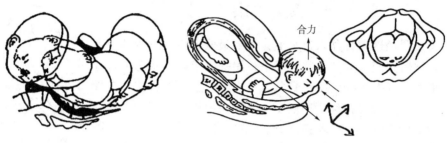

图7-10　胎头娩出全过程　　　　　　　　图7-11　胎头仰伸

六、复位及外旋转

胎头娩出后，为恢复胎头与胎肩的正常关系，枕部向左旋转45°，称复位。此时，胎儿双肩径位于左斜径，前（右）肩向前旋转45°，使胎儿双肩径与骨盆出口前后径一致，枕部在骨盆腔外继续向左旋转45°，保持胎头与胎肩的垂直关系，称外旋转（图7-12）。

七、胎肩、胎体娩出

胎头完成外旋转后，前（右）肩在耻骨弓下先娩出，胎体稍侧屈，后（左）肩从会阴前缘娩出。双肩娩出后，胎体及胎儿四肢相继娩出（图7-13）。

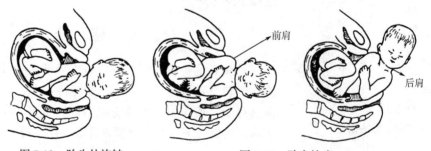

图7-12　胎头外旋转　　　　　　　　图7-13　胎肩娩出

护考链接

在胎儿分娩过程中，贯穿于整个产程的是

A. 衔接　　　　　　B. 下降　　　　　　C. 俯屈

D. 仰伸　　　　　　E. 内旋转

分析：下降动作贯穿于分娩全程。故选B。

第3节　临产的诊断及产程分期

案例 7-3

孕妇小丽，29 岁，G_1P_0，妊娠 39^{+3} 周入院待产。孕妇自诉 1 周前开始出现无规律腹痛，持续时间为 3～5 秒，无阴道流血、流液。2 小时前出现少量血性分泌物。

问题：

1. 小丽现在属于什么情况？

2. 小丽分娩发动了吗？

一、先兆临产

孕妇在分娩发动前出现的预示即将临产的症状，称先兆临产。

1. 不规律子宫收缩（假临产）　分娩前 1～2 周，常出现不规律子宫收缩。其特点是宫缩持续时间短且不恒定，宫缩强度不增加，间歇时间长且不规律，常夜间出现、清晨消失，宫缩引起下腹部轻微胀痛，不会引起子宫颈管消失，宫口扩张也不明显，故又称假临产。给予镇静剂能抑制假临产。

2. 胎儿下降感　临产前 1～2 周，胎先露部下降进入骨盆腔，宫底下降，多数初孕妇感到上腹部较前舒适，进食量增多。由于先露部压迫膀胱，孕妇常有尿频。

3. 见红　分娩发动前 24～48 小时内，子宫颈内口附近的胎膜与该处的子宫壁分离，毛细血管破裂，有少于平时月经量的血液与子宫颈管的黏液相混经阴道排出，称见红。此为分娩即将开始的较可靠征象。

考点：即将临产最可靠的征象

二、临产的诊断

临产的标志为出现有规律且逐渐增强的宫缩，持续 30 秒或以上，间歇 5～6 分钟，同时伴随进行性子宫颈管消失、宫口扩张和胎先露下降。

考点：临产的标志

三、产程分期

从规律宫缩开始到胎儿及其附属物娩出的全过程，称为总产程。临床分为三个产程。

第一产程：又称子宫颈扩张期。从规律宫缩开始到宫口开全（10cm）。初产妇需 11～12 小时。经产妇需 6～8 小时。

第二产程：又称胎儿娩出期。从宫口开全到胎儿娩出。初产妇需 1～2 小时。经产妇通常在数分钟至 1 小时内完成。

第三产程：又称胎盘娩出期。从胎儿娩出到胎盘娩出，此过程需 5～15 分钟，不应超过 30 分钟。

考点：分娩的产程分期

第4节　分娩期产妇的护理

案例 7-4

初产妇李女士，28 岁，孕 39 周，因阵发性腹痛 4 小时急诊入院。孕期各项检查记录均未见异常，精神紧张。产科检查：LOA，胎心率 144 次／分，胎动正常。规律宫缩 40 秒／3～4

分钟，中强。肛查：宫口扩张 3cm，先露为 S^{-1}，触及前羊水囊。

问题：

1. 该孕妇属于产程的哪个阶段？

2. 该孕妇应采取哪些护理措施？

一、第一产程的护理

第一产程在分娩中历时最长，主要表现为规律性宫缩、子宫颈口扩张、胎先露下降和破膜。

（一）护理评估

1. 健康史 根据产前检查了解产妇基本情况、此次妊娠的过程、孕产史、既往史、家族史。重点了解产妇年龄、身高、体重。

2. 身体状况

（1）规律宫缩：产程开始时，宫缩持续时间较短（约 30 秒），间歇期较长（5～6分钟）。随产程进展，子宫收缩强度不断增加，持续时间渐长，间歇期渐短，当宫口近开全时，宫缩持续时间可长达 1 分钟或以上，间歇期仅 1～2 分钟。

（2）宫口扩张：宫缩渐频且不断增强时，子宫颈管逐渐短缩直至消失，宫口逐渐扩张。潜伏期扩张速度较慢，活跃期扩张速度加快。当宫口开全（10cm）时，宫口边缘消失，子宫下段及阴道形成宽阔的管腔。

（3）先露下降：子宫颈扩张的同时，先露逐渐下降，下降的程度和速度是决定能否经阴道分娩的重要指征。

（4）胎膜破裂：简称破膜。宫缩时，先露部衔接和下降后，将羊水阻断为前后两部，先露前面的羊水量约 100ml，称前羊水，而其形成前羊水囊，有助于扩张宫口。随宫缩继续增强，前羊水囊压力更高，当羊膜腔压力增加到一定程度时，胎膜自然破裂。

3. 辅助检查 胎儿电子监护将宫缩、胎心、胎动共同描记在一起，可以看出宫缩强度、频率和每次宫缩持续时间，同时可以观察胎心率的变化与宫缩、胎动的关系。

4. 心理－社会状况 第一产程时间比较长，产妇处于一个陌生的环境，缺乏分娩相关知识，同时产程是随时变化的，加之宫缩逐渐增强引起的疼痛，产妇容易产生焦虑、担忧，体力和精力过度消耗又可能影响产程的进展，家属也会产生紧张情绪。

（二）护理问题

1. 焦虑 与缺乏分娩知识，担心胎儿安危有关。

2. 疼痛 与临产后宫缩逐渐增强有关。

3. 舒适改变 与子宫收缩、膀胱充盈、胎膜破裂、环境嘈杂有关。

（三）护理目标

（1）产妇焦虑减轻，情绪稳定。

（2）产妇能运用放松技巧减轻不适，疼痛缓解。

（3）产妇主动参与、配合分娩过程。

（四）护理措施

1. 一般护理 产妇入院时，护士协助办理入院手续，向产妇及家属做自我介绍，介绍待产室及产房的环境，采集病史并完成护理病历书写。

2. 心理护理 耐心讲解分娩过程，增强产妇对分娩的信心；关心体贴产妇，调动其积极性，与医护人员密切合作，促进分娩。

3. 观察生命体征 第一产程期间每隔 4～6 小时测量体温、脉搏、呼吸、血压 1 次。如有异常，酌情增加次数。

4. 观察产程进展

（1）观察子宫收缩：简便方法为护士将一手手掌置于产妇腹壁，宫缩期时宫体隆起变硬，间歇期时宫体松弛变软，定时连续观察宫缩持续时间、强度、规律性及间歇期时间，并及时记录。必要时可用胎儿监护仪描记宫缩曲线。

（2）胎心音：宫缩间歇期听诊胎心，潜伏期每隔 1～2 小时听一次。进入活跃期后，每隔 15～30 分钟听一次，每次听诊 1 分钟。若出现胎心率不能迅速恢复，或胎心率＜110 次/分或＞160 次/分，均为胎儿缺氧表现，需立即给产妇吸氧，嘱左侧卧位并报告医师做进一步处理。

（3）宫口扩张及胎先露下降：临产后，可通过在宫缩时肛门检查观察子宫颈口扩张及胎头下降情况、胎膜是否破裂、骨盆腔大小及胎位，现临床少用，代之以阴道检查。产程阴道检查次数不宜过多，在 10 次以内，常规第一产程潜伏期每 2～4 小时查 1 次，活跃期每 1～2 小时查 1 次，医护人员交接班应进行检查。

宫口开全时，摸不到宫口边缘，同时可以确定是否破膜，未破者可触及有弹性的前羊水囊，已破膜者能直接触及胎先露部，有利于确定胎方位（图 7-14）。

（4）描记产程图：为细致观察产程进展情况，发现异常并指导产程处理，临床将宫口扩张与先露下降情况描记成图（图 7-15）。子宫颈扩张曲线将第一产程分为潜伏期和活跃期。潜伏期指从规律宫缩到宫口开大 3cm，速度慢，约需 8 小时，最长不超过 16 小时。活跃期指宫口扩张 3cm 到宫口开全，速度加快，约需 4 小时，最大不超过 8 小时。胎头下降曲线指胎头颅骨最低点与坐骨棘水平的关系。胎头潜伏期下降缓慢，活跃期速度加快，平均下降 0.85cm/h。正常情况下宫口扩张和胎先露下降相伴行，大多数产妇宫口近开全时胎先露达坐骨棘水平以下。

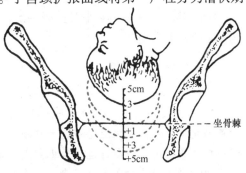

图 7-14 胎头高低的判断

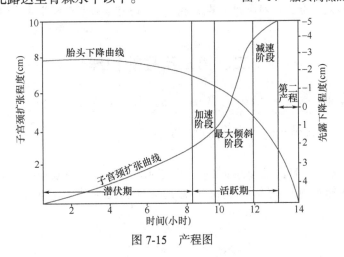

图 7-15 产程图

考点：破膜的
时间及观察
内容

📚 **链接**

活跃期又分为加速期、最大加速期及减速期。加速期指宫口扩张 3～4cm，约需 1 小时 30 分钟。最大加速期指宫口扩张 4～9cm，约需 2 小时。减速期指宫口扩张 9～10cm，约需 30 分钟。

(5) 破膜：胎膜多在宫口近开全时自然破裂，一旦胎膜破裂，立即听胎心，观察羊水性状、颜色和流出量，并记录破膜时间。破膜超过 12 小时尚未分娩应给予抗生素。

(6) 血压：应每隔 2～4 小时测量一次。若发现血压升高，应酌情增加测量次数。

5. 促进舒适

(1) 提供温馨的待产环境：开展家庭式产房，允许丈夫或家人陪伴；护理人员应保持镇静、和蔼的服务态度。

(2) 补充液体和热量：宫缩间歇期，少量多次进食高热量、易消化食物，摄入足够水分，必要时静脉补液，保证体力充沛。

(3) 活动与休息：临产后，若宫缩不强、未破膜，产妇可在病室内活动，促进产程进展。有合并症时，如阴道流血多，有头晕、眼花等自觉症状或初产妇宫口扩张 5cm 以上时，经产妇宫口扩张 3cm 时，左侧卧位待产。

(4) 卫生清洁：保持会阴部的清洁、干燥，大小便后会阴冲洗，预防感染。

(5) 缓解疼痛：宫缩时指导做深呼吸动作或用双手轻揉下腹部。若腰骶部胀痛时，用手拳压迫腰骶部，减轻不适感。也可选用针刺双侧太冲及三阴交穴，以减轻疼痛感觉。

(6) 排尿：每 2～4 小时排尿一次，以免膀胱充盈影响宫缩及胎头下降。排尿困难者，必要时可导尿。

📚 **链接**

LDR 一体化温馨产房

LDR 为三合一产房，即待产、接产、产后康复。产妇生产时，其丈夫或家人陪伴，给予产妇支持。以家庭化温馨舒适的环境，以先进的护理模式和国际标准装备为产妇提供全程跟踪服务，使产妇在舒适快乐中完成分娩。LDR 产房是结合高科技、人性化、回归自然的分娩方式。分娩时导乐师或者护士全程陪伴，同时有科主任医师、新生儿主任医师、高年资助产士等组成的专业医护小组为其服务。产后还有专业营养师指导产妇饮食。

二、第二产程的护理

（一）护理评价

1. 健康史　了解第一产程进展情况和胎儿宫内情况，了解第一产程经过、处理与护理。

2. 身体状况　了解宫缩持续时间、间歇时间、强度，观察产妇使用腹压等情况，了解胎先露下降情况，评估会阴部情况，结合胎儿大小，判断是否需要行会阴切开术。

（1）**宫缩频而强**：宫口开全进入第二产程，宫缩频率及强度进一步增强，持续1分钟或以上，间歇1～2分钟，此时胎膜多已破裂，若未破裂，应立即人工破膜。

（2）**产妇屏气用力**：先露降至骨盆出口压迫骨盆底组织和直肠时，产妇有排便感，不自主地向下屏气，形成腹压，协同宫缩，促进胎儿下降。

（3）**胎儿下降与娩出**：随着产程进展，会阴渐膨隆和变薄，肛门松弛。宫缩时胎头露出阴道口，间歇期胎头又缩回阴道内，称胎头拨露。经过几次胎头拨露，胎头双顶径越过骨盆出口，宫缩间歇时胎头也不再回缩，称胎头着冠（图7-16）。产程继续进展，会阴体肌肤扩张，胎头枕骨达到耻骨弓下，以此为支点，胎头出现仰伸、复位及外旋转后，前肩和后肩相继娩出，随之整个胎体娩出。

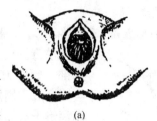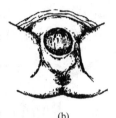

（a）　　　　　　　　　（b）

图 7-16　胎头拨露与胎头着冠
（a）胎头拨露；（b）胎头着冠

3. 辅助检查　胎儿电子监护监测宫缩、胎心率及基线变化。发现异常及时处理。

4. 心理 - 社会状况　第二产程时间短，但宫缩强度更强，产妇大多精疲力尽，恐惧、无助感较第一产程加重，家属也会更加紧张不安。

> **护考链接**
>
> 进入第二产程的标志是
>
> A. 宫口开全　　　　　　B. 胎头拨露　　　　　　C. 胎头着冠
>
> D. 胎膜已破　　　　　　E. 外阴膨隆
>
> **分析**：第二产程（胎儿娩出期）指从子宫口开全到胎儿娩出。进入第二产程的标志是宫口开全。故选 A。

（二）护理问题

1. 急性疼痛　与宫缩和会阴切口相关。

2. 知识缺乏　缺乏正常使用腹压的相关知识。

3. 有母儿受伤的危险　与母体软产道损伤、新生儿产伤有关。

（三）护理目标

（1）产妇能正确使用腹压，积极参与和控制分娩全过程。

（2）产妇能使用放松技巧有效缓解宫缩痛。

（3）产妇会阴无裂伤、新生儿无产伤。

（四）护理措施

1. 心理护理　守候在产妇身旁，支持和帮助产妇，消除紧张和恐惧感。

2. 观察产程　勤听胎心，通常每5～10分钟听一次，有条件者用胎儿监护仪持续监测。若胎心异常，立即吸氧，尽快结束分娩。如宫缩乏力，遵医嘱给予缩宫素静脉滴注，加强子宫收缩。

3. 指导产妇屏气　宫口开全后，指导产妇正确使用腹压。

4. 接生准备

（1）产妇准备：初产妇宫口开全、经产妇宫口开大4cm且宫缩较强应将产妇送至分娩室，做好接生准备工作。

（2）物品准备：打开产包，按需添加物品，如麻醉药品、缩宫素、新生儿吸痰管等，预热辐射台，开放暖箱等。

（3）外阴擦洗消毒准备：产妇仰卧，双腿屈曲分开，暴露外阴，臀下放便盆，进行外阴消毒。用无菌卵圆钳夹持消毒纱球蘸肥皂水擦洗外阴部，顺序为大阴唇—小阴唇—阴阜—大腿内上 1/3—会阴及肛门周围，然后用温开水冲掉肥皂水（图7-17）。用消毒干纱布盖住阴道口，防止冲洗液流入阴道。再用消毒干纱布拭干外阴。最后用碘伏消毒，取下阴道口纱布和臀下便盆，铺无菌巾于臀下，准备接产。

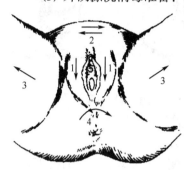

图7-17 外阴部擦洗顺序

（4）接生者的准备：接产者按无菌操作常规洗手、穿手术衣及戴手套后，铺好消毒巾、固定腿套。做好接生各种准备。

5. 接生

（1）评估会阴撕裂的诱因：会阴水肿、会阴过紧缺乏弹力、耻骨弓过低、胎儿过大、胎儿娩出过快等，均易造成会阴撕裂。估计分娩时会阴撕裂不可避免者，或母儿有病理情况急需结束分娩者，应行会阴切开术。

（2）接产要领：保护会阴的同时，协助胎头俯屈，让其以最小径线（枕下前囟径）在宫缩间歇时缓慢地通过阴道口，此为关键。

（3）接生步骤：具体操作方法见实践4和图7-18。若胎头娩出见有脐带绕颈1周且较松时，可用手将脐带顺胎肩推下或从胎头滑下。若脐带绕颈过紧或绕颈2周或以上，可先用两把血管钳将其一段夹住从中剪断脐带，注意勿伤及胎儿颈部（图7-19）。胎儿娩出后，在产妇臀下放一弯盘接血，以测量出血量，并记录胎儿娩出时间。

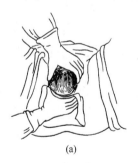 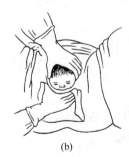 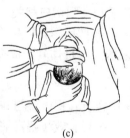 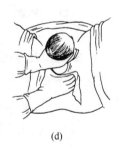

| (a) | (b) | (c) | (d) |

图7-18 接产步骤

(a) 保护会阴，协助胎头俯屈；(b) 协助胎头仰伸；(c) 协助前肩娩出；(d) 协助后肩娩出

 链接

屏气用力方法

让产妇双腿屈曲，双足蹬在产床上，两手握住产床上的把手，宫缩时先行深吸气屏住，然后向下屏气用力，以增加腹压。于宫缩间歇时，产妇全身肌肉放松、安静休息。

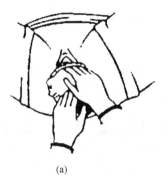
(a)

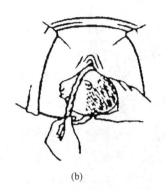
(b)

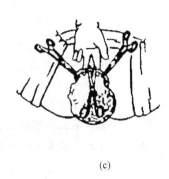
(c)

图 7-19　脐带绕颈的处理

(a) 将脐带顺肩部推上；(b) 把脐带从头上退下；(c) 两把血管钳夹脐带从中间剪断

三、第三产程产妇的护理

第三产程是胎盘娩出期，正确处理新生儿，仔细检查胎盘、胎膜是否完整，积极预防产后出血。

（一）护理评价

1. 健康史　了解第一、第二产程的经过及产妇、新生儿的情况。

2. 身体状况

（1）产妇情况：胎盘娩出前，注意观察阴道出血颜色和出血量，有无胎盘剥离征象，胎盘娩出后检查胎盘、胎膜是否完整，有无胎盘、胎膜残留，检查软产道有无损伤，产后观察 2 小时，注意产妇生命体征、宫缩情况、阴道出血情况等。胎儿娩出后，宫底降至脐平，宫缩暂停数分钟后重又出现。宫腔容积明显缩小，胎盘不能相应缩小，胎盘与子宫壁发生错位而剥离，全部剥离后排出。

（2）胎盘剥离征象：①宫体变硬呈球形，宫底上升达脐上。②剥离的胎盘降至子宫下段，阴道口外露的一段脐带自行延长。③阴道少量流血。④用手掌尺侧在产妇耻骨联合上方轻压子宫下段时，宫体上升而外露的脐带不再回缩（图 7-20）。

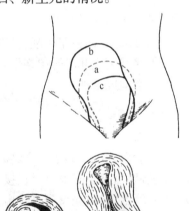

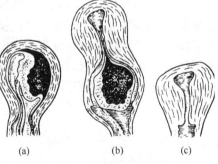

考点：胎盘的剥离征象

图 7-20　胎盘剥离时子宫的形状

(a) 胎盘剥离开始；(b) 胎盘降至子宫下段；(c) 胎盘娩出后

（3）胎盘剥离及排出方式有两种：①胎儿面先娩出：胎盘从中央开始剥离，而后向周围剥离，其特点是胎盘先排出，后有少量阴道流血，这种娩出方式多见。②母体面先娩出：胎盘从边缘开始剥离，血液沿剥离面流出，其特点是先有较多量阴道流血，后胎盘娩出，这种娩出方式少见。

3. 辅助检查　根据产妇及新生儿情况选择。

4. 心理－社会状况　胎儿娩出后，产妇感到轻松，心情激动而愉悦。注意评估产妇情绪状态，观察产妇对新生儿的第一反应，能否接受新生儿的性别及外形等，有无进入母亲角色。

（二）护理问题

1. 组织灌注量不足的危险　与产后出血有关。

2. 潜在并发症　与产后出血、尿潴留有关。

3. 亲子依恋关系改变危险　与产后疲惫、会阴伤口疼痛、新生儿性别不满意有关。

（三）护理目标

（1）产后24小时出血量不超过500ml。

（2）产妇接受新生儿，开始亲子互动。

（3）产妇舒适度增加。

（四）护理措施

1. 产妇护理

（1）协助胎盘娩出：胎盘完全剥离后，宫缩时助产者以左手握住宫底并按压，右手轻拉脐带，胎盘娩出至阴道口时，接生者用双手捧住胎盘，向一个方向旋转并缓慢向外牵拉，协助胎盘、胎膜完整剥离排出（图7-21）。切忌在胎盘尚未完全剥离时用手按揉、下压宫底或牵拉脐带，以免引起胎盘部分剥离而出血或脐带断裂，甚至造成子宫内翻。胎盘、胎膜排出后，按摩子宫促其收缩以减少出血。

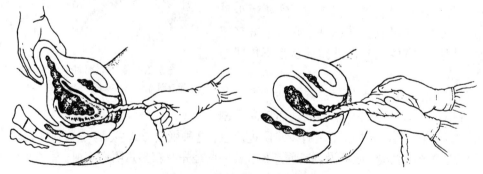

图 7-21　协助胎盘、胎膜娩出

（2）检查胎盘胎膜：将胎盘铺平，检查胎盘母体面胎盘小叶有无缺损。提起胎盘，检查胎膜是否完整（图 7-22、图 7-23），再检查胎盘胎儿面边缘有无血管断裂，及时发现副胎盘。若有副胎盘、部分胎盘残留或大部分胎膜残留时，重新消毒外阴，更换手套，检查宫腔，取出残留组织。

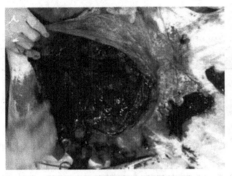
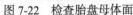

图 7-22　检查胎盘母体面

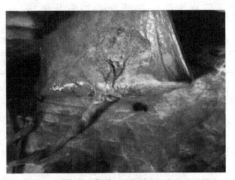

图 7-23　检查胎盘胎儿面

（3）检查软产道：胎盘娩出后，仔细检查会阴、小阴唇内侧、尿道口周围、阴道及子宫颈有无裂伤。

（4）预防产后出血：正常分娩出血量多数不超过 300ml。对易发生产后出血的产妇，在胎儿前肩娩出时静脉注射缩宫素 10 ～ 20U，也可常规肌内注射缩宫素 10 ～ 20U，以减少出血。

（5）产后观察：产后出血多发生在产后 2 小时。要注意生命体征、子宫收缩、宫底高度、膀胱充盈与否、阴道出血量、会阴及阴道有无血肿等。如子宫收缩不良，阴道出血多，应按摩子宫、注射缩宫素以加强子宫收缩，从而减少出血。产房观察 2 小时后，如无异常，送产妇和新生儿到母婴同室病房休息。

考点： *产后 2 小时重点观察内容*

护考链接

关于第三产程的处理错误的是

A. 胎儿娩出后应立即挤压子宫，促使胎盘娩出

B. 胎盘娩出后详细检查胎盘、胎膜是否完整

C. 检查阴道、会阴有无裂伤

D. 第三产程结束后，产妇在产房观察 2 小时

E. 产后 2 小时情况良好，护送到病房

分析： 第三产程是指胎盘娩出期，处理者应该根据胎盘剥离的临床征象，判断胎盘的剥离情况，待胎盘剥离后再协助其完整娩出并认真检查其完整性。故选 A。

（6）协助哺乳：母儿状况正常，鼓励产妇及早与新生儿互动，如新生儿抚触等，并协助在 30 分钟内进行吸吮。

2. 新生儿护理

（1）清理呼吸道：断脐后，用吸痰管或导尿管轻轻吸除新生儿咽部及鼻腔黏液和羊水，以免发生新生儿窒息及吸入性肺炎。当呼吸道黏液和羊水已吸净而仍未啼哭时，可用手轻拍新生儿足底刺激啼哭。

（2）阿普加评分：新生儿阿普加评分法用以判断有无新生儿窒息及窒息严重程度（表7-1），满分为10分，8～10分属于正常新生儿；4～7分属于轻度窒息；0～3分属于重度窒息；窒息儿需采取相应紧急抢救措施。缺氧较严重的新生儿，应在出生5分钟后再次评分，帮助判断新生儿预后。

表 7-1　新生儿 Apgar 评分法

体征	0分	1分	2分
每分钟心率	0	＜100次	≥100次
呼吸	0	浅慢、不规则	佳
肌张力	松弛	四肢稍屈曲	四肢屈曲活动好
喉反射	无反射	有些动作	咳嗽、恶心
皮肤颜色	全身苍白	躯干红，四肢青紫	全身红润

护考链接

一男性新生儿经产钳助产娩出。出生后心率95次/分，呼吸浅慢，皮肤青紫，四肢稍屈，喉反射消失。Apgar 评分为

A. 4分　　　　　　B. 5分　　　　　　C. 6分

D. 7分　　　　　　E. 8分

分析：Apgar 评分在孩子出生后，根据皮肤颜色、心搏速率、呼吸、肌张力及运动、反射五项体征进行评分。根据患儿表现，应为4分。故选A。

（3）脐带处理：用两把止血钳在距脐根部10cm和15cm处夹住脐带，在两钳之间剪断，用75%乙醇消毒脐带根部周围，在距脐根部0.5cm处用粗丝线结扎第一道，再在结扎线外0.5cm处结扎第二道。必须扎紧以防止脐出血，避免用力过猛造成脐带断裂。在第二道结扎线外0.5cm处剪断脐带，挤出残端血液，用20%高锰酸钾液或2.5%碘酊和75%乙醇消毒脐带断面，药液切不可接触新生儿皮肤，以免发生皮肤灼伤。无菌纱布包盖好，再用脐带布包扎。目前还有气门芯、脐带夹、血管钳等结扎脐带法（图7-24）。

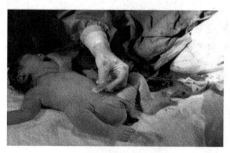

图 7-24　结扎脐带

（4）处理新生儿：①保暖，新生儿娩出后，应用无菌巾擦干全身的羊水与血迹，在保暖处理台上进行所有常规处理，并尽快包裹保温。②眼部护理，眼药水滴眼，预防新生儿结膜炎。③身体评估，测身长、体重及头径，检查头部有无产瘤、囟门大小及紧张度，检查心肺等器官有无异常，注意有无损伤、畸形。④标记，擦净新生儿足底胎脂，打新生儿足印及母亲拇指印于新生儿病历上，经详细体格检查后，系以标明新生儿性别、体重、出生时间、母亲姓名和床号的右手腕带。

3. 健康指导

（1）指导产妇按摩子宫，增进子宫收缩，减少阴道流血。产后2小时解小便，以防

产后尿潴留。

（2）新生儿娩出半小时内即指导新生儿早接触、早吸吮，并宣传母乳喂养及母婴同室的好处。

（3）分娩后出汗量多，应勤擦身，勤换内衣，注意温度适宜，预防感冒。

案例 7-4 分析

依据该孕妇规律宫缩的时间及节律性、宫口扩张的情况，已进入第一产程活跃期。护理措施为卧床休息，告知产妇产程进展顺利，增强产妇对分娩的信心，一旦破膜或有排便感立即报告医护人员。每隔 15～30 分钟听胎心一次。每 1～2 小时阴道检查一次。

第 5 节 分娩新技术

随着国外产时服务观念及模式的变化，国内近几年来也在致力于这种转变。随着医学模式的进步，科学技术的发展，分娩新技术的应用直接影响着母儿安全及产时保健的质量。

一、导乐分娩

（一）概述

导乐源于 Doula，是一个希腊词，指一个有经验的妇女帮助另一个妇女。

由对分娩训练有素且有生育经验的妇女，在产前、产程中和产后给产妇以持续的生理、心理及感情上的支持，陪伴整个分娩过程。这不仅是产时服务的一项适宜技术，也是一种以产妇为中心的服务模式，有利于提高产时服务质量，保护、促进和支持自然分娩，保证母婴更安全、更健康，值得推广应用。

（二）欧美国家导乐

在欧美国家，"导乐"并不一定是医疗专业人士，任何有爱心、有过生产经验的妇女，经过培训考核，都可以成为"导乐"。在很多情况下，这样的"导乐"也是义务的，不索取报酬。

（1）"导乐"一般在孕晚期介入，开始熟悉孕妇及其家庭，为他们提供必要的心理、生理上的支持。如帮助他们解释一些孕产期遇到的困惑，准备孕妇及新生儿所需物品，讲解分娩经验，介绍缓解产后不适的方法等。

（2）当孕妇临产时，"导乐"会一直陪伴在孕妇的身边，给她加油打气，协助产妇及其家属与医护人员进行沟通，帮助产妇缓解生产疼痛等。

（3）在孕妇产后，"导乐"继续给予支持，帮助他们平稳度过产后恢复期。

欧美国家的"导乐"对孕妇所提供的帮助有几大重点：一是重在对孕产妇心理上的支持；二是重在对孕妇孕产期全程的支持；三是重在对孕妇所在家庭的支持。近十余年来，国外对"导乐"的临床意义做了不少的研究和分析，结果表明，"导乐"带来的好处非常多，如缩短产程，减少分娩疼痛，降低产钳的使用频率，降低剖宫产率，减少产后抑郁症的发生等。

（三）国内导乐

20 世纪 90 年代，世界卫生组织专家、上海第一妇婴保健院王德芬教授最先将"导乐"的名称和理念引入中国。

与国外"导乐"相比，国内"导乐"由于缺乏与孕妇在产前几个月中建立起的友谊和信任，"导乐"的效果也可能因此稍有不足。目前国内"导乐"主要由医院在职助产士担任，重点在临产开始至产后 2 小时提供"一对一"的分娩指导与帮助。

产妇临产后导乐师使用导乐技术减轻疼痛，例如芳香按摩、拉玛泽呼吸、自由体位、分娩球的使用、冷敷热敷、黄豆袋的使用、音乐与冥想、水疗、穴位按压等导乐技术，可有效地减轻疼痛，缩短产程，减少催产素的使用，提高母乳喂养成功率。该模块主要为孕产妇提供导乐陪伴分娩服务，孕产妇可自由选择喜欢的导乐师陪伴自己分娩，让分娩成为愉快的记忆。

（四）常用导乐设施

常用导乐设施有导乐球、导乐球架、分娩凳、导乐车、导乐枕等。

1. 导乐球（图 7-25） 是孕产妇最经济、使用时间最长的设备。根据坐、靠、趴等不同体位有效锻炼会阴、肩部、腿部等的肌肉和韧带的弹性。

使用时：双腿分开，产妇的髋关节与膝关节成 90°，膝盖位于脚踝的正前方。慢慢旋转髋关节，前后左右摆动。

2. 导乐球架（图 7-26） 即固定导乐球的架子。孕产妇未掌握使用导乐球使用技巧时，先用球架固定。

3. 分娩凳（图 7-27） 绝大多数用于自由体位，尤其是第二产程。产妇稍微向前倾斜，防止给骨盆带来太大的压力，确保产妇全身放松。臀部向分娩凳的前方倾斜有利于胎儿的娩出。

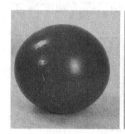
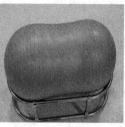
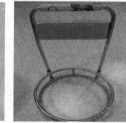
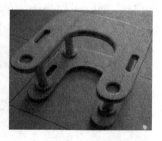

图 7-25　导乐球　　　　　　图 7-26　导乐球架　　　　图 7-27　分娩凳

4. 导乐车（图 7-28） 指带输液架的四轮推车，配合导乐枕使用。导乐师扶产妇推导乐车行走，宫缩强烈时暂停，产妇头部和上半身趴于导乐枕上，导乐师给予腰骶部按摩，宫缩间歇期继续行走，站立姿势向下，可促进宫口扩张、利于胎头下降，促进产程进展。

5. 导乐枕（图 7-29） 妊娠期产妇侧卧位时置于两腿之间以减轻两腿间的压力，促进血液循环。分娩时，导乐枕垫于腰、臀等部位，给予舒适的支撑。亦可与导乐车配合使用。

二、无保护分娩

无保护分娩是在孕妇会阴条件弹性好，积极配合前提下，助产士不对会阴进行人工保护干预，或必要时托起会阴后联合，按照分娩的自然过程单手控制胎头娩出速度，帮助产妇在宫缩间歇期缓缓娩出胎儿。

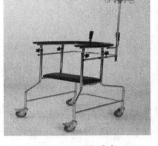
图 7-28　导乐车

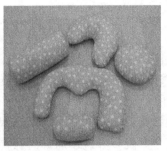
图 7-29　导乐枕

（一）无保护分娩优点

1996 年，世界卫生组织提出"分娩母爱行动"计划，建议会阴侧切率应在 20% 左右，做好能达到 5%，不恰当的会阴侧切可增加Ⅲ～Ⅳ度裂伤的风险。

（1）减少会阴撕裂伤甚至会阴无裂伤，还有效降低了会阴侧切率。

（2）无保护分娩无创伤或Ⅰ度裂伤，多数裂伤表浅，出血少，伤口张力小，愈合快，无疼痛。

（3）无保护分娩胎头充分俯屈，接产时间明显缩短，减少接产时腰椎、肌肉慢性损伤的职业病。

（二）对助产士要求

无保护分娩不仅需要助产士具有丰富熟练的接产经验，准确把握产程变化，还需要具有良好的沟通能力，正确指导产妇选择合适的生产方式。

（三）无保护会阴要点

（1）控制胎头娩出速度是关键（图 7-30）。

（2）加强控制胎头娩出的力量（图 7-31）。

（3）左手掌控胎头娩出速度（图 7-32）。

（4）哈气暂时休息使肌肉伸展性缓冲（图 7-33）。

（5）缓慢娩出胎头（图 7-34）。

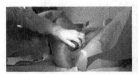
图 7-30　控制胎头娩出速度

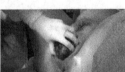
图 7-31　加强控制胎头娩出力量

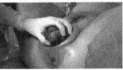
图 7-32　左手掌控胎头娩出速度

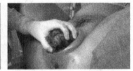
图 7-33　哈气使肌肉放松

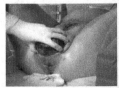
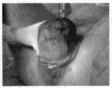
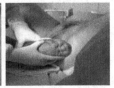
图 7-34　缓慢娩出胎头

三、分娩镇痛

分娩疼痛在医学上疼痛指数位居第二。分娩时的剧烈疼痛会导致产妇紧张焦虑、过度通气、氧耗量增加，可引起胎儿宫内缺氧，对产妇及胎儿产生不良影响。"分娩镇痛"指使用各种方法使分娩时疼痛减轻或消失。

理想的分娩镇痛：对母儿安全；对产程无影响；起效快，作用可靠，方法简便；产妇清醒，能配合分娩。分娩镇痛分为药物性镇痛和非药物性镇痛两种，目前世界卫生组织（WHO）及美国促进产时服务的医学组织（CIMS）提倡非药物性镇痛。

（一）非药物性镇痛

1. 拉玛泽分娩呼吸法 利用呼吸转移注意力以减轻分娩痛苦。

第一步：胸部呼吸法。分娩开始时，宫口扩张 3cm 左右，采用缓慢的胸式呼吸法。随着子宫收缩，开始使用鼻子深吸气、吐气，直到镇痛停止才恢复正常呼吸，产妇可通过这种呼吸方法准确地提供有关宫缩的信息。

第二步：嘻嘻清浅呼吸法。（嘻为浅呼吸，停留在喉部）产妇完全用嘴保持清浅呼吸，使吸入与呼出气量相等。子宫颈扩张至 3～7cm、子宫开始收缩时，采取胸式呼吸；子宫收缩强烈时，采用浅呼吸；收缩减弱时又恢复深呼吸。

第三步：喘息呼吸法。当宫口开至 7～10cm 时，产妇深吸气，快速做 4～6 次短呼气，此时根据宫缩调节呼吸速度。

第四步：哈气运动。先深吸一口气，接着短而有力地哈气，即浅吐1、2、3、4后大大吐出所有气体。第二产程末，产妇不要用力，避免会阴撕裂，可以用哈气呼吸法。

第五步：用力推。长长吸一口气，憋气后马上用力。宫口开全即将看到婴儿头部时，用力将婴儿娩出。

📚 链接

拉玛泽呼吸法的要点

宫缩初期：先规律地用 4 个"吸"、1 个"呼"的呼吸方式。

宫缩逐渐达高峰时：以约 1 秒 1 个"呼"达呼吸方式。

宫缩逐渐减弱时：恢复 4 个"吸"、1 个"呼"的呼吸方式。

宫缩结束时：做一次胸式呼吸，鼻子吸气，然后由口呼气。

2. 水中待产及分娩 为减少产妇分娩时的疼痛，产妇在浴缸、放松池或者按摩缸的温水池，宫口开全时产妇再回到产床上完成分娩，为水中待产。分娩过程中完全浸没在水中，新生儿娩出时也完全浸没在水中，称为水中分娩。在充满温水的分娩池中分娩，水的浮力可以减轻分娩的痛楚，有助于身体发挥自然节律，便于休息、翻身，水波轻轻撞击产妇的身体，可使子宫肌敏感性增加，用力更自然，产程缩短，分娩更顺利。产妇消耗体力小，恢复快，阴道出血量少，会阴损伤机会小。对于新生儿来说，水中分娩是一种温和的出生方式，水是使新生儿平静、放松的介质。

3. 导乐陪伴分娩 见本节"一、导乐分娩"部分。

此外非药物镇痛还包括按摩镇痛法、体位与运动镇痛法、音乐镇痛法、针灸法、电磁刺激等。

（二）药物分娩镇痛

1. 分娩镇痛的时机 无分娩镇痛禁忌证的产妇，规律宫缩开始，疼痛评分 VAS ＞ 3 时即可开始药物性分娩镇痛。为防止产程延长，一般认为宫口开大 3cm 时实施镇痛比较合适。

2. 分娩镇痛药物及方法的选择 分娩镇痛药物包括麻醉性镇痛药芬太尼、舒芬太尼和瑞芬太尼；局麻药利多卡因、布比卡因；吸入性麻醉药氧化亚氮等。分娩镇痛方法包括：①连续硬膜外麻醉；②产妇自控硬膜外麻醉；③腰麻 - 硬膜外联合阻滞；④微导管连续腰麻镇痛；⑤氧化亚氮吸入镇痛。目前临床上首选将小剂量麻醉性镇痛药和低浓度局麻药联合用于腰麻或硬膜外镇痛。

3. 分娩镇痛的适应证 无剖宫产指征；无硬膜外麻醉禁忌；产妇自愿。

4. 分娩镇痛禁忌证 ①产妇拒绝；②凝血功能障碍；③感染未控制；④产妇难治性低血压；⑤产程异常；⑥对麻醉药物过敏；⑦已使用过镇静剂；⑧严重基础疾病。

小结

分娩是指妊娠满 28 周及以后胎儿及其附属物由母体娩出的过程。决定分娩的因素有产力、产道、胎儿和精神心理因素，以上四个因素均正常并能相互协调适应，胎儿可经阴道顺利娩出，称正常分娩。产力包括子宫收缩力、腹肌及膈肌收缩力肛提肌收缩力。子宫收缩力是分娩的主要力量，简称宫缩。其具有节律性、对称性、极性、缩复作用。肛提肌收缩力可协助胎先露完成内旋转、胎头仰伸和胎盘娩出。双顶径临床通过超声测定来判断胎儿大小，枕下前囟径是胎儿通过产道的最小径线。矢状缝和囟门是确定胎位的重要标志。分娩机制是指胎儿先露部随着骨盆各平面的不同形态，被动地进行一系列适应性转动，以其最小径线通过产道的全过程。见红是分娩最可靠的征兆。临产开始的标志为规律且逐渐增强的子宫收缩，伴进行性子宫颈管消失、宫口扩张和胎先露下降。产程分三个产程：第一产程（子宫颈扩张期）、第二产程（胎儿娩出期）、第三产程（胎盘娩出期）。胎膜多在宫口近开全时自然破裂。初产妇宫口开全、经产妇宫口开大 4cm 且宫缩较强时，将产妇送分娩室，准备接生。产后 2 小时要注意子宫收缩、子宫底高度、膀胱充盈否、阴道出血量、会阴及阴道有无血肿等，并注意测血压、脉搏等。

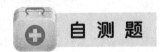

自 测 题

选择题

A_1 型题

1. 新生儿 Apgar 评分的依据是（ ）

  A. 喉反射、心率、呼吸、肌张力、皮肤颜色

  B. 呼吸、哭声、喉反射、羊水性状、心率

  C. 心率、哭声、喉反射、体重、肌张力

  D. 心率、呼吸、体重、哭声、皮肤颜色

  E. 心率、呼吸、体重、哭声、羊水性状

2. 临床上最多见的胎先露是（ ）

  A. 臀先露   B. 头先露

  C. 枕左前位   D. 枕右前位

  E. 枕横位

3. 胎儿娩出后应首先（ ）

  A. 断脐

  B. 清理呼吸道

  C. 吸氧

  D. 刺激新生儿使其啼哭

  E. 查体

4. 第二产程何时开始保护会阴（　　）

　　A. 宫口开全

　　B. 胎头着冠

　　C. 胎头仰伸

　　D. 胎头拨露使会阴紧张时

　　E. 胎盘娩出

5. 正常分娩时最主要的产力是（　　）

　　A. 子宫收缩力　　　　B. 肛提肌收缩力

　　C. 腹肌收缩力　　　　D. 膈肌收缩力

　　E. 骨骼肌收缩力

6. 临产后阴道检查了解胎头下降程度以哪项为标志（　　）

　　A. 骶岬　　　　　　　B. 骶骨

　　C. 坐骨结节　　　　　D. 坐骨棘

　　E. 坐骨切迹

7. 先兆临产症状有

　　A. 不规律宫缩、见红、破膜

　　B. 假临产、先露下降、破膜

　　C. 假临产、胎儿下降感、见红

　　D. 规律宫缩、胎儿下降感、见红

　　E. 假临产、见红、宫口容指

8. 影响分娩的因素是（　　）

　　A. 子宫收缩力、骨盆、胎位及精神心理因素

　　B. 子宫收缩力、骨盆、胎位及胎儿大小

　　C. 子宫收缩力、骨盆、胎儿及产程进展情况

　　D. 产力、产道、胎儿及精神心理因素

　　E. 产力、产道、胎儿及产程进展情况

9. 确定胎位的重要标志是囟门和（　　）

　　A. 冠状缝　　　　　　B. 颞缝

　　C. 人字缝　　　　　　D. 额缝

　　E. 矢状缝

10. 确定进入第二产程最重要的表现是（　　）

　　A. 胎膜已破　　　　　B. 宫缩频而强

　　C. 肛门稍松弛　　　　D. 产妇屏气用力

　　E. 宫口开全

11. 关于正常分娩第二产程的处理不妥的是（　　）

　　A. 勤听胎心

　　B. 指导产妇正确使用腹压

　　C. 经产妇宫口开大 4～5cm 时立即刷手

　　D. 适时保护会阴

　　E. 协助胎头内旋转

12. 分娩比较可靠征兆是（　　）

　　A. 规律宫缩　　　　　B. 不规律宫缩

　　C. 见红　　　　　　　D. 宫口开大

　　E. 阴道分泌物增加

A₂ 型题

13. 某足月顺产新生儿，出生后心率 105 次/分，呼吸规则，四肢稍屈曲，有轻微喉反射，躯干皮肤红润，四肢青紫，Apgar 评分应为（　　）

　　A. 5 分　　　　　　　B. 8 分

　　C. 9 分　　　　　　　D. 6 分

　　E. 7 分

14. 初产妇，27 岁，孕 39 周。现出现规律宫缩，约 5 分钟一次，每次持续 30 秒，正常情况下至宫口开全需（　　）

　　A. 7～8 小时　　　　　B. 9～10 小时

　　C. 11～12 小时　　　　D. 14～16 小时

　　E. 18～24 小时

15. 初产妇，孕 40 周。17 小时前出现规律宫缩，现宫口开大 2cm。此情况属于（　　）

　　A. 产程正常　　　　　B. 潜伏期延长

　　C. 第二产程延长　　　D. 活跃期延长

　　E. 产程停滞

16. 初产妇，23 岁，孕 38 周，规律宫缩 11 小时。肛查：宫口开大 8cm，诊断为（　　）

　　A. 正常活跃期　　　　B. 潜伏期延长

　　C. 活跃期延长　　　　D. 第一产程延长

　　E. 正常第二产程

17. 初产妇，足月临产入院。检查：宫口已开大 6cm，枕右前位，胎心正常，其他无异。以下护理措施中错误的是（　　）

　　A. 卧床休息

　　B. 鼓励进食

　　C. 外阴清洁、备皮

　　D. 不能自解小便时给予导尿

　　E. 给予温肥皂水灌肠

（韩小燕）

8

第八章　正常产褥期妇女的护理

按照中国人的习惯，生完孩子是很重要的调养身体的时候，应该好好"坐月子"。但各地的"坐月子"习俗很多，各有特色，有的地方还有许多禁忌，到底应该如何科学地"坐月子"，帮助产妇及新生儿安全度过产后最初的一段时间呢？

第 1 节　产褥期妇女的身心变化

从胎盘娩出至产妇全身各器官（除乳腺外）恢复或接近正常未孕状态所需的一段时期，称产褥期，一般需要 6 周时间。

考点： 产褥期的概念及时间

一、产褥期妇女的生理变化

（一）生殖系统的变化

产褥期妇女变化最大的器官是子宫。

1. 子宫　胎盘娩出后的子宫逐渐恢复至未孕状态的过程，称子宫复旧，主要表现为子宫体肌纤维缩复和子宫内膜再生。

（1）子宫体肌纤维缩复：子宫复旧不是肌细胞数目减少，而是肌细胞体积缩小。产后 1 周子宫缩小至约妊娠 12 周大小，在耻骨联合上方可扪及。产后 10 日子宫降至骨盆腔内，腹部检查不能扪及宫底；直至产后 6 周，子宫恢复到正常非孕期大小。

（2）子宫内膜再生：胎盘娩出后，子宫收缩使胎盘附着面缩小，子宫蜕膜变性、坏

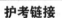

护考链接

产后宫底下降至骨盆腔内为
A. 产后第 3 天
B. 产后第 6 天
C. 产后第 10 天
D. 产后第 15 天
E. 产后 3 周
分析： 胎盘娩出 24 小时后子宫每日下降 1～2cm，约第 10 日子宫底降入骨盆腔内。故选 C。

考点： 产后子宫下降的规律

死、脱落，随恶露自阴道排出。子宫内膜基底层逐渐再生新的功能层。产后 3 周，除胎盘附着部位外，宫腔表面均由新生内膜修复；胎盘附着部位全部修复需至产后 6 周。

（3）子宫颈：胎盘娩出后的子宫颈松软、壁薄皱起，子宫颈外口呈环状，如袖口。产后 1 周，子宫颈内口关闭，子宫颈管形成；产后 4 周时子宫颈完全恢复至正常形态。因子宫颈外口分娩时发生轻度裂伤，使初产妇的子宫颈外口由产前圆形（未产型），变为产后"一"字形横裂（经产型）（图 8-1）。

2. 阴道　分娩后，阴道壁松弛、肌张力低，阴道腔扩大，阴道黏膜皱襞因过度伸展而减少甚至消失。产后 3 周，阴道黏膜皱襞重新出现，但阴道于产褥期结束时尚不

考点： 产后子宫内膜修复时间及子宫颈内口关闭时间

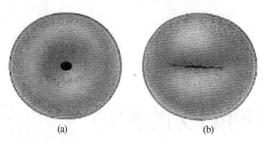

图 8-1　子宫颈外口

(a) 未产型；(b) 经产型

能完全恢复至未孕时的紧张度。

3.外阴　产后外阴轻度水肿，于产后 2～3 日内自行消退。会阴部若有轻度撕裂或会阴切口缝合，均能在 3～5 日内愈合。处女膜在分娩时撕裂形成残缺痕迹，称处女膜痕。

4.盆底组织　盆底肌纤维及其筋膜，因分娩过度扩张使弹性减弱，且常伴有肌纤维部分断裂。产褥期若能坚持做产后康复操，盆底肌有可能恢复至接近未孕状态，否则极少能恢复原状。若盆底肌纤维及其筋膜发生严重断裂，加上产褥期过早参加重体力劳动，可导致阴道壁膨出甚至子宫脱垂。

（二）乳房的变化

乳房的主要变化是泌乳。产后，产妇体内胎盘生乳素、雌激素、孕激素水平急剧下降，解除对垂体催乳激素的抑制作用，乳汁开始分泌。尽管垂体催乳激素是泌乳的基础，但以后乳汁分泌很大程度上依赖哺乳时的吸吮刺激。新生儿在出生后半小时内吸吮乳头，可使垂体催乳激素呈脉冲式释放，促进乳汁分泌。此外，乳汁分泌还与产妇营养、睡眠、情绪和健康状况密切相关。初乳是指产后 7 日内分泌的乳汁，呈淡黄色，质稠量少。初乳中含蛋白质和矿物质较多，脂肪和乳糖含量较少，极易消化，是新生儿早期理想的天然食物。产后 7～14 日分泌的乳汁为过渡乳。产后 14 日以后分泌的乳汁为成熟乳，呈白色。初乳及成熟乳均含有大量免疫抗体，故母乳喂养的新生儿患肠道感染者甚少。由于多数药物可经母血渗入乳汁中，故产妇于哺乳期用药时，应考虑药物对新生儿有无不良影响。

（三）血液及循环系统的变化

妊娠期血容量增加，产后 2～3 周恢复至未孕状态。但在产后最初 3 日内，由于子宫缩复，大量血液从子宫涌入体循环，加之妊娠期过多组织间液回吸收，使血容量增加 15%～25%，产妇心脏负担加重。产褥早期血液仍处于高凝状态，有利于胎盘剥离面形成血栓，减少产后出血。白细胞总数于产褥早期仍较高，可达 $(15～30)×10^9/L$，多在产后 1～2 周恢复。红细胞沉降率于产后 3～4 周降至正常。

（四）消化系统的变化

产后 1～2 日内产妇常感口渴，喜进流食或半流食，但食欲不佳，以后逐渐好转。产褥期间卧床时间长，缺少运动，腹肌及盆底肌松弛，加之肠蠕动减弱，容易便秘。

（五）泌尿系统的变化

产妇体内在妊娠期潴留的大量水分主要经肾排出，故产后早期尿量增多。妊娠期发生的肾盂及输尿管扩张，约需 4 周恢复正常。在分娩过程中，膀胱受压致使黏膜充血、水肿、肌张力降低，以及会阴伤口疼痛、不习惯卧床排尿等原因，导致产妇容易发生尿潴留。

（六）内分泌系统的变化

产后，雌激素及孕激素水平急剧下降，至产后 1 周时已降至未孕时水平。胎盘生乳素于产后 6 小时已不能测出。垂体催乳激素的分泌受是否哺乳影响，哺乳者产后数日降低，但仍高于未孕水平；不哺乳者则在产后 2 周降至未孕水平。卵巢功能的恢复，不哺乳者一般 6 ～ 10 周月经复潮。哺乳期产妇月经复潮延迟，在产后 4 ～ 6 个月恢复排卵。

考点： 产后月经复潮及恢复排卵时间

（七）腹壁的变化

妊娠期出现的下腹正中线色素沉着，在产褥期逐渐消退。初产妇腹壁紫红色妊娠纹变成银白色妊娠纹。腹壁皮肤受妊娠子宫增大的影响，部分弹力纤维断裂，腹直肌呈不同程度分离，于产后腹壁明显松弛，腹壁紧张度需在产后 6 ～ 8 周恢复。

二、产褥期妇女的心理变化

产妇在产褥期不但生理上发生很大变化，心理也有较大的转变，产妇的心理状态对其在产褥期的恢复及哺乳都有重要影响。一般来说，产褥期产妇的心理处于脆弱和不稳定状态，产后心理与产妇的性格、妊娠期的心理状态、分娩过程、对婴儿的抚养能力、个人及家庭的经济情况等均有关。

产褥期的心理一般需要经历三个周期。

1. 依赖期　产后 1 ～ 3 天。在这一时期产妇的很多需要要通过别人的帮助来满足，如对孩子的关心、喂奶、沐浴等。

2. 依赖 - 独立期　产后 3 ～ 14 天。这一时期产妇表现出较为独立的行为，改变依赖期中接受特别的照顾和关心的状态，学习和练习自己护理孩子，这一时期产妇容易产生心理异常。

3. 独立期　产后 2 周～ 1 个月。新家庭形成并运作，开始恢复分娩前的家庭生活，产妇及家人各自承担自己的责任。

第 2 节　产褥期妇女的护理

 案例 8-1

产妇李红，25 岁，教师，产后 3 天。主诉：乳房胀痛。护理体检：面色红润，精神佳。T 37.8℃，P 72 次 / 分，R 15 次 / 分，BP 100/75mmHg；腋下淋巴结肿大，乳房有硬结。产科检查：宫底脐下 3 横指，质硬，阴道出血量少，色红，无臭味。辅助检查：血常规白细胞计数 12×10^9/L。

问题：

1. 李红出现了什么情况？正常吗？

2. 如果你是责任护士，你该如何处理？

一、概　　述

（一）体温、脉搏、呼吸、血压

产后的体温多数在正常范围内。若产程延长致过度疲劳时，体温可在产后 24 小时内略升高，一般不超过 38℃。产后 3 ～ 4 日因乳房血管、淋巴管极度充盈，体温可达 37.8 ～ 39℃，称为泌乳热，一般仅持续数小时。产后的脉搏略缓慢，每分钟为 60 ～ 70 次 / 分，与子宫胎盘循环停止及卧床休息等因素有关，约于产后 1 周恢复正常。

产后腹压降低，膈肌下降，由妊娠期的胸式呼吸变为胸腹式呼吸，使呼吸深慢，每分钟 14 ～ 16 次 / 分。产褥期血压平稳，变化不大。妊娠期高血压疾病产妇的血压于产后降低明显。产后出血者应定时测量血压。

（二）子宫复旧

胎盘娩出后，子宫圆而硬，宫底在脐下 1 横指。产后 24 小时内因子宫颈外口升至坐骨棘水平，致使宫底稍上升平脐，以后每日下降 1 ～ 2cm，产后 10 日子宫底降入骨盆腔内，在耻骨联合上方扪不到宫底。

（三）产后宫缩痛

产后 1 ～ 2 天，因子宫阵发性剧烈收缩而引起下腹部疼痛，称产后宫缩痛，多见于经产妇。哺乳时反射性缩宫素分泌增多使疼痛加重。持续 2 ～ 3 天可自行缓解。

（四）褥汗

产褥早期，皮肤排泄功能旺盛，排出大量汗液，以夜间睡眠和初醒时更明显，此为生理反应。多在产后 1 周内自行好转，应注意预防感冒。

（五）恶露

产后随子宫蜕膜（特别是胎盘附着处蜕膜）的脱落，含有血液、坏死蜕膜等组织经阴道排出，称恶露（表 8-1）。正常恶露有血腥味，但无臭味，持续 4 ～ 6 周，总量为 250 ～ 500ml，个体差异较大。若子宫复旧不全或宫腔内残留胎盘、多量胎膜或合并感染时，恶露量可增多，持续时间延长并有臭味。

表 8-1　恶露的分类

分类	颜色	内容物	持续时间
血性恶露	鲜红	大量红细胞、胎膜及坏死蜕膜组织等	3 ～ 4 日
浆液性恶露	淡红	少量红细胞、较多坏死蜕膜组织、子宫颈黏液及细菌等	约 10 日
白色恶露	白色	含大量白细胞、坏死蜕膜组织、表皮细胞及细菌等	约 3 周

考点：恶露的变化规律

二、护 理 评 估

1. 健康史　了解产妇分娩的过程和产后产妇及新生儿的健康情况。

2. 身体状况　内容同概述。

3. 心理 - 社会状况　产褥期产妇的生理和心理发生较大的变化。躯体的不适及社会角色的转换使产妇很容易出现情绪波动，甚至出现产后精神抑郁症；新生儿的健康情况、丈夫及亲属的态度也会影响产妇的心理及身体的变化。

4. 辅助检查　产后常规体检，必要时进行血、尿及便常规检查。尤其产后留置导尿管的产妇，需要定期进行尿常规检查，了解有无尿道感染的发生。有感染者可进一步进行细菌培养及药物敏感试验等。

护考链接

产后血性恶露一般持续
A. 9 ～ 10 天　　B. 11 ～ 12 天
C. 13 ～ 14 天　D. 3 ～ 4 天
E. 1 ～ 2 天
分析：血性恶露因色鲜红，含大量血液而得名，持续 3 ～ 4 天，一般不超过 7 天。故答案为 D。

三、护理问题

1. 舒适改变 与褥汗、多尿、乳房胀痛等有关。

2. 尿潴留 与产时损伤、活动减少、不习惯床上大小便有关。

3. 有感染的危险 与产后虚弱、生殖道有创面有关。

4. 母乳喂养无效 与缺乏母乳喂养知识有关。

四、护理措施

（一）一般护理

1. 观察生命体征 每天测体温、脉搏、呼吸、血压 2 次。若体温超过 38℃，应严密观察并及时告诉医生。

2. 大小便 保持大小便的通畅。产后 4 小时内即应让产妇自行排尿。若排尿困难，可采取下列方法处理：①应解除怕排尿引起疼痛的顾虑。②鼓励产妇坐起排尿。③用热水熏洗外阴，用温开水冲洗尿道外口周围以诱导排尿。④下腹部正中放置热水袋，刺激膀胱肌收缩。⑤可针刺关元、气海、三阴交、阴陵泉等穴位。⑥肌内注射甲硫酸新斯的明 1mg 或加兰他敏注射液 2.5mg，兴奋膀胱逼尿肌促其排尿。若使用上述方法均无效时应予导尿，必要时留置导尿管 1 ～ 2 日，并给予抗生素预防感染。

产妇因卧床休息、食物缺乏纤维素，加之肠蠕动减弱，产褥早期腹肌、盆底肌张力降低，容易发生便秘，应鼓励产妇多吃蔬菜及早日下床活动。若发生便秘，可口服缓泻剂。

考点： 产后应让产妇自行排尿的时间

3. 活动与休息 经阴道自然分娩的产妇，产后 6 ～ 12 小时内可下床轻微活动，有利于子宫复旧，伤口愈合，避免或减少静脉栓塞的发生等。但应避免重体力劳动或长时间蹲位，以防子宫脱垂。

4. 饮食 产后 1 小时可进流食或清淡的半流食，以后可进普通饮食。食物应富有营养、足够热量和水分。若哺乳，应多进蛋白质和多食汤汁食物，并适当补充维生素和铁剂。适当增加粗纤维食物，以预防便秘。

（二）子宫复旧护理

产后 2 小时内极易发生产后出血，故应在产房严密地观察产妇。以后每日在同一时间测宫底高度，以了解子宫复旧情况。测量前应嘱产妇排尿，并先按摩子宫使其收缩后，再测宫底的高度。

每日应观察恶露数量、颜色及气味。若子宫复旧不全，恶露增多、色红且持续时间延长时，应及早给予宫缩剂。若合并感染，恶露有臭味且伴有子宫压痛，应给予抗生素控制感染。

（三）会阴护理

用 0.2% 苯扎溴铵或 0.5% 碘伏溶液擦洗外阴，每日 2 ～ 3 次，应尽量保持会阴部清洁及干燥。会阴部有水肿者，可用 50% 硫酸镁溶液湿热敷，每日 2 次；产后 24 小时后可用红外线照射外阴。会阴部有缝线者，应每日检查伤口周围有无红肿、硬结及分泌物。于产后 3 ～ 5 日拆线。若伤口感染，应提前拆线引流或行扩创处理，并定时换药。

考点： 产后会阴护理

（四）乳房护理

推荐母乳喂养，指导正确哺乳，产后及早哺乳，按需哺乳。

考点：母乳喂养方法

产后半小时内开始哺乳，此时乳房内乳量虽少，但通过新生儿吸吮动作可刺激泌乳。第一次哺乳前，应将乳房、乳头用温开水洗净。以后每次哺乳前均用温开水擦洗乳房及乳头。哺乳时，母亲及新生儿均应选择最舒适位置，需将乳头和大部分乳晕含在新生儿口中，用一手扶托并挤压乳房，协助乳汁外溢，防止乳房堵住新生儿鼻孔。每次哺乳后，应将新生儿抱起轻拍背部 1～2 分钟，排出胃内空气以防吐奶。哺乳期以 1 年为宜，但可根据母婴的意愿延长哺乳时间。哺乳开始后，遇以下情况应分别处理。

1. 乳房胀痛 若发生乳房胀痛，多因乳腺管不通致使乳房形成硬结，多于产后 7 天自然消退。也可通过下列方法防治：哺乳前热敷促进乳汁畅流；哺乳期间冷敷减少乳房充血；按摩乳房；中药散结通乳等。

2. 乳头皲裂 哺乳方法不当，容易发生乳头皲裂，轻者可继续哺乳，皲裂严重者应停止哺乳，将乳汁挤出后喂给新生儿。防治方法：①每次哺乳前湿热敷 3～5 分钟，哺乳后挤出少量乳汁，涂在乳头和乳晕上，起到修复表皮的作用。②哺乳后皲裂处涂 10% 鱼肝油铋剂，促进愈合，在下次哺乳前洗净。

3. 乳汁不足 若出现乳汁不足，除应注意哺乳方法，按时哺乳并将乳汁吸尽，保持精神愉快，适当调节饮食外，也可用中成药催乳和针灸方法催乳。

4. 退奶 产妇因故不能哺乳，应尽早退奶。最简单的退奶方法是停止哺乳，不排空乳房，少进汤汁。目前不推荐用雌激素或溴隐亭退奶。其他的退奶方法有：①生麦芽 60～90g，煎服，每日一剂，连服 3～5 天。②芒硝 250g 分装两纱布袋内，敷于两乳房，并包扎，湿硬时更换。③维生素 B_6 200mg 口服，每日 3 次，共 5～7 日。

（五）心理护理

促进产妇尽快适应母亲角色，心情愉悦，积极与新生儿交流互动，并参与新生儿护理中。主动说出身体及心理的不适；家属应安慰产妇，给予精神及生活的支持与帮助。

五、健康指导

1. 适当活动及做产后健身操 见图 8-2。

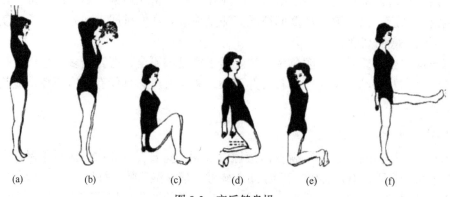

(a)　　　　(b)　　　　(c)　　　　(d)　　　　(e)　　　　(f)

图 8-2　产后健身操

(a) 呼吸运动；(b) 抬头运动；(c) 屈腿运动；(d) 缩肛运动；(e) 俯卧运动；(f) 抬腿运动

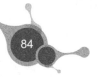

2. 计划生育指导　产褥期内禁忌性交。产后 42 日起应采取避孕措施，原则是哺乳者以工具避孕为宜，不哺乳者可选用药物避孕。

3. 产后检查　包括产后访视和产后健康检查两部分。产后访视至少 3 次，第一次在产妇出院后 3 日内，第二次在产后 14 日，第三次在产后 28 日，了解产妇及新生儿健康状况，内容包括了解产妇饮食、大小便、恶露及哺乳等情况，检查两侧乳房、会阴伤口、剖宫产腹部伤口等，若发现异常应给予及时指导。产妇应于产后 42 日去医院做产后健康检查。内容包括测血压，查血、尿常规，了解哺乳情况，并做妇科检查，观察盆腔内生殖器是否已恢复至非孕状态；提醒应按时给婴儿预防接种。

第 3 节　母乳喂养

一、纯母乳喂养的概念

母乳喂养可分为纯母乳喂养、部分母乳喂养和象征性母乳喂养。世界卫生组织（WHO）与联合国儿童基金会在大量科学研究的基础上于 2001 年 5 月通过第 55 届世界卫生大会向全球联合倡议"爱婴医院"，即出生后最初 6 个月纯母乳喂养标准：

1. 在分娩后最初 1 小时内开始母乳喂养。
2. 纯母乳喂养是指 6 个月内婴儿除母乳外不得接受任何其他食物、饮料甚至是水。
3. 母乳喂养应按需进行，不分昼夜。
4. 不得使用奶瓶、人造奶头或慰嘴器。

二、母乳喂养的优点

1. 母乳喂养对婴儿的优点

（1）提供营养及促进发育：母乳中含有最适合婴幼儿的营养物质，其质和量随婴儿生长和需要发生相应变化。

（2）提高免疫力，预防疾病：母乳中含有丰富的抗感染物质，如分泌型免疫球蛋白、乳铁蛋白、溶菌酶、补体、双歧因子等，可降低婴儿腹泻、呼吸道及皮肤的感染率。

（3）利于牙齿的发育和保护：吸吮时的肌肉运动有利于面部的正常发育，且可预防奶瓶喂养引起的龋齿。

（4）增强母婴间情感联系，促进婴儿心理健康发育。

2. 母乳喂养对母亲的优点

（1）有助于预防产后出血：吸吮促使催乳素产生的同时也可促进缩宫素的分泌。

（2）哺乳期的闭经：哺乳者的月经复潮及排卵较不哺乳者延迟，母体内的营养物质得以储存，有利于产后恢复；也有利于避孕。

（3）降低母亲患乳腺癌、卵巢癌的危险性。

（4）经济廉价，温度适宜，易于保存。

三、促进母乳喂养成功的措施

为提高母乳喂养的成功率，1989 年世界卫生组织与儿童基金会发表了保护、促进母乳喂养成功的十点措施：

(1) 有书面的母乳喂养政策，并常规地传达到所有的保健人员。

(2) 对所有的保健人员进行技术培训，使其能实施这一政策。

(3) 将母乳喂养的好处及处理方法告诉所有的孕妇。

(4) 帮助母亲在产后半小时内哺乳。

(5) 指导母亲如何喂奶及在与婴儿分开时如何保持泌乳。

(6) 除母乳外，禁止给新生儿任何食物和饮料，除非有医学指征。

(7) 实行母婴同室，即母亲与婴儿一天 24 小时在一起。

(8) 鼓励按需哺乳。

(9) 不要给母乳喂养的婴儿吸橡皮奶嘴或用奶嘴作安慰物。

(10) 促进母乳喂养支持组织的建立，并将出院母亲转给这些组织。

其中最重要的是早接触、早吸吮、母婴同室、按需哺乳。

案例 8-1 分析

该产妇产后三天出现腋下淋巴结肿大，乳房有硬结，白细胞计数升高，多因乳汁瘀积所致。责任护士应对产妇及家属进行乳房护理的健康指导。

小结

产后产妇全身各系统发生较大的生理变化。通过学习，应掌握生殖器官及乳房的复旧过程，学会会阴的护理，学会观察子宫复旧和产后恶露的情况，发现异常，应及时处理。提倡母乳喂养，做好乳房的护理，正确指导产妇哺乳，促进母乳喂养成功。加强产褥期保健，确保产褥期母婴的健康。

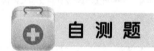 自 测 题

选择题

A₁ 型题

A_1 型题

1. 产褥期正常可持续至产后（　　）

A. 3 周　　　　　　　　　B. 4 周

C. 6 周　　　　　　　　　D. 7 周

E. 10 周

2. 产后宫底下降至骨盆腔内为（　　）

A. 产后第 3 天　　　　　B. 产后第 6 天

C. 产后第 10 天　　　　　D. 产后第 15 天

E. 产后 3 周

3. 产后第一次复诊应安排在产后（　　）

A. 1 周　　　　　　　　　B. 2 周

C. 4 周　　　　　　　　　D. 6 周

E. 10 周

4. 产褥期是指（　　）

A. 从胎盘娩出至产妇全身各器官恢复至非孕期状态的一段时期

B. 从胎盘娩出至产妇除乳腺外全身各器官恢复至非孕期状态的一段时期

C. 从胎儿娩出至产妇全身各器官恢复至非孕期状态的一段时期

D. 从胎儿娩出至产妇除乳腺外全身各器官恢复至非孕期状态的一段时期

E. 从胎盘娩出至产妇生殖系统恢复至非孕期状态的一段时期

5. 初乳可减轻新生儿黄疸发生的原因是（　　）

A. 初乳中钙磷比例合适

B. 初乳中含有抗感染物质

C. 初乳具有轻泻作用

D. 初乳易于消化吸收

E. 初乳营养丰富

6. 母婴同室是指产后母婴 24 小时在一起，由于治疗等需要，母婴分离不超过（　　）

A. 1 小时　　　　　　　　B. 2 小时

C. 3 小时　　　　　　D. 4 小时

E. 5 小时

7. 产后血性恶露一般持续（　　）

　　A. 9 ～ 10 天　　　　　B. 11 ～ 12 天

　　C. 13 ～ 14 天　　　　　D. 3 ～ 4 天

　　E. 1 ～ 2 天

8. 可以进行产后锻炼的时间是（　　）

　　A. 产后第 1 天　　　　　B. 产后第 2 天

　　C. 产后第 3 天　　　　　D. 产后第 4 天

　　E. 产后第 5 天

9. 不属于产褥期生理变化的是（　　）

　　A. 分娩后 2 ～ 3 天乳汁开始分泌

　　B. 产后 24 小时内体温 38.5℃

　　C. 产后脉搏 60 ～ 70 次 / 分

　　D. 子宫体 6 ～ 8 周恢复到正常大小

　　E. 产褥期白细胞 $15×10^9$/L

A_2 型题

10. 张女士，28 岁，第一胎，孕足月，今晨产钳助娩一男婴，体重 3.5kg，出生后 Apgar 评分 7 分，该新生儿护理措施中不妥的是（　　）

　　A. 严密观察面色、呼吸、哭声

　　B. 补充营养，必要时静脉补液

　　C. 保持清洁，每天沐浴

　　D. 常规使用维生素 K_1，肌内注射

　　E. 3 天后情况正常可以喂奶

11. 初产妇，剖宫产，产后乳汁少。以下鼓励母乳喂养的措施不正确的是（　　）

　　A. 母婴同室

　　B. 多进营养丰富的汤汁饮食

　　C. 两次哺乳间给婴儿加少量糖水

　　D. 增加哺乳次数

　　E. 精神愉快、睡眠充足

（皇甫俊惠）

第九章 正常新生儿的护理

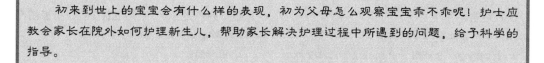

初来到世上的宝宝会有什么样的表现，初为父母怎么观察宝宝乖不乖呢！护士应教会家长在院外如何护理新生儿，帮助家长解决护理过程中所遇到的问题，给予科学的指导。

正常新生儿是指：①孕龄达到37周、不足42周（259～293天）；②出生体重≥2500g，但＜4000g；③发育正常，无畸形；④产时无宫内缺氧、感染、窒息、损伤的新生儿。

从胎儿出生后断脐到生后满28日内称为新生儿期，最初7日为新生儿早期，胎儿脱离母体后，需要经历一系列重要的调整和复杂变化才能适应新环境，维持其生存和健康发育。由于新生儿各器官和组织发育不成熟，调节功能差，故新生儿期发病率和死亡率是婴儿期最高的，第一年，婴儿死亡中，有2/3死于出生后28天内，尤其以第一周最高，占新生儿死亡数的70%。胎儿自母体娩出后，产科护理人员是最初的接触者。了解新生儿的特点，提供细心照料及高质量的护理，对确保其健康发育尤为重要。

一、护理评估

1. 健康史 重点了解分娩情况、用药史等相关资料，注意有无胎儿窘迫，新生儿窒息，手术助产，损伤及畸形，是否使用麻醉剂和镇静剂，新生儿 Apgar 评分等。

2. 身体状况

（1）体温：新生儿体温调节中枢尚未发育完善，皮下脂肪薄，保温能力差，皮肤体表面积相对较大，散热快，易受外环境温度影响而波动，应注意体温变化。

（2）呼吸：新生儿呼吸浅而快，为40～60次/分，且时有节律不均的呼吸，2日后，降至20～40次/分，以腹式呼吸为主。注意观察有无新生儿呼吸窘迫的征象，如鼻翼扇动，肋间或剑突凹陷，呼吸困难、青紫，呼吸快等异常情况。一般在新生儿安静时测1分钟呼吸次数。

（3）心率：正常新生儿心率为120～140次/分，且受啼哭、吸乳等多种因素影响而波动较大，深睡时，可慢至100次/分；啼哭时，则快至160次/分。

（4）消化：新生儿胃容量小，呈水平位，贲门括约肌不发达，故哺乳后容易发生溢乳。一般出生后10～12小时内新生儿可排出黏稠、黑墨绿色的无臭粪便，称胎粪。其由消化道分泌物、咽下的羊水和脱落的上皮细胞组成。若出生后24小时仍无胎粪排出，应检查有无先天性肛门闭锁。哺乳后粪便渐变为黄色，呈糊状，每日3～5次。

（5）体重：正常为2500～4000g，平均为3000g。在出生后2～4日，由于摄入量少，排出水分及胎便较多，出现生理性体重下降，较出生时下降 7% ～ 9%，一般不超过 10%，4 日后开始回升，7 ～ 10 日时恢复到出生时体重。若下降太多、回升过晚或恢复时间延长，应注意寻找原因并进行处理。

（6）皮肤黏膜：新生儿出生时，全身覆盖有胎脂，皮肤角质层薄，易受损而发生感染，生后 2 ～ 3 日，可出现生理性黄疸，出生后 1 ～ 2 周，在鼻尖、前额、颌下处，可看到表皮下点状的白点及粟粒疹，这是由于皮脂腺尚未成熟，皮脂凝聚在皮脂腺内阻塞所致。在臀部、腰部或背部出现一界线分明的色素沉着区域，通常是蓝色带状的，称为蒙古斑，无特殊意义，通常在 1 ～ 5 岁消失。约有半数的新生儿 24 ～ 48 小时出现全身性红斑，开始时为丘疹，第二日见严重，称为红斑，多数第三日消失，无需治疗。

（7）泌尿生殖：正常新生儿在出生后 12 ～ 24 小时内排尿，注意观察尿量颜色，注意有无生殖器的畸形，无论男婴女婴，因受母亲雌激素的影响，在出生后前三日可见乳房肿大，甚至有乳汁样液体分泌，于 2 ～ 3 周后自然消退，无需治疗。少数女婴出生后在第一周内阴道有乳白色分泌物甚至出现少量流血，持续 1 ～ 3 日可自行消退。

（8）血液：新生儿血流分布都集中于躯干及内脏，故肝脾易触及，四肢容易发冷及出现发绀，新生儿红白细胞计数均较高。

3. 心理 – 社会状况　评估产妇及家庭成员与新生儿的感情交流，即对新生儿的关注程度。

二、护理问题

1. 有窒息的危险　与吸入羊水、溢奶、呕吐有关。

2. 有体温改变的危险　与体温调节不完善，环境温度过低或过高、脱水、包裹过厚或太少有关。

3. 有感染的危险　与吸入羊水，开放的脐带伤口和免疫功能不足有关。

4. 母乳喂养无效　与缺乏喂养知识及母亲乳头凹陷有关。

5. 营养失调：低于机体需要量　与母乳喂养无效或乳汁分泌不足导致摄入量少有关。

6. 有皮肤完整性受损的危险　与分泌物或排泄物刺激局部有关。

三、护理措施

护理人员在为新生儿提供护理时，应将新生儿护理知识教给产妇及家庭成员，使新生儿在出院后得到较好的护理。

1. 母婴同室的条件

（1）一般环境：母婴同室房间内宜光线充足，空气流通，室温保持在 22 ～ 24℃，相对湿度为 55% ～ 65%。一张母亲床加一张婴儿床所占面积不应少于 6m²。尽量设单人间、双人间，室内应保持空气清新，每天定时通风，定期消毒，减少空气中细菌和病菌数量。

（2）安全措施：新生儿床应铺有床垫，配有床围。新生儿床上禁放危险物品，如锐角玩具、过烫的热水袋等。

2. 新生儿日常护理

（1）维持体温恒定：正常新生儿应每日测体温 2 次，体温低于 36℃或高于 37.5℃

者应每4小时测一次。体温过低者应加强保暖，过高者需检查原因，如穿衣太多、盖被太厚、室温过高等，应及时予以纠正。夏季注意通风。冬季对新生儿需采取保暖措施，使室温保持在22～24℃，必要时通过增加包被、热水袋等方法达到保暖的目的，使用热水袋时防止烫伤。

（2）保持呼吸道通畅：新生儿娩出后应及时清理呼吸道；孕妇喂奶后应轻拍新生儿背部并取侧卧位，以右侧卧位为宜，防止呕吐物误吸。

（3）合理喂养：以母乳喂养为主，按需哺乳。

（4）脐部护理：断脐后数小时内，应重点注意断端有无出血，以后每日必须检查。脐带残端脱落时间因断脐方法而迟早不一（一般新生儿脐带于出生后3～7日脱落，脱落后仍需护理2日）。护理原则：保持脐部清洁干燥。脐带未脱落以前，每日用75%乙醇擦洗脐部2次，注意局部有无渗血；如脐部有脓性、血性分泌物，可用2.5%碘酊擦拭脐带残端及脐轮周围并遵医嘱使用抗生素。定时更换尿布并注意避免尿布上段反折污染脐部。

（5）沐浴：可以清洁皮肤、促进舒适、促进亲子间互动，同时评估身体状况。注意观察皮肤是否红润、干燥，有无发绀、斑点、脓包或黄疸等，如有异常应及时处理。

（6）皮肤护理：保持皮肤清洁，清除皮肤褶皱处的胎脂，每日沐浴一次，新生儿的皮肤角质层薄，易受损而发生感染。新生儿出生后皮肤上的血迹应尽快擦净，而胎脂可于生后6小时或第一次沐浴时用消毒植物油轻轻擦去。

（7）臀部护理：为保护新生儿臀部皮肤，避免发生红臀、溃疡或皮疹等，应及时更换尿布，排便后用温水洗净臀部，擦干后涂鞣酸软膏，尿布不宜缚得过松或过紧，不宜垫橡皮布或塑料单。

3. 预防感染

严格探视制度，控制外界人员对产妇和婴儿带来的交叉感染，在探视时间内只限一人探视，如患有呼吸道、皮肤黏膜、胃肠传染性疾病者应避免接触新生儿。

4. 免疫接种

（1）卡介苗接种：卡介苗是致病性牛结核杆菌经人工培养变为不致病的活菌苗，用于预防接种，对儿童预防结核病有显著作用，凡新生儿出生12小时后或难产儿出生48小时无禁忌证时即可接种卡介苗。体重在2500g以下的早产儿、体温在37.5℃以上的新生儿，伴有严重腹泻、呕吐、皮疹及病危抢救儿皆应暂缓接种。

（2）乙肝疫苗接种：为主动免疫。于出生后24小时内，对正常新生儿进行第一次乙肝疫苗接种，乙肝抗原阴性的母亲所生的婴儿，一般在0、1、6个月给予乙肝疫苗10μg、10μg、10μg三角肌内注射。

5. 心理护理　新生儿期的心理护理，对今后发展良好的母儿心理，培养母儿亲情具有重要意义。心理护理主要是观察母亲、父亲、祖父母与新生儿的相互反应，指导、鼓励父母及家庭成员与新生儿交流感情，包括与新生儿说话、检视新生儿的身体、对新生儿有面对面和眼对眼的接触、提供机会让母亲表达对新生儿的看法。

6. 新生儿筛查　产后72小时对新生儿采血，进行先天性甲状腺功能减退症、苯丙酮尿症等先天性疾病的筛查，以便早期发现、早期治疗。

7. 出院指导　宣传育儿保健常识，向家长介绍喂养（包括添加辅食）、保暖、防感染、防意外、预防接种等有关知识。鼓励母亲坚持纯母乳喂养4～6个月。指导母亲学会给婴儿换尿布、洗澡等育儿知识。教会母亲识别新生儿的异常状况，寻求有关组织的支持和得到及时处理的方法。

小结

新生儿期，主要是胎儿从母亲子宫内到外界生活的适应期，这段时期新生儿各系统脏器功能发育尚未成熟，免疫功能低下，体温调节功能差，因而易感染，护理起来必须细心、科学、合理。

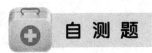

选择题

A₁ 型题

1. 某新生儿，日龄 5 天，出生体重 3kg，目前体重 2.8kg，妈妈很担心孩子的体重会继续下降，护士向妈妈解释孩子的体重将恢复正常，下列解释正确的是（　　）

  A. 1 天内恢复正常　　B. 7 天内恢复正常

  C. 10 天内恢复正常　　D. 2 周内恢复正常

  E. 3 周内恢复正常

2. 纯母乳喂养多长时间最好（　　）

  A. 2 个月　　　　B. 4 个月

  C. 6 个月　　　　D. 9 个月

  E. 12 个月

（皇甫俊惠）

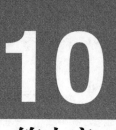

第十章 异常妊娠孕妇的护理

妊娠是变化极为协调而又非常复杂的生理过程，也是女性一生中重要的身心转变时期。孕妇若遭遇各种内在或外在的不利因素，就有可能会出现一些妊娠并发症。妊娠早期出血性疾病常见的有流产、异位妊娠等，妊娠晚期出血性疾病常见的有前置胎盘、胎盘早剥等，中晚期常见病还有妊娠期高血压疾病、早产、羊水量异常等。

第1节　自然流产

案例 10-1

小兰和小莫结婚8个月了，近日常感恶心，平时月经规律，这次都50天了还没来月经，心中窃喜，可今天早上突然有一点点阴道出血，下腹正中部隐隐作痛，遂来医院。

问题：小兰怎么啦？医生下一步需要给她做什么检查？我们应该如何护理小兰呢？让我们一起来完成如下的学习任务：

1. 流产的定义和病因。
2. 各类型流产的鉴别。
3. 不同类型流产患者的护理措施。

一、疾病概要

考点：流产的概念和自然流产的主要原因

妊娠不足28周、胎儿体重不足1000g而终止者称流产。流产发生在孕12周以前者称早期流产，发生于孕12周至不足28周者称晚期流产。其中早期流产占80%以上。染色体异常是早期自然流产最常见的原因。自然流产按其发展过程可分为先兆流产、难免流产、不全流产和完全流产。稽留流产、复发性流产是流产的特殊类型。稽留流产又称过期流产，是指胚胎或胎儿死亡后滞留于子宫腔内未能及时自然排出者。复发性流产是指同一性伴侣连续发生3次或3次以上的自然流产，复发性流产大多数为早期流产，少数为晚期流产。若处理不当，可造成感染或大出血，危及妇女健康和生命，应加强防治和护理。

二、护理评估

（一）健康史

护士应了解患者有无全身性疾病、生殖器官疾病、内分泌疾病、创伤、有害物质接触史等可能导致流产的诱因，家族中有无遗传性和传染性疾病；询问患者月经史、孕产史、既往史；评估患者本次妊娠情况，如早孕反应、胎动情况、有无头痛头晕及其他不适，有无病毒感染及用药史，有无吸烟、酗酒、吸毒等不良习惯等。

（二）身心状况

1. 身体状况　停经后阴道出血和腹痛是流产妇女的主要症状。护士应询问末次月经的时间；了解阴道出血量、持续时间，有无组织物排出，是否伴随头晕、乏力等；了解腹痛的发生时间、部位、程度、性质，与阴道出血的关系；了解阴道有无水样排液等。测量生命体征；观察神志、面色，评估有无贫血及休克征象；协助医生做妇科检查，了解子宫颈口是否扩张，子宫大小与妊娠周数是否相符，有无压痛，双附件有无肿块、增厚。同时需评估自然流产的类型（表 10-1）。

表 10-1　各种类型自然流产的特点

类型	症状			妇科检查		后果
	出血量	腹痛	组织排出	宫口	子宫大小与孕周关系	
先兆流产	少	无或轻	无	未开	相符	妊娠可能继续
难免流产	增多	加剧	无	已扩张	相符或略小	流产不可避免
不全流产	多或淋漓	减轻	部分排出	扩张或有组织物堵塞	小于孕周	易致休克及感染
完全流产	由少到无	消失	完全排出	关闭	正常或略大	无需处理
稽留流产	无或少量	无	无	未开	小于孕周	易致 DIC 及感染

考点：流产的症状和各种类型流产的特点

2. 心理 - 社会状况　孕妇及其家属面对阴道出血时，常常会感到惊慌失措，担心胎儿的健康及安全问题，多表现为伤心、郁闷、烦躁不安等强烈的情绪反应。

（三）辅助检查

1. B超检查　确定胚胎或胎儿的位置及是否存活、宫腔内有无残留组织等。

2. 妊娠试验　先兆流产者多为阳性，难免流产可为阴性或阳性，其余多为阴性。

3. 实验室检查　血常规检查，了解有无贫血及感染；稽留流产时应做凝血功能检查，判断有无凝血功能障碍，及早发现 DIC。

护考链接

章女士，26 岁。停经 52 天，阴道点滴流血 2 天，伴轻度下腹阵发性疼痛，尿妊娠试验（+）。查体：宫口闭，子宫如孕 7 周大小。最可能的诊断是

A. 先兆流产　　B. 难免流产
C. 不全流产　　D. 稽留流产
E. 完全流产

分析：停经 52 天，阴道少量出血和轻微腹痛，子宫大小与孕周相符且妊娠试验（+），表明胚胎存活，宫口关闭，属于先兆流产。故选 A。

三、护理问题

1. 焦虑　与担心胎儿安危、自身健康、舒适度改变有关。

2. 有感染的危险　与出血时间长、宫腔有残留组织、生殖道开放等有关。

3. 自理能力缺陷　与保胎治疗需卧床休息有关。

4. 潜在并发症　失血性休克。

四、护理措施

（一）一般护理

（1）密切监护生命体征、面色及神志变化。观察阴道出血量及其性状、有无组织物排出及腹痛情况。

（2）督促保胎治疗者绝对卧床休息，直至阴道出血停止后 3～5 日；提供日常生活护理，禁止性生活，避免一切不良刺激；指导患者保持外阴部清洁卫生，预防感染。

（3）合理膳食，摄入富含铁、维生素及蛋白质的食物，加强营养，纠正贫血。

（二）心理护理

孕妇的情绪状态也会影响保胎效果，所以对于保胎的患者我们应用适当的方法帮助其解除紧张、焦虑，稳定情绪，增强治疗的信心；清宫的患者应予以同情、理解和关怀，帮助其接受现实，寄希望于未来。

（三）治疗护理

考点：各类型流产的护理

先兆流产可予保胎治疗；难免流产、不全流产需尽快手术清除宫腔内容物以终止妊娠；稽留流产者先化验血常规、血小板计数及凝血功能，并做好输血准备，凝血功能正常者需尽快清除宫腔内容物，以防失血性休克、感染及 DIC；完全流产不必特殊处理。

1. 保胎治疗者 遵医嘱给药。可予黄体酮、维生素 E，并严密监护保胎效果。如用药 2 周病情无缓解，甚至症状加剧，β-hCG 持续不升或下降，提示胚胎发育异常，或 B 超显示胚胎已死，则流产不可避免，应立即终止妊娠。

2. 终止妊娠者 注意保暖，必要时吸氧；遵医嘱输液、备血；做好清宫术的术前准备，协助医生完成手术操作，严格无菌操作；术后加强会阴护理，遵医嘱使用抗生素，以防感染。

3. 特殊类型者 ①稽留流产者终止妊娠前应遵医嘱筛查并纠正凝血功能障碍，予雌激素增强子宫平滑肌纤维对催产素的敏感性，备血，清宫时警惕子宫穿孔和严重出血的发生。②复发性流产者针对原因积极治疗，夫妇有染色体结构异常者，必须在孕中期行产前诊断。③子宫颈功能不全应在妊娠 14～18 周行宫颈环扎术，分娩发动前拆除缝线等。④流产感染者，若出血不多，先使用广谱抗生素控制感染，待体温正常后再行清宫；若有大量阴道流血则应在输血和静脉使用抗生素的同时，用卵圆钳将宫腔内残留大块组织夹出，以减少出血，禁用刮匙全面搔刮宫腔，以免感染扩散，待感染控制后再彻底清宫。

五、健康指导

（1）进行卫生宣教，指导孕期保健，孕早期避免性生活，避免重体力劳动，以防流产发生；有习惯性流产史者，需在计划妊娠前查找原因，及早治疗。

（2）清宫后注意保持外阴清洁，1 个月内禁止盆浴及性生活，预防感染。

（3）出院指导：出院后关注有无阴道出血、腹痛及发热，发现异常及时就诊；1个月后返院复查；加强营养，早日康复；再次妊娠要及早行产前检查，警惕流产再发。

> **案例 10-1 分析**
>
> 　　小兰平时月经规律，婚后停经则妊娠的可能性最大，停经 50 天、少量阴道出血和轻微下腹痛，考虑流产的可能性最大。为了确诊并鉴别流产类型，医生会给小兰做盆腔检查、尿妊娠试验和 B 超检查。若宫口未开、胚胎存活则考虑先兆流产，应绝对卧床保胎治疗；若宫口已开或胚胎死亡则要及早清宫处理。当然也要注意和异位妊娠、葡萄胎等的鉴别。

第 2 节　异位妊娠

案例 10-2

　　护士小李的朋友玲玲婚后 8 个月停经 50 天，突然下腹一侧疼痛难忍，同时有一点点阴道出血，面色苍白，四肢湿冷，遂来医院急诊科就诊。

问题：

1. 这时医生需要给玲玲做什么检查呢？

2. 护士应该准备好哪些检查用物并配合医生完成检查？

3. 我们应该如何护理玲玲呢？

一、疾病概要

　　当受精卵在子宫体腔以外部位着床发育时称异位妊娠，习称"宫外孕"。异位妊娠是妇产科的急症，起病急，进展快，病情重，诊治不及时可因内出血而危及生命。输卵管妊娠最常见，占异位妊娠的 95% 左右，其中壶腹部妊娠最多见，峡部、伞部妊娠其次，间质部较少见。慢性输卵管炎是输卵管妊娠最常见的原因。由于输卵管管腔狭窄、管壁薄且缺乏黏膜下组织，不适于孕卵生长发育，故最终可出现以下结局：输卵管妊娠流产（图 10-1）、输卵管妊娠破裂（图 10-2）、继发性腹腔妊娠、陈旧性异位妊娠。

考点： 异位妊娠发生的部位以及输卵管妊娠最常见的原因

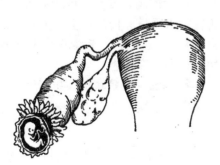

图 10-1　输卵管妊娠流产

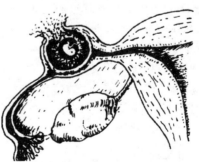

图 10-2　输卵管妊娠破裂

二、护 理 评 估

（一）健康史

向患者或家属了解有无生殖道炎症、流产、结核等引起输卵管炎症的病史，有无盆腔肿瘤、输卵管手术、放置宫内节育器、继发不孕等诱因。询问月经史及末次月经时间，有无停经。

（二）身心状况

1. 身体状况

（1）症状评估：输卵管妊娠流产或破裂前，多无明显症状、体征，部分患者可有一侧下腹部隐痛或酸胀感，也常被忽视，诊断较困难。发生流产和破裂的瞬间，表现出典型的症状。

1）停经：峡部妊娠停经时间最短；壶腹部妊娠停经一般在 8～10 周；间质部妊娠停经时间较长，可达 12 周左右。

2）腹痛：是患者的主要症状，占 95%。输卵管妊娠流产或破裂时，突发一侧下腹剧烈的撕裂样疼痛，常伴恶心、呕吐。因迅速大量的腹腔内出血，疼痛不断蔓延，可扩散至整个下腹或全腹部。血液往往积聚于直肠子宫陷凹，出现肛门坠胀、里急后重；血液刺激膈肌，还可有肩胛部放射性疼痛及胸痛。

3）晕厥和休克：患者因剧烈腹痛和内出血，面色苍白、四肢湿冷、血压下降，甚至晕厥、休克。其严重程度与腹腔内出血的速度和量成正比，与阴道出血量不成比例。

4）阴道少量出血：占 60%～80%。胚胎受损或死亡后多有不规则阴道出血，量少、呈点滴状，色暗红或深褐，一般不超过月经量。可伴有蜕膜管型或蜕膜碎片排出。

（2）体征评估：测量生命体征，观察神志、面色，评估有无贫血及休克；腹部检查可有下腹压痛、反跳痛，轻度肌紧张，尤以患侧显著，出血量大时叩诊可有移动性浊音；阴道后穹隆饱满、触痛，宫颈举痛、摇摆痛，子宫增大而软、内出血多时可有漂浮感，子宫一侧或其后方可能触及有明显触痛的包块，边界多不清楚。

考点： 异位妊娠的四大症状和典型体征

护考链接

输卵管妊娠患者前来就诊时，最常见的主诉是

A. 腹痛　　　　B. 胸痛

C. 阴道出血　　D. 咯血

E. 呼吸急促

分析： 腹痛是患者就诊的主要原因。输卵管妊娠流产或破裂时，突发一侧下腹剧烈的撕裂样疼痛，常伴恶心、呕吐。故选 A。

2. 心理 - 社会状况
患者因突发的剧烈腹痛、腹腔内出血以及需手术治疗而紧张、焦虑、恐惧，又因妊娠终止、担心未来的受孕能力而悲伤、忧郁。

（三）辅助检查

1. 阴道后穹隆穿刺
是一种简单可靠的诊断方法，适用于疑有腹腔内出血者。若抽出暗红色室温下不凝血液，说明有腹腔内出血。内出血量大时，也可在 B 超指引下行腹腔穿刺（图 10-3）。

2. B 型超声检查　对异位妊娠诊断必不可少，可有助于明确异位妊娠部位和大小。阴道超声检查较腹部超声检查准确性高。

3. hCG 测定　尿或血 hCG 测定对早期诊断异位妊娠至关重要。当血 hCG > 2000U/L、阴道超声未见宫内妊娠囊时，异位妊娠诊断基本成立。

4. 腹腔镜检查　是异位妊娠诊断的"金标准"，且可在确诊的同时行镜下手术治疗。

5. 孕酮测定　输卵管妊娠时血清孕酮水平偏低。血清孕酮测定对判断正常妊娠胚胎的发育情况也有帮助。

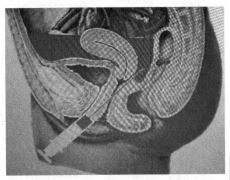

图 10-3　经阴道后穹隆穿刺术

考点：异位妊娠的诊断及阴道后穹隆穿刺的意义

三、护理问题

1. 潜在并发症　失血性休克。

2. 恐惧　与生命受到威胁和再次妊娠可能受阻有关。

3. 疼痛　与输卵管妊娠破裂有关。

4. 自理能力缺陷　与病情及治疗需要卧床休息有关。

四、护理措施

（一）一般护理

(1) 严密监护生命体征、面色及神志变化，估计腹腔内出血情况，及时报告医师。

(2) 为患者提供安静舒适的环境及日常生活护理；调节饮食，加强营养，纠正贫血；休克和手术者，监护尿量。

（二）心理护理

关心、体贴、陪伴患者，简洁明了地向患者和家属讲解手术的必要性，赢得信任，缓解紧张、恐惧心理。协助医生介绍病情及处理方案，取得理解配合；讲解输卵管妊娠的相关知识，减少对未来再孕情况的顾虑。

（三）治疗护理

输卵管妊娠流产或破裂前，可采用甲氨蝶呤等化学性药物杀死胚胎，继而用中药保守治疗或腹腔镜手术治疗；流产或破裂后，则需在抢救休克的同时急诊手术治疗，腹腔镜是近年治疗异位妊娠的主要方法。

1. 手术治疗患者的护理

(1) 对腹腔内大出血者，迅速建立静脉通道，立即采取休克卧位、保暖、吸氧。遵医嘱及时给予输血、输液、补充血容量；记录 24 小时出入量。

(2) 禁食禁水，送手术通知单，按急诊手术要求迅速完成术前准备。

(3) 加强术后观察及护理。

2. 保守治疗患者的护理

(1) 绝对卧床：避免突然变换体位及用力排便等增加腹压的动作，保持大便通畅，防止便秘，注意观察腹痛和阴道出血情况，以及有无蜕膜排出。

(2) 做好应急手术的准备：保守治疗期间，流产和破裂随时可能发生，故应严密监护病情、备血，一旦发生腹痛和失血征及时报告医师。

(3) 及时送检化验单，遵医嘱按时给药，观察用药反应。

(4) 预防感染：保持外阴清洁，勤换会阴垫，遵医嘱使用抗生素。

考点： 异位妊娠失血性休克患者的体位

护考链接

王女士，25岁，停经42天，因下腹隐痛2天、加重1天入院。体格检查：面色苍白，四肢湿冷，体温不升，脉搏126次/分，血压75/50mmHg，此时最适宜的体位是（　　）

　A. 侧卧位　　　　　　B. 俯卧位　　　　　　C. 中凹卧位

　D. 半坐卧位　　　　　E. 去枕仰卧位

分析： 中凹卧位有利于保持气道通畅，改善呼吸和缺氧症状；抬高下肢，有利于静脉血回流，增加心排血量，缓解休克症状。故选C。

五、健康指导

(1) 出院后继续加强营养，纠正贫血；保持良好的卫生习惯，积极防治生殖道炎症。

(2) 已生育者，应指导避孕；未生育者，要保持乐观情绪。再次妊娠时，要及时就医。

案例 10-2 分析

育龄女性，停经52天，以下腹一侧疼痛为突出症状来诊的要考虑异位妊娠的可能，接诊玲玲后护士首先测量生命体征，血压下降、脉搏加快，马上采取休克卧位，迅速采取建立静脉通道、补充血容量等抗休克护理，医生及时进行盆腔检查、后穹隆穿刺术等有助于确定诊断。护士同时需要安抚患者及其家属，取得良好沟通，积极配合医生进行治疗护理。

第3节　前置胎盘

 案例 10-3

某公司主管王女士，35岁，工作繁忙，竞争压力较大，结婚3年来一直没打算要孩子，曾人工流产3次，在家人的劝说下同意妊娠。现孕32周，今日清晨醒来突然发现自己躺在一滩血泊当中，无腹痛，无头晕，自觉胎动尚好，焦虑不安，速来到医院。体格检查：T 36.5℃，P 86次/分，R 18次/分，BP 120/80mmHg。腹部检查：宫底位于脐剑之间，头先露，胎心152次/分，腹软，无压痛。

问题：

1. 王女士当前是什么情况？

2. 可能出现的问题有哪些？

3. 对母儿将产生什么影响？

一、疾病概要

妊娠 28 周后，若胎盘附着在子宫下段，部分或全部覆盖在子宫颈内口处，位置低于胎儿先露部时，称为前置胎盘。前置胎盘是妊娠晚期出血的主要原因之一，若处理不当，可危及母儿生命。前置胎盘经产妇多于初产妇。据胎盘边缘与子宫颈内口的关系，前置胎盘可分为完全性（中央性）前置胎盘、部分性前置胎盘、边缘性（低置性）前置胎盘（图 10-4）。

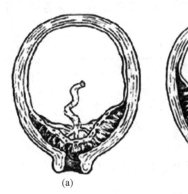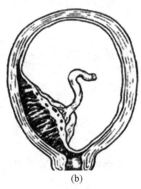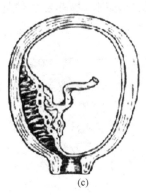

(a)　　　　　　　　　(b)　　　　　　　　　(c)

图 10-4　前置胎盘的类型
(a) 完全性前置胎盘；(b) 部分性前置胎盘；(c) 边缘性前置胎盘

前置胎盘的处理原则是止血、纠正贫血及预防感染。阴道出血量不多或产前无流血者，生命体征平稳，胎儿存活，胎龄不足 36 周，胎儿体重不足 2300g 的孕妇可选择期待疗法；妊娠达到 36 周者且各项指标均说明胎儿已成熟者，可适时终止妊娠；阴道出血量多，病情危重，或期待疗法中发生大出血以及胎儿已近足月者，应终止妊娠。剖宫产是处理前置胎盘的主要方法。阴道分娩适用于边缘性前置胎盘、胎儿枕先露、临产后产程进展顺利并估计短时间内分娩可结束者。

链接

凶险性前置胎盘

根据疾病的凶险程度，前置胎盘又可分为凶险性和非凶险性，凶险性前置胎盘是指前次有剖宫产史，此次妊娠为前置胎盘，发生胎盘植入的危险约为 50%。

二、护理评估

（一）健康史

询问孕产史，有无前置胎盘的诱发原因，如多次刮宫、剖宫产术、多产、子宫内膜炎等；了解本次妊娠经过，是否有多胎妊娠。此外，高龄初产妇（＞35 岁）、经产或多产妇、吸烟或吸毒妇女为其高危人群。

（二）身心状况

1. 身体状况　前置胎盘的典型症状是妊娠晚期或临产时突然发生的无诱因、无痛性的阴道出血。患者的失血症状与其阴道出血量成正比。反复出血可导致贫血、休克及感染，危及母儿生命。其出血时间和出血量因前置胎盘的类型不同而有显著差异。完全性前置胎盘，发生出血时间早，妊娠28周左右即可出现；边缘性前置胎盘，出血多发生在妊娠37～40周或临产初期；部分性前置胎盘，其出血时间介于上述两者之间。

考点：前置胎盘的典型症状

测量血压、脉搏、体温、呼吸，观察神志、面色，评估有无贫血及休克；腹部检查：腹软，子宫大小与停经周数相符，无压痛，胎位、胎心清楚，出血量多时可引起胎儿窘迫，甚至胎死宫内；易并发胎位异常。胎盘附着在子宫下段前壁时，可在耻骨联合上听到胎盘杂音。

护考链接

前置胎盘的最主要表现是

A. 先露部下降受阻 　　　　　　　B. 妊娠晚期无痛性阴道流血

C. 子宫下段可闻及胎盘杂音 　　　D. 宫底高度与孕周相符

E. 胎位不易查清

分析：前置胎盘的典型症状是妊娠晚期或临产时突然发生的无诱因、无痛性的阴道出血。故选 B。

---

2. 心理 – 社会状况　　因突然阴道出血，患者及家属紧张、手足无措，担心胎儿和自身安全而焦虑、恐惧。

（三）辅助检查

1. B超检查　　是诊断前置胎盘安全而准确的首选方法，可清楚地看到子宫壁、胎头、子宫颈及胎盘的位置，对胎盘定位的准确率达95%。经阴道彩色多普勒检查可减少漏诊，且安全准确。

2. 产后检查胎盘胎膜　　产前有出血者，可见胎盘边缘有陈旧性黑紫色凝血块附着，胎膜破口与胎盘边缘距离不足 7cm 者，诊断即可成立；剖宫产术时，可直接了解胎盘附着的部位而确诊。

3. 磁共振检查（MRI）　　可用于确诊前置胎盘，国内已逐渐开展应用。

三、护 理 问 题

1. 焦虑　　与出血担心母儿安危有关。

2. 有感染的危险　　与产妇抵抗力下降，胎盘剥离面接近子宫颈外口细菌易于侵入有关。

3. 潜在并发症　　失血性休克。

四、护 理 措 施

（一）一般护理

（1）严密监护生命体征、面色及神志变化，观察阴道出血的时间、次数、性状及量，有无腹痛。注意观察有无宫缩，监测胎动、胎心。医护人员行腹部检查时动作要轻柔，禁做阴道检查和肛查。

考点：疑为前置胎盘禁忌哪项检查

（2）为患者提供安静舒适的休养环境及日常生活护理；鼓励患者进食富含蛋白质及铁的食品，如动物肝脏、绿叶蔬菜及豆类等，加强营养，纠正贫血；保持会阴清洁卫生，勤换卫生垫，预防感染。

（二）心理护理

关心、体贴患者，加强与孕妇及家属的沟通，讲解病情、处理方案及相关知识，缓解其紧张、焦虑、恐惧，使其心态平稳，保持乐观情绪，积极配合护理和治疗。

（三）治疗护理

前置胎盘根据孕妇的一般情况、孕周、胎儿的成熟度以及孕妇的出血量、产道条件等，可采取期待疗法或终止妊娠，其治疗护理有所区别。

1. 期待疗法患者的护理

（1）住院治疗，嘱患者绝对卧床休息，以左侧卧位为佳，血止后方可轻微活动；密切观察阴道出血量；避免刺激，查体及操作处理时动作轻柔；定时间断吸氧，每日3次，每次1小时；指导孕妇自我监护胎动。备血及做好急诊手术准备。

（2）遵医嘱用药。精神紧张者予镇静剂；口服铁剂、必要时输血，以纠正贫血；期待疗法效果不佳、妊娠难以继续者，及早使用糖皮质激素，促进胎儿肺成熟，预防新生儿呼吸窘迫综合征的发生，常用地塞米松10mg肌内注射，每日3次，连用3天；给予抗生素预防感染。

2. 终止妊娠患者的护理

（1）失血性休克的护理：吸氧、保暖，取中凹卧位；迅速建立静脉通道、交叉配血，迅速输血、输液，抢救休克。

（2）剖宫产及阴道分娩护理：做好剖宫产术前准备及术后护理；阴道分娩者，协助医生严密监护产程及胎心音，发现异常及时处理。

（3）新生儿护理：做好抢救新生儿的准备，加强早产儿护理，提高围生儿存活率。

（4）预防产后出血及感染：产后检查胎盘边缘有陈旧性黑紫色凝血块附着；胎膜破口与胎盘边缘距离不足7cm者，即可诊断前置胎盘。应严密监护阴道出血及宫缩情况，及早使用宫缩剂，预防产后出血；遵医嘱使用抗生素，预防感染。

五、健康指导

1. 知识宣教及生活指导 进行计划生育指导，避免多产、多次刮宫，减少子宫内膜损伤，积极防治子宫内膜炎；养成良好的生活习惯，不吸烟，拒绝毒品。

2. 加强孕期监护 对妊娠期出血现象，应高度重视，一旦发生，无论量多少均应及时就诊，查明原因，正确处理，避免产生严重不良后果。

> **案例 10-3 分析**
>
> 王女士曾有3次人工流产史，妊娠晚期无痛性阴道出血，首先考虑前置胎盘，入院后应结合B型超声检查进一步确诊，目前生命体征平稳，胎心好，胎儿尚未发育成熟，故应采取期待疗法，绝对卧床休息，密切观察并护理直至胎儿发育成熟时可考虑终止妊娠。

第 4 节　胎盘早期剥离

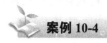
案例 10-4

　　某大学女教授，39 岁，现怀孕第一胎，33 周，下班后与丈夫在公园散步时，对面突然跑来一男孩，女教授来不及躲闪，被撞到了，她感到腹痛，还有少量阴道流血，丈夫焦急万分，马上打车来到医院。此时该女教授神志清楚，面色苍白。T 37℃，P 112 次 / 分，R 21 次 / 分，BP 75/45mmHg。腹部检查：宫底在剑突下 2 指，硬如板状，压痛明显，胎位胎心不清。B 超提示胎盘早剥。

　　问题：

　　1. 该女教授有生命危险吗？

　　2. 腹中胎儿是否也有生命危险？

　　3. 护士该如何护理？

一、疾 病 概 要

　　妊娠 20 周后或分娩期，正常位置的胎盘在胎儿娩出前部分或全部从子宫壁剥离，称为胎盘早期剥离，简称胎盘早剥。胎盘早剥为妊娠晚期的严重并发症之一，起病急，发展快，病情凶险，如抢救不及时，可迅速威胁母儿生命。胎盘早剥可分为显性剥离、隐性剥离、混合性剥离三种（图 10-5）。

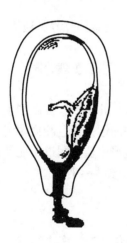
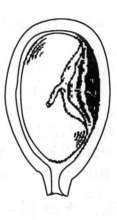
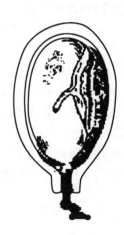

图 10-5　胎盘早剥类型

二、护 理 评 估

（一）健康史

　　了解有无孕妇血管病变，如妊娠期高血压疾病，尤其是重度子痫前期、慢性高血压、慢性肾脏疾病或其他全身血管病变等；了解有无羊水过多、双胎分娩羊水突然迅速大量排出等宫腔内压力骤减；有无较长时间仰卧、创伤等引起的子宫静脉压突然升高等机械致病因素；有无腹部受撞击、挤压、摔伤等，有无吸烟、吸毒和胎盘剥离病史等高危因素。

（二）身心状况

1. 身体状况 典型症状是妊娠晚期突然发生腹部持续性剧烈疼痛，伴或不伴阴道出血。有无恶心、呕吐、头晕、眼花等伴随症状。测量生命体征，观察神志、面色，评估有无贫血及休克。腹部检查：严重者子宫硬如板状，有压痛，以胎盘附着处最显著，宫底随胎盘后血肿增大而升高，胎心、胎位多不清楚。

护考链接

胎盘早期剥离，最常见于
A. 心脏病
B. 贫血
C. 肝炎
D. 妊娠期高血压疾病
E. 慢性肾炎
分析：胎盘早期剥离最常见的发病原因是孕妇血管病变，如妊娠期高血压疾病，尤其是重度子痫前期、慢性高血压、慢性肾脏疾病或其他全身血管病变等。故选D。

考点：胎盘早剥的身体状况

📚 **链接**

库弗莱尔子宫

胎盘早期剥离内出血严重时，血液向子宫肌层内浸润，引起肌纤维分离、断裂、变性，此时子宫表面呈紫蓝色瘀斑，尤其在胎盘附着处更明显，这种情况称为子宫胎盘卒中，又称库弗莱尔子宫。

---

2. 心理－社会状况 因突然出现剧烈腹痛和阴道出血，患者及家属常感到高度紧张和恐惧，病情危重者，还可绝望；因胎儿死亡或因产后出血需行子宫切除而忧伤、悲哀。

（三）辅助检查

1. B超检查 了解胎盘位置、胎盘后血肿及胎儿情况，可明确诊断。

2. 实验室检查 了解患者贫血程度及有无凝血功能障碍。

三、护理问题

1. 潜在并发症 弥散性血管内凝血、失血性休克、产后出血、羊水栓塞。

2. 恐惧 与起病急、进展快，危及母儿生命有关。

3. 预感性悲哀 与胎儿死亡及子宫切除有关。

四、护理措施

（一）一般护理

（1）监护生命体征，观察阴道出血情况，监测胎动、胎心；注意腹痛情况；观察宫底高度、子宫的软硬、压痛情况；了解有无宫缩。

（2）并发症的观察：注意有无全身创伤部位的大量而难以制止的出血；胎儿娩出后，观察阴道出血及宫缩情况，有异常及时报告医师。

（3）生活护理：为患者提供安静舒适的环境及日常生活护理；加强营养，合理膳食，纠正贫血，促使早日康复；保持外阴清洁卫生，以防感染。

（二）心理护理

（1）关心、体贴患者，协助医生向患者和家属解释病情及处理方案，缓解紧张、恐惧心理，取得支持和配合。

（2）对胎儿死亡或行子宫切除术者，要同情理解，耐心劝导，允许亲人陪伴，帮助患者面对现实，顺利度过痛苦期。

（三）治疗护理

胎盘早剥一旦确诊，应立即终止妊娠。病情较轻，估计短时间内能结束分娩者，可在严密监护下经阴道分娩；病情重或短时间内难以结束分娩者，立即行剖宫产；产后出血不止者，需行子宫切除术。

（1）抢救休克：平卧、吸氧、保暖；立即建立静脉通道、交叉配血，迅速输血、输液。

（2）重症者，遵医嘱用药，纠正凝血功能障碍。

（3）遵医嘱做好终止妊娠的准备工作，做好术中及术后的护理；做好抢救新生儿的准备。

考点：胎盘早剥的治疗护理
（4）产后严密监护阴道出血及宫缩情况，及早使用宫缩剂，配合按摩子宫，防治产后出血；出血不止时，应做好子宫切除术的准备；遵医嘱使用抗生素，预防感染。

五、健康指导

（1）告知孕妇定期产前检查，积极防治高血压等妊娠合并及并发疾病；妊娠晚期避免长时间仰卧，取左侧卧位，避免外伤与性交；正确处理羊水过多及多胎妊娠。

（2）死产者，指导产妇及时退乳；剖宫产后要再次怀孕，需避孕 2 年；出院后定期复查。

> **案例 10-4 分析**
>
> 该女教授妊娠晚期因腹部受到撞击出现腹痛伴少量阴道出血，面色苍白，血压下降与外出血不成比例，考虑有内出血，结合宫底升高，子宫板样硬，胎位胎心不清，B 超提示胎盘早剥，目前情况危急，需抗休克的同时及时终止妊娠，并做好早产儿的护理。

第 5 节　妊娠期高血压疾病

案例 10-5

小贾 35 岁了，儿子 6 岁，适逢国家全面放开二胎的好政策，于是又怀了第二胎，现停经 8 个月，近日发现下肢水肿、头晕眼花，遂去医院做了检查：血压 160/110mmHg，水肿（++），LOA，胎心 140 次/分，化验尿蛋白（++）。小贾的血压之前一直正常，现在这么高很是担心，着急地询问医生、护士下一步该怎么办？

问题：要给小贾解释以上问题，在下面的学习中应完成哪些任务呢？

1. 学习妊娠期高血压疾病的分类、表现和处理原则。

2. 能进行妊娠期高血压疾病患者的护理评估和护理诊断。

3. 针对小贾制订相应的护理措施。

一、疾病概要

妊娠期高血压疾病是妊娠与血压升高并存的一组疾病，严重影响母婴健康，是孕产妇和围生儿病死率升高的主要原因，包括妊娠期高血压、子痫前期、子痫，以及慢性高血压并发子痫前期和慢性高血压合并妊娠。本节重点阐述前三种疾病，至今病因不明。妊娠期高血压疾病的基本病理生理变化是全身小动脉痉挛，内皮损伤及局部缺血。主要临床表现为高血压，较重时出现蛋白尿，严重时发生抽搐。治疗基本原则为休息、镇静、解痉，有指征地降压、利尿，密切监测母胎情况，适时终止妊娠。

考点：妊娠期高血压疾病的基本病理变化

二、护理评估

（一）健康史

询问既往健康状况、孕产史及家族史，了解有无发病诱因，有无癫痫史。了解本次妊娠情况，孕 20 周前有无高血压、蛋白尿、水肿及其程度；有无上腹不适、头痛、眼花等自觉症状。

（二）身心状况

1. 身体状况 有无头痛、头晕、眼花、胸闷等症状。同时评估：

（1）测血压：血压的高低与病情轻重直接相关。高血压的定义是持续血压升高≥140/90mmHg，血压升高至少应出现 2 次以上，间隔≥6 小时。初测血压升高者，可休息 1 小时后再测。血压较基础血压升高 30/15mmHg，但低于 140/90mmHg，不作为诊断依据，须严密观察。

（2）水肿：评估其部位、程度。孕妇体重异常增加是许多患者的首发症状。应准确测量体重，若每周体重增加 0.5kg 以上，表明有隐性水肿存在。本病的特点是由足踝部逐渐向上延伸的凹陷性水肿，充分休息后不能缓解。水肿在膝以下为"+"，延及大腿为"++"，延及外阴及腹壁为"+++"，全身水肿或伴发腹水为"++++"。水肿的程度与病情轻重不一定呈正相关。

妊娠期高血压疾病的分类和临床表现见表 10-2。

表 10-2　妊娠期高血压疾病分类及临床表现

分类	临床表现
妊娠期高血压	妊娠期首次出现高血压，收缩压≥140 mmHg 和（或）舒张压≥90mmHg，于产后 12 周内恢复正常；尿蛋白（-）；产后方可确诊。患者可伴有上腹部不适或血小板减少
子痫前期：轻度	孕 20 周后出现，收缩压≥140 mmHg 和（或）舒张压≥90mmHg 伴尿蛋白≥0.3g/24h 或随机尿蛋白（+）
子痫前期：重度	出现下述任一不良情况可诊断：①血压持续升高：收缩压≥160 mmHg 和（或）舒张压≥110 mmHg；②蛋白尿≥5.0g/24h 或随机尿蛋白（+++）；③持续性头痛或视觉障碍或其他脑神经症状；④持续性上腹部疼痛，肝包膜下血肿或肝破裂症状；⑤肝脏功能异常：肝酶 ALT 或 AST 水平升高；⑥肾脏功能异常：少尿（24 小时尿量＜400ml 或每小时尿量＜17ml）或血肌酐＞106μmol/L；⑦低蛋白血症伴胸腔积液或腹水；⑧血液系统异常：血小板呈持续性下降并低于 100×10⁹/L，血管内溶血、贫血、黄疸或血 LDH 升高；⑨心力衰竭、肺水肿；⑩胎儿生长受限或羊水过少；⑪早发型即妊娠 34 周以前发病

考点：妊娠期高血压疾病的分类

续表

分类	临床表现
子痫	子痫前期基础上发生不能用其他原因解释的抽搐
慢性高血压并发子痫前期	高血压孕妇妊娠 20 周以前无尿蛋白，若出现尿蛋白 ≥ 0.3g/24h；高血压孕妇孕 20 周前突然尿蛋白增加，或血压进一步升高或血小板 < $100×10^9$/L
妊娠合并慢性高血压	孕 20 周前收缩压 ≥ 140mmHg 和（或）舒张压 ≥ 90mmHg（除外滋养细胞疾病），妊娠期无明显加重；或孕 20 周后首次诊断高血压并持续到产后 12 周后

2. 心理 – 社会状况 疾病早期，患者无明显不适，往往未引起注意，易忽略病情；之后，血压不断升高，自觉头痛、头晕、眼花，出现紧张、焦虑，以至抽搐发生，家属极其恐慌。

（三）辅助检查

1. 尿液检查 取中段尿或留取 24 小时尿，查尿蛋白，以判断病情及肾脏受损程度。

2. 血液检查 测血红蛋白、血细胞比容、血浆及全血黏度，了解血液浓缩情况；测血电解质、二氧化碳结合力、肝肾功能，了解病损程度；测血小板计数、出凝血时间，了解有无凝血功能障碍及 HELLP 综合征等严重并发症。

3. 眼底检查 眼底小动脉痉挛，动静脉管径之比可由正常的 2 ：3 变为 1 ：2，甚至 1 ：4，严重时可出现视网膜水肿、出血、视网膜剥离。

4. 其他检查 心电图、胎儿电子监护、胎盘功能、胎儿成熟度等，疑有脑出血者可做颅脑 CT 检查。

三、护 理 问 题

1. 体液过多 与水、钠潴留有关。

2. 有受伤的危险 与子痫抽搐有关。

3. 潜在并发症 胎盘早期剥离、脑出血、凝血功能障碍、肾衰竭等。

4. 恐惧 与担心胎儿及自身安危、病情迅速加剧有关。

四、护 理 措 施

（一）一般护理

1. 病情观察 严密监护生命体征。重症者记录 24 小时液体出入量，观察体重和水肿的变化。密切观察患者有无胸闷、头痛、头晕、眼花等自觉症状，预防子痫发生。监护胎心音，指导孕妇计数胎动，警惕胎儿窘迫的发生；妊娠晚期密切观察宫缩，注意有无临产先兆。

2. 生活护理 为患者提供安静舒适的环境，保证充足的睡眠和休息，多采取左侧卧位；注意减少过量脂肪和盐的摄入，增加蛋白质、维生素，补足铁和钙剂，全身水肿者应限制食盐摄入。

（二）心理护理

关心安慰患者，讲解相关知识，加强沟通，使孕妇认识到预防疾病的重要性，能如期产前检查，积极配合护理和治疗，增强战胜疾病的信心。

（三）治疗护理

1. 妊娠期高血压 应休息、镇静、监测母胎情况，酌情降压治疗。增加产前检查次数，适当减轻工作量，保证充分睡眠和休息，必要时住院治疗。

2. 子痫前期 一经确诊，应住院治疗。治疗基本原则为镇静、解痉，有指征地降压、利尿，密切监测母胎情况，适时终止妊娠。

（1）解痉药：硫酸镁是子痫治疗的一线药物，也是重度子痫前期预防子痫发作的预防用药。对于轻度子痫前期的患者也可考虑应用硫酸镁。

1）用药方法：静脉给药结合肌内注射。控制子痫静脉用药：首次负荷剂量硫酸镁2.5～5g，溶于10%葡萄糖溶液20ml中，缓慢静脉注射（15～20分钟），或5%葡萄糖溶液100ml快速静脉滴注，继而1～2g/h静脉滴注维持；或者夜间睡前停用静脉给药，改为肌内注射，用法：25%硫酸镁20ml加2%利多卡因2ml深部臀肌内注射。控制子痫一般每日总量25～30g，疗程24～48小时。预防子痫发作时一般每日静脉滴注6～12小时，24小时总量不超过25g。

2）毒性反应：硫酸镁的治疗浓度和中毒浓度相近，易中毒。中毒表现首先为膝腱反射减弱或消失，继之出现全身肌张力减退及呼吸抑制，严重者可出现呼吸肌麻痹，甚至呼吸、心跳突然停止，危及生命。

3）注意事项：使用硫酸镁必备条件叙述如下。①膝腱反射存在；②呼吸≥16次/分；③尿量≥17ml/h或≥400ml/24h；④备有10%葡萄糖酸钙作为解毒剂。当出现硫酸镁中毒时，立即停用硫酸镁并静脉缓慢注射10%葡萄糖酸钙10ml。如患者合并肾功能不全、心肌病、重症肌无力等，则应慎用或减量用。用药期间可监测血清镁离子浓度。

考点： 使用硫酸镁中毒的最早表现及注意事项或必备条件

（2）镇静药物：常用地西泮和冬眠合剂。

（3）降压药物：收缩压≥160mmHg 和（或）舒张压≥110mmHg 的高血压孕妇必须降压治疗，收缩压≥140mmHg 和（或）舒张压≥90mmHg 的高血压孕妇可以使用降压治疗；妊娠前已用降压药治疗的孕妇应继续降压治疗。常用药物有拉贝洛尔、硝苯地平短效或缓释片、肼屈嗪等。妊娠期一般不使用利尿剂降压。

（4）利尿药物：仅限于全身性水肿、急性心力衰竭、脑水肿等。常用甘露醇、甘油果糖等。

护考链接

一名孕妇因为妊娠高血压接受硫酸镁治疗，护士必须要评估孕妇的

A. 尿检测指标 B. 血小板计数
C. 桡动脉脉搏 D. 呼吸频率
E. 水肿

分析： 使用硫酸镁治疗时，护士要监测患者的膝腱反射、呼吸频率、尿量，尿量不同于尿检测指标。故选D。

（5）适时终止妊娠：是彻底治疗妊娠期高血压疾病的重要手段。其指征包括：①重度子痫前期孕妇经积极治疗24～48小时仍无明显好转者；②重度子痫前期孕妇的孕龄不足34周，但胎盘功能减退，胎儿估计已近成熟者；③重度子痫前期孕妇的孕龄≥34周，胎儿成熟后可考虑终止妊娠；重度子痫前期孕妇的孕龄≥37周后应终止妊娠；④子痫控制2小时后可考虑终止妊娠。

3. 子痫 应控制抽搐，纠正缺氧和酸中毒，控制血压，病情稳定后终止妊娠，同

考点：子痫的急救护理

时加强护理。子痫的护理：①专人监护，防止受伤：头低侧卧，保持呼吸道通畅，吸氧，抽搐时用开口器或于上下磨牙间放置一缠好纱布的压舌板，昏迷或未完全清醒前禁饮食和口服药；放置床挡。②减少刺激，以免诱发抽搐：单人单间暗室，保持绝对安静，避免声光刺激，一切护理与治疗操作要尽量集中进行，动作轻柔。③严密监护：密切注意生命体征和出入量，及时进行必要的实验室检查，及早发现脑出血、急性肾衰竭等并发症。④遵医嘱用药，尽快控制抽搐，避免严重并发症的发生，密切观察宫缩情况，护士应做好终止妊娠的准备。

护考链接

子痫孕妇的护理措施不正确的是

A. 应安排在近护士办公室的单人间内

B. 光线明亮

C. 空气新鲜

D. 减少刺激

E. 安装监护装置

分析： 子痫患者应安置在单人单间暗室，因为任何的光线、声音的刺激均会再次诱发抽搐。故选 B。

4. 产后护理（产后 6 周内）　重度子痫前期患者产后应继续使用硫酸镁 24 ～ 48 小时以预防产后子痫。子痫前期患者产后 3 ～ 6 天是产褥期血压高峰期，高血压、蛋白尿等症状仍可能反复出现甚至加剧，因此这期间仍应每天监测血压及尿蛋白。如血压≥160/110mmHg 应继续给予降压治疗。哺乳期可继续应用产前使用的降压药物，禁用 ACEI 和 ARB 类（卡托普利、依那普利除外）。注意监测及记录产后出血量，患者应在重要器官功能恢复正常后方可出院。

五、健康指导

（1）进行孕期健康教育，使孕妇能辨别妊娠的生理和病理表现，及早发现异常，及时有效治疗，避免严重情况发生。

（2）做好妊娠期高血压疾病的预防工作，对有妊娠期高血压疾病高危因素者应密切随访。

（3）妊娠期高血压疾病，再次妊娠时再发风险很大，因此是否再孕，要让患者权衡利弊，慎重抉择。

第 6 节　多胎妊娠与早产

一、多胎妊娠

多胎妊娠以双胎妊娠最常见。一次妊娠宫腔内同时有 2 个胎儿时，称双胎妊娠。双胎妊娠可分为单卵双胎和双卵双胎。由一个受精卵分裂而成的双胎称单卵双胎，约占双胎妊娠的 1/3。来源于同一个受精卵的两个胎儿遗传基因相同，其性别、血型、外貌相同。由两个卵子分别受精形成的双胎，称双卵双胎，约占 2/3。两个胎儿来源于不同的受精卵，遗传基因不同，各胎儿的性别、血型可以相同也可以不同，外貌相似，两者的关系类似于家庭中的兄弟姐妹。

（一）护理评估

1. 健康史　询问其所在的地区有无多胎妊娠家族史、孕前使用促排卵药史等。

2. 身心状况

(1) 身体状况：询问妊娠期是否早孕反应较重、下肢水肿或静脉曲张出现的时间与程度等。腹部触诊：子宫比孕周大，触及两个胎头和多个肢体。腹部不同部位听诊听到两个胎心，其间有无音区或同时听诊 1 分钟，两个频率相差 10 次以上。

(2) 心理 - 社会状况：因双胎妊娠属于高危妊娠，孕妇及家属在获知后既兴奋，又担心胎儿的安危。

3. 辅助检查　B 超在早孕时可见两个妊娠囊，中晚期可见两个胎体，对双胎的诊断率可达 100%。

（二）护理问题

1. 焦虑　与腹部过大、担心早产有关。

2. 有受伤的危险　与双胎妊娠引起的早产有关。

3. 潜在并发症　早产、脐带脱垂、胎盘早剥。

（三）护理措施

(1) 孕期加强保健：合理膳食，加强营养，预防贫血及妊娠期高血压疾病；注意休息，避免劳累，以防胎膜早破及早产；避免长时间站立，休息时抬高下肢，以减轻水肿和下肢静脉曲张；按时产前检查，严密监护母儿安危，必要时随时就诊，及时发现并处理妊娠病理现象，以免产生严重不良后果。

(2) 分娩期的配合：双胎妊娠，多数能经阴道分娩。分娩期严密监护产程进展及胎心变化，协助医生做好接生及新生儿抢救工作；胎儿娩出后腹部包扎或放置沙袋加压，以防腹压骤降引发产后休克。胎儿娩出后及早使用缩宫素预防产后出血。

(3) 胎盘娩出后，详细检查胎盘胎膜是否完整；产后 2 小时严密观察阴道出血量及宫缩情况，发现异常及时处理。新生儿体重不足 2500g 时，应按未成熟儿护理。

(4) 帮助孕妇适应角色的转变，接受成为两个孩子的母亲这个事实；给予孕妇理解、关心，并告知不必过分担心母儿的安危，说明保持心情愉快、积极配合医护的重要性。

二、早　产

妊娠满 28 周至不满 37 周间分娩者，称早产。娩出的新生儿称早产儿，早产儿出生体重多小于 2500g，各器官发育不成熟，生活能力差，是围生儿死亡的主要原因。

（一）护理评估

1. 健康史　详细评估孕妇既往史、是否有流产史、早产史及与早产有关的诱发因素；了解本次妊娠过程出现的症状和时间并记录。

2. 身心状况

(1) 身体状况：早产可分为先兆早产和早产临产两个阶段。先兆早产指有规则或不规则宫缩，伴有子宫颈管的进行性缩短。早产临产须符合下列条件：①出现规则宫缩（20分钟≥4 次，或 60 分钟≥8 次），伴有子宫颈的进行性改变；②子宫颈扩张 1cm 以上；③子宫颈展平≥80%。

(2) 心理 - 社会状况：早产已不可避免时，孕妇常会不自觉地联想从而产生自卑感，由于怀孕结果的不可预知，恐惧、焦虑、猜疑也是早产患者常见的情绪反应。

3. 辅助检查　通过全身检查和产科检查，结合相关阴道分泌物检查，核实孕周，评估胎儿成熟度、胎方位等，观察产程进展，确定早产的进程。

（二）护理措施

1. 预防早产　孕妇在妊娠晚期避免重体力劳动，禁止性生活；保持良好的身心状况，避免突然的精神创伤；指导孕妇认识早产征象，发现异常，及时就诊。

2. 保胎治疗护理　嘱患者绝对卧床休息，取左侧卧位，严密监护宫缩、胎膜破裂、阴道出血、胎心等情况，发现异常及时报告医师。精神紧张、休息不良者，遵医嘱用地西泮等镇静剂；遵医嘱予抑制宫缩的药物，如硫酸镁、阿托西班等，并严密监护疗效。

3. 难免早产护理　遵医嘱于分娩前给予地塞米松可促胎肺成熟，降低新生儿呼吸窘迫综合征的发生率。产程中吸氧，缩短第二产程，减少产道对胎头的压迫。

4. 心理护理　护士应向其介绍早产的相关知识，提供充分的心理支持，减轻孕妇及家属的焦虑，消除其内疚感，帮助孕妇尽快适应早产儿母亲的角色。

第7节　羊水异常与过期妊娠

一、羊水过多

　　凡在妊娠期羊水量超过 2000ml 者称为羊水过多。羊水增多较慢，大多在较长时期内形成，称为慢性羊水过多；少数在数日内羊水急剧增多，称为急性羊水过多。20% ～ 50% 羊水过多患者合并胎儿畸形，其中以中枢神经系统和上消化道畸形最常见。对羊水过多的处理，主要取决于胎儿有无畸形和孕妇症状的严重程度。羊水过多合并胎儿畸形者，处理原则为及时终止妊娠。羊水过多合并正常胎儿，应据羊水过多的程度与胎龄决定处理方法。症状严重孕妇无法忍受（胎龄不足 36 周），应穿刺放羊水，缓解症状。

　链接

羊水过少

　　妊娠足月时羊水量少于 300ml 者称为羊水过少。约 1/3 羊水过少患者合并胎儿畸形。对羊水过少的处理，主要取决于胎儿有无畸形和孕周大小。羊水过少合并胎儿畸形者，处理原则为及时终止妊娠。羊水过少合并正常胎儿，若已足月及时终止妊娠，若胎儿尚未足月，可行增加羊水量期待治疗，延长妊娠期。可采用羊膜腔灌注液体法，但应注意严格无菌操作以防止感染。

（一）护理评估

1. 健康史　询问有无多胎妊娠、孕妇和胎儿的各种疾病，如糖尿病、ABO 或 Rh 血型不合、妊娠高血压综合征、急性肝炎、孕妇严重贫血等。

2. 身心状况

（1）身体状况

1）急性羊水过多：少见，多发生在妊娠 20 ～ 24 周，孕妇呼吸困难，不能平卧，甚至发绀，孕妇表情痛苦，腹部疼痛。引起下肢和外阴部水肿及静脉曲张。

2）慢性羊水过多：约占98%，多发生在妊娠28～32周，多数孕妇能适应，常在检查时发现宫高、腹围均大于同期孕妇。胎位不清，有时扪及胎儿部分有浮沉感，胎心遥远或听不到。

3）并发症：易并发妊娠高血压综合征、胎位异常、早产。破膜后因子宫骤然缩小，可引起胎盘早剥，破膜时脐带可随羊水滑出造成脐带脱垂。产后子宫过大易引起宫缩乏力，导致产后出血。

（2）心理 - 社会状况：孕妇和家属因担心胎儿可能有畸形，常感到紧张无措、焦虑不安。

3. 辅助检查 B超检查，羊水最大暗区垂直深度（AFV）超过≥8cm即可诊断为羊水过多。羊水指数（AFI）≥25cm诊断为羊水过多。

（二）护理问题

1. 有胎儿受伤的危险 与破膜时易并发胎盘早剥、脐带脱垂、早产等有关。

2. 焦虑 与胎儿可能有畸形的结果有关。

（三）护理措施

护理的目的主要是改善压迫症状和防治并发症。

（1）体位：嘱孕妇多卧床休息，采取左侧卧位。勿刺激乳头及腹部，以防诱发宫缩导致早产。抬高下肢，增加静脉回流，减轻水肿和下肢静脉曲张。

（2）饮食：营养合理，适当低盐饮食；多食水果、蔬菜，保持大便通畅，以防用力排便时导致胎膜破裂。

（3）异常情况护理：如发生自然破膜，应立即平卧，抬高臀部，以防脐带脱垂。

（4）如子宫张力过高，应协助医生在B超下行羊膜腔穿刺放羊水，放水速度不宜过快，以500ml/h为宜，一次放水量不超过1500ml。破膜引产时，应配合医师采用高位破膜缓慢放水，并严密观察胎心音、血压、脉搏情况及孕妇有无腹痛和流血，以防胎盘早剥。

（四）预防失血护理

产前备血，做好抢救大出血的准备。胎儿娩出后，腹部立即放置沙袋，加用宫缩剂，预防产后出血。

二、过期妊娠

凡平素月经规律，妊娠达到或超过42周尚未临产者，称过期妊娠。过期妊娠是胎儿窘迫、胎粪吸入综合征、新生儿窒息、围生儿死亡的重要原因。因此，应加强孕期宣教，使孕妇认识其危害，避免过期妊娠。一旦确诊，立即终止妊娠。

考点：过期妊娠的概念

（一）护理评估

1. 健康史 详细评估孕妇既往史、是否有过期妊娠史。了解本次妊娠经过。询问平时月经是否规律，末次月经日期，进一步核实预产期。

2. 身心状况

（1）身体状况：过期妊娠形成后，胎儿的身体状况与胎盘的功能变化密切相关，可表现为：

1）胎盘功能正常型：胎儿发育过度，形成巨大儿，身体肥胖，颅骨变硬，经阴道分娩可导致难产。

2）胎盘功能减退型：胎盘老化，胎儿供氧不足，胎儿对缺氧的耐受性下降，分娩期易发生胎儿宫内窘迫，表现为胎心率及胎动异常、羊水胎粪污染，羊水量减少。出生后可见新生儿身体瘦长，皮下脂肪减少，皮肤松弛多皱，指（趾）甲长，头发浓密，呈"小老人"状。

过期妊娠的评估应依据预产期、胎儿发育程度、胎盘功能、羊水量持续减少、子宫底高度及腹围、孕妇体重变化等情况综合分析确定。

（2）心理 - 社会状况：超过预产期迟迟不能分娩，孕妇和家属担心新生儿的安全和健康，烦躁、焦虑情绪较重，要求医护人员尽快采取措施使母儿平安。

3. 辅助检查

（1）B 超检查：可提示胎盘老化。

（2）胎盘功能检查：留取孕妇 24 小时尿，测定尿中 $E_3 \leq 10mg/24$ 小时，提示胎盘功能减退。也可留孕妇随意尿测 E/C 值，当 E/C $\leq$ 10 时提示胎盘功能减退。

（二）护理问题

1. 焦虑 与过期妊娠担心胎儿安危有关。

2. 潜在并发症 巨大儿、胎儿窘迫、难产。

3. 知识缺乏 与缺乏对过期妊娠危害的相关知识有关。

（三）护理措施

1. 一般护理 指导孕妇积极休息，鼓励营养摄入。同时核实预产期，并积极配合胎盘功能的检查和操作。

2. 病情监测 指导孕妇自测胎动，嘱左侧卧位，勤听胎心，遵医嘱予吸氧等，提高胎儿对缺氧的耐受性。

3. 配合治疗 对于子宫颈条件成熟需引产者，可在人工破膜后羊水清亮时，并在密切监护下经阴道分娩；若子宫颈条件不成熟且伴有胎儿窘迫或胎盘功能减退者，立即行剖宫产结束分娩。积极做好术前准备和术后护理。

4. 新生儿护理 按高危儿护理。做好分娩及新生儿抢救的准备工作，协助医生适时终止妊娠；胎儿娩出后立即清理呼吸道，以免发生胎粪吸入；密切监护新生儿，警惕产伤，必要时推迟喂奶时间。

5. 心理护理 向孕妇和家属讲明过期妊娠的危害，说明及时终止妊娠的必要性以及终止妊娠的方法，减轻她们的矛盾心理，使她们能接受及配合治疗和护理。

小结

妊娠早期出血性疾病主要包括流产和异位妊娠。症状包括停经、阴道流血、下腹痛。流产是外出血，表现与阴道流血量成正比，B 超有宫内妊娠征象；异位妊娠是腹腔内出血，最主要症状是腹痛，表现与阴道流血量不成正比，B 超有宫外妊娠征象，补充血容量、纠正休克是护理的重点。

妊娠晚期出血主要包括前置胎盘及胎盘早剥。妊娠晚期或临产时无痛性阴道流血是前置胎盘的典型症状；妊娠晚期突发的持续性腹痛和阴道出血是胎盘早剥的主要症状。

妊娠期高血压疾病是妊娠与血压升高并存的一组疾病，基本病理生理变化是全身小动脉痉挛，内皮损伤及局部缺血。主要临床表现为高血压，较重时出现蛋白尿，严重时发生抽搐。治疗基本原则为休息、镇静、解痉，有指征地降压、利尿，密切监测母胎情况，适时终止妊娠。解痉首选硫酸镁，可控制子痫抽搐及防止再抽搐。子痫期是最危重阶段，迅速控制抽搐、及时终止妊娠，同时加强护理至关重要。

自测题

选择题

A₁ 型题

1. 妊娠期高血压疾病的基本病理变化是（　　）

　　A. 底脱膜出血　　　　　B. 胎盘血管痉挛

　　C. 肾小血管痉挛　　　　D. 冠状小动脉痉挛

　　E. 全身小动脉痉挛

2. 过期妊娠是指孕妇妊娠超过（　　）

　　A. 38 周　　　　　　　　B. 39 周

　　C. 40 周　　　　　　　　D. 42 周

　　E. 43 周

3. 使用硫酸镁治疗妊娠期高血压疾病时要注意（　　）

　　A. 使用前要测体温、脉率

　　B. 尿量每日＞360ml，每小时＞15ml

　　C. 呼吸每分钟不小于 16 次

　　D. 膝腱反射增强提示中毒

　　E. 严格控制滴注速度，以 3g/h 为宜

4. 鉴别先兆流产与难免流产的最主要指标是（　　）

　　A. 早孕反应是否存在　　B. 妊娠试验

　　C. 腹痛程度　　　　　　D. 子宫颈口是否扩张

　　E. 阴道出血量的多少

A₂ 型题

5. 患者，女，30 岁。停经 43 天，1 天前出现少量阴道出血，2 小时前突感下腹剧痛，伴肛门坠胀感，晕厥一次。入院行体格检查：面色苍白，血压 70/50mmHg，脉搏 122 次/分，下腹明显压痛、反跳痛。妇科检查见阴道后穹隆饱满，宫颈举痛阳性，子宫略大稍软。该患者最可能的诊断是（　　）

　　A. 前置胎盘　　　　　　B. 异位妊娠

　　C. 难免流产　　　　　　D. 先兆流产

　　E. 急性盆腔炎

6. 某孕妇，28 岁，孕 34 周。因"头晕、头痛"就诊。查体：血压 160/115mmHg，实验室检查，水肿（+），尿蛋白定量 5.5g/24h，临床诊断为重度子痫前期。首选的解痉药物是（　　）

　　A. 地西泮　　　　　　　B. 阿托品

　　C. 硫酸镁　　　　　　　D. 冬眠合剂

　　E. 卡托普利

7. 某孕妇，30 岁，孕 1 产 0，孕 37 周，羊水过多行羊膜腔穿刺术后为该孕妇腹部放置沙袋的目的是（　　）

　　A. 减轻疼痛　　　　　　B. 减少出血

　　C. 预防休克　　　　　　D. 预防血栓形成

　　E. 预防感染

8. 某孕妇，29 岁，孕 37 周，孕 2 产 0，前置胎盘入院。现有少量阴道流血，孕妇担心胎儿安危会产生的心理问题是（　　）

　　A. 无助感　　　　　　　B. 恐惧

　　C. 悲哀　　　　　　　　D. 自尊低下

　　E. 倦怠

9. 初孕妇，36 岁，孕 30 周，近 1 周来水肿加重，并有头痛。体格检查：BP 160/120mmHg，水肿（++）。实验室检查：尿蛋白（+++）。护理该孕妇时，护士应特别注意的是（　　）

　　A. 严格限制食盐摄入　　B. 平卧休息

　　C. 服用镇静剂　　　　　D. 不能服用降压药物

　　E. 使用硫酸镁时有无中毒现象

10. 初孕妇，28 岁，孕 20 周行产前检查。检查时腹部触及多个小肢体，考虑多胎妊娠。下列检查中最有助于确诊的是（　　）

　　A. 腹部 B 超　　　　　　B. 胎心监护

　　C. 腹部 X 线摄片　　　　D. 腹部 MRI 检查

　　E. 腹部 CT

11. 患者，女，孕 2 产 1，现妊娠 34 周，因突发腹痛、

阴道流血来医院就诊，医生诊断为胎盘早剥。此时首要的护理措施是（　　）

    A. 做好阴道检查的准备

    B. 细致全面地了解病史

    C. 立即建立静脉通道

    D. 做超声检查的准备

    E. 做好阴道分娩的准备

12. 某孕妇，孕 36 周，因先兆子痫入院。目前患者轻微头痛，血压为 140/90mmHg，尿蛋白（++），呼吸、脉搏正常。在应用硫酸镁治疗过程中，护士应报告医师停药的情况是（　　）

    A. 呼吸 18 次 / 分　　　B. 膝反射消失

    C. 头痛缓解　　　　　D. 血压 130/90mmHg

    E. 尿量 800ml/24h

13. 患者，女，34 岁，孕 3 产 0，妊娠 36 周，无痛性阴道大量出血，医生的诊断是前置胎盘，并拟急行剖宫产，护士首先要做的是（　　）

    A. 灌肠　　　　　　　B. 交叉配血、备血

    C. 检查阴道出血　　　D. 皮肤准备

    E. 做好家属心理工作

A_3/A_4 型题

（14 ～ 16 题共用题干）

    患者，女，30 岁，孕 32^{+1} 周。晨起醒来发现自己躺在一滩血泊当中，遂来院就诊。入院行体格检查：宫高位于脐与剑突之间，胎心 140 次 / 分，先露浮动。

14. 最可能的诊断是（　　）

    A. 早产　　　　　　　B. 流产

    C. 前置胎盘　　　　　D. 胎盘早剥

    E. 子宫破裂

15. 患者入院后非常紧张害怕，不停地问医生和护士："对胎儿影响大吗？我有生命危险吗？"目前护士对其首要的护理是（　　）

    A. 心理护理，减轻恐惧　B. 输液输血

    C. 抗生素预防感染　　　D. 吸氧

    E. 给予镇静剂

16. 在进行身体评估时，错误的是（　　）

    A. 监测血压、脉搏、呼吸

    B. 腹部检查时注意胎位有无异常

    C. 做输血输液的准备

    D. 做肛门检查

    E. 超声检查

（17 ～ 19 题共用题干）

    王女士，26 岁，少量阴道流血 7 天。今晨起床突然剧烈腹痛伴恶心、呕吐、肛门下坠、头晕，于上午 9 时急诊入院。查体：BP 80/60mmHg，面色苍白，全腹压痛，移动性浊音阳性。妇科检查：子宫颈着色，举痛，宫体后位，稍大，软且压痛明显，右侧附件区压痛明显。辅助检查：尿 hCG 阳性。

17. 临床诊断首先考虑（　　）

    A. 异位妊娠　　　　　B. 难免流产

    C. 不全流产　　　　　D. 腹膜炎

    E. 盆腔炎

18. 上述患者首选的辅助检查是（　　）

    A. 血 hCG　　　　　　B. B 超

    C. 后穹隆穿刺　　　　D. 腹腔镜

    E. 刮宫

19. 上述患者目前最主要的护理措施是（　　）

    A. 病情观察　　　　　B. 治疗配合

    C. 生活护理　　　　　D. 心理护理

    E. 健康教育

（20 ～ 22 题共用题干）

    张女士，27 岁，第 1 次怀孕，现妊娠 33 周。跌倒后腹部剧烈疼痛，伴少量阴道流血来诊。接诊护士检查：BP 90/60mmHg，P 110 次 / 分，子宫大小如孕 36 周样，腹壁板样硬，压痛明显，胎心 100 次 / 分。

20. 最可能的诊断为（　　）

    A. 早产　　　　　　　B. 前置胎盘

    C. 胎盘早剥　　　　　D. 先兆子宫破裂

    E. 晚期先兆流产

21. 为明确诊断，首选的检查方法是（　　）

    A. 阴道检查　　　　　B. 电子监护

    C. B 超检查　　　　　D. X 线检查

    E. 宫腔镜检查

22. 该患者明确诊断后检查宫口未开，估计医生会优先选择的治疗措施是（　　）

    A. 保胎　　　　　　　B. 缩宫素引产

    C. 开通静脉通道，立即剖宫产

    D. 止血、对症处理，病情稳定后终止妊娠

    E. 人工破膜，宫口开全后阴道助产

（刘丽萍）

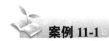

第十一章　妊娠合并症孕妇的护理

同学们学习了妊娠生理，知道妊娠是一个自然的生理过程，然而对于一位孕前就存在基础疾病的妇女而言，妊娠期间将诱发或加重原有的疾病，这些合并症严重威胁母婴健康，甚至导致母婴死亡。临床上通过孕妇学校的宣教，对孕妇加强孕期指导，严密监护，可有效预防并发症的发生，做到早发现、早处理，从而减轻其对母儿的危害。

第 1 节　妊娠合并心脏病

案例 11-1

小李，25 岁，农民，第 1 胎，妊娠 38 周。近日自觉疲劳、心悸、气短，活动后更加明显，遂来医院就诊。检查血压 126/83mmHg，脉搏 103 次 / 分，呼吸 22 次 / 分。医生听诊心尖部闻及 II 级柔软吹风样收缩期杂音，右肺底部闻及湿啰音，咳嗽后不消失，检查发现下肢有轻微水肿。

问题：

1. 请同学们首先考虑一下小李与正常孕妇临床表现有什么不一样？
2. 请同学们列出她可能存在的护理问题。
3. 作为护士我们应该如何对她实施分娩期、产褥期的护理措施。

一、疾病概述

（一）概述

妊娠合并心脏病是造成孕产妇死亡的重要原因，多因心力衰竭或严重感染而死亡。以先天性心脏病最多见。妊娠期孕妇血容量自妊娠 6 周后逐渐增加，于妊娠 32 ～ 34 周达高峰，增加 30% ～ 50%，使心脏负担加重。分娩期为心脏负担最重的时期，易诱发心力衰竭。产褥期产后 3 天内心脏负荷再度加重，易诱发心力衰竭。妊娠 32 ～ 34 周，分娩期及产后 3 天内是妊娠合并心脏病孕产妇最容易发生心力衰竭的时期。

考点：孕产妇最易发生心力衰竭的时期

（二）临床表现

1. 症状　孕妇劳累后出现心悸、气短、胸闷、疲乏无力、进行性呼吸困难、夜间端坐呼吸、咳嗽、发绀等。评估心脏功能，I 级：一般体力活动不受限制；II 级：一般体力活动稍受限制，休息时无自觉症状；III 级：一般体力活动明显受限，轻微活动

护考链接

张女士，25岁，孕30周，轻微活动后即感心悸、气短，休息后无不适，心功能应为

A. Ⅰ级　B. Ⅱ级　C. Ⅲ级　D. Ⅳ级　E. Ⅴ级

分析：答案是C。轻微活动后即感心悸、气短，心功能应为Ⅲ级。

即感心悸、呼吸困难，休息时无不适，或既往有心力衰竭史；Ⅳ级：不能进行任何活动，休息时仍有心悸、呼吸困难等心力衰竭的表现。

2. 体征　心界扩大，闻及Ⅱ级以上舒张期杂音或Ⅲ级以上粗糙的收缩期杂音。

（三）治疗原则

心脏病变较轻、心功能Ⅰ～Ⅱ级、既往无心力衰竭史和其他并发症者可以妊娠，需严密监护心功能状态，积极预防心力衰竭和感染。心脏病变较重、心功能Ⅲ～Ⅳ级、既往有心力衰竭史者不宜妊娠。如已妊娠，应在妊娠12周前行人工流产术。若已发生心力衰竭，控制心力衰竭后再终止妊娠。

考点：妊娠合并心脏病治疗要点

二、护理评估

（一）健康史

护士在孕妇就诊时应详细、全面地了解产科病史和心脏病史。包括：有无不良孕产史、心脏病史、心力衰竭病史及与心脏病有关的疾病史、相关检查、心功能状态及诊疗经过等。了解孕妇对妊娠的适应状况及遵医行为：如药物的使用、日常活动、睡眠与休息、营养与排泄等，动态地观察心功能状态及妊娠经过。

（二）身心状况

1. 身体状况　评估孕妇的心功能级别及与心脏病有关的症状和体征，如呼吸、心率，有无活动受限、发绀、心脏增大征、肝大、水肿等。尤其注意评估有无早期心力衰竭表现。妊娠期重点评估胎儿宫内健康状况，胎心胎动计数，以及孕妇的睡眠、活动、休息、饮食、出入量等情况。分娩期重点评估宫缩及产程进展情况。产褥期重点评估产后出血和产褥感染相关的症状与体征，注意识别心力衰竭先兆。

2. 心理–社会状况　随着妊娠的进展，心脏负担逐渐加重，孕产妇及家属的心理负担较重，甚至产生恐惧心理而不能合作。

（三）辅助检查

1. 心电图检查　可见心房颤动、心房扑动、ST段改变等。

2. 超声心动图检查　通过实时观察心脏和大血管结构了解心脏病变。

3. 胎儿电子监护仪　胎儿基线率改变、NST及OCT结果异常提示胎儿窘迫。

三、护理问题

1. 活动无耐力　与心功能不良有关。

2. 知识缺乏　缺乏有关妊娠合并心脏病的自我护理知识。

3. 焦虑　与担心自己无法承担妊娠及分娩压力有关。

4. 潜在并发症 心力衰竭、感染、胎儿窘迫。

四、护理措施

（一）一般护理

1. 充分休息，避免过劳和情绪激动 保证孕妇每天至少 10 小时的睡眠，且中午宜休息 2 小时。提供良好的支持系统，避免因过劳及精神压力诱发心力衰竭。

2. 营养科学合理 指导心脏病孕妇摄入高热量、高维生素、低盐低脂饮食且富含多种微量元素如铁、锌、钙等，宜少量多餐，多食蔬菜和水果，防止便秘加重心脏负担。整个孕期孕妇体重增加不超过 12.5kg。妊娠 16 周后每日食盐量不超过 4～5g。

（二）心理护理

鼓励家属多给予孕妇关爱及支持，保持心情开朗、情绪稳定。分娩期及时提供信息，让产妇及家属及时了解产程进展，减轻其焦虑。

（三）病情观察

（1）监测血压、脉搏、呼吸、心率、心律情况及四肢温度和皮肤颜色变化。

（2）观察孕妇有无呼吸困难和疲倦等症状，及早发现心力衰竭征象。早期心力衰竭表现：轻微活动后即出现胸闷、心悸、气短；休息时心率每分钟超过 110 次，呼吸频率每分钟超过 20 次；夜间常因胸闷而坐起呼吸，或到窗口呼吸新鲜空气；肺底部出现少量持续性湿啰音，咳嗽后不消失。

（3）临产后密切观察产程进展和产妇情况，每 30 分钟测胎心一次，注意有无呼吸困难、发绀等表现。

（4）产后 1 周内，尤其是前三天，仍需密切观察心功能情况。

> 考点：妊娠合并心脏病病情观察的重点时段

（四）治疗护理

（1）加强高危监护 在妊娠 20 周以前，应每 2 周产前检查 1 次；20 周后，应每周检查 1 次。

（2）预防治疗诱发心力衰竭的各种因素，如贫血、感染、妊娠期高血压疾病等。

（3）协助医师定期对孕妇进行相关检查，动态观察心脏功能。

（4）心功能 I～II 级，胎儿不大，胎位正常，子宫颈条件良好者可经阴道试产，做好产程护理。①第一产程：安慰及鼓励产妇，稳定情绪，遵医嘱使用地西泮、哌替啶等镇静剂。每 15 分钟测血压、脉搏、呼吸、心率各 1 次，每 30 分钟测胎心率 1 次。产程开始后即给予抗生素预防感染。产程中如发生心力衰竭，立即给予高流量加压吸氧，遵医嘱给予强心药物。②第二产程：嘱产妇勿屏气用力，协助医生行阴道助产术以缩短第二产程。③第三产程：胎儿娩出后腹部放置沙袋，持续 24 小时。为防止产后出血，应静脉或肌内注射缩宫素 10～20U，禁用麦角新碱。

> 考点：妊娠合并心脏病的产检频次、各产程护理要点

（5）胎儿偏大，产道条件不佳及心功能 III～IV 级者，均应择期剖宫产。

（6）产后做好会阴的清洁护理。

五、健康指导

（1）对心脏病患者进行孕前相关知识指导，积极治疗心脏病。

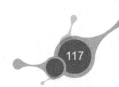

（2）不宜妊娠者，嘱其严格避孕或采取绝育措施，并指导避孕方法；可妊娠者，告知加强产前检查的必要性及检查时间，教会孕妇自我监测方法，出现心力衰竭及时就诊。

（3）合理饮食及休息，避免便秘、劳累、情绪激动、感冒等。

（4）不宜怀孕者应在产后1周内做绝育术，未做绝育术者应该严格避孕。

案例 11-1 分析

小李自觉疲劳、心悸、气短，活动后更加明显，心尖部闻及Ⅱ级柔软吹风样收缩期杂音，右肺底部闻及湿啰音。存在护理问题主要有活动无耐力，知识缺乏，潜在并发症：心力衰竭、感染、胎儿窘迫。作为护士我们应该在她分娩期、产后1周内都密切观察有无心力衰竭表现，按妊娠心脏病护理。

第2节　妊娠期糖尿病

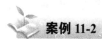**案例 11-2**

小王，29岁，两年前第1胎4.3kg的巨大儿分娩，新生儿出生后不久死亡。现在第2胎，刚满30周，孕妇比较肥胖，近期有多饮、多尿、多食症状。门诊测随机血糖11.3mmol/L，无宫缩。孕妇表示很紧张，不知道怎么办。

问题：

1. 大家讨论一下妊娠合并糖尿病的典型临床表现。

2. 请同学们列出她可能的护理问题。

3. 作为产科护士我们应该如何对她实施护理措施和健康保健指导。

一、疾病概述

（一）概述

糖尿病是一组以慢性血糖水平升高为特征的全身性代谢性疾病，因胰岛素绝对或相对不足引起糖、脂肪和蛋白质代谢紊乱。妊娠合并糖尿病包括两种情况，即妊娠前已有糖尿病及妊娠后才发生或首次发现的糖尿病。后者称妊娠期糖尿病（GDM），占糖尿病孕妇的80%以上，本节主要讨论后者。糖尿病孕妇的临床经过复杂，对母儿均有较大危害，容易出现新生儿低血糖。

（二）临床表现

妊娠期糖尿病表现为多饮、多食、多尿、体重下降，反复发作的皮肤瘙痒，尤其是外阴瘙痒。

（三）治疗原则

严格控制血糖在正常范围，减少母儿并发症。

二、护理评估

（一）健康史

凡有糖尿病家族史、孕期尿糖多次检测为阳性、年龄＞30岁、孕妇体重＞90kg、妊娠期反复多次阴道假丝酵母菌感染，原因不明的死胎、新生儿死亡史，分娩巨大儿、畸形儿史，本次妊娠胎儿偏大或羊水过多者，为妊娠期糖尿病的高危因素。

考点：妊娠期糖尿病的高危因素

（二）身心状况

1. 身体状况　多数妊娠糖尿病孕妇无明显症状。妊娠期为"三多"症状，即多饮、多食、多尿，孕妇体重＞90kg，反复阴道假丝酵母菌感染等。此外应注意评估糖尿病孕妇有无并发症，如低血糖、妊娠期高血压疾病、酮症酸中毒、羊水过多、感染等。

2. 心理 - 社会状况　评估孕妇及家属对糖尿病的了解程度、认知态度，有无焦虑、恐惧心理，是否担心孕妇的健康和胎儿的安危。

（三）辅助检查

1. 常规检查　血、尿常规，糖化血红蛋白，肝肾功能，尿酮体及眼底检查等。

2. 糖筛查试验　用于 GDM 筛查，建议孕妇于妊娠 24 ～ 28 周进行。

目前我国多采用 75g 口服葡萄糖耐量试验（OGTT），是指禁食 12 小时后，查空腹血糖，并将 75g 葡萄糖溶于 200 ～ 300ml 水中 5 分钟内喝完，空腹及服糖后 1 小时、2 小时的血糖值分别为 5.1mmol/L、10.0mmol/L、8.5mmol/L。任何一点血糖值达到或超过上述标准即诊断为 GDM。

3. 其他　医疗资源匮乏地区，建议 24 ～ 28 周普查空服血糖，＞ 5.1mmol/L，可诊断 GDM。

考点：妊娠期糖尿病的诊断标准

三、护理问题

1. 营养失调　低于或高于机体需要量

2. 知识缺乏　缺乏糖尿病及其饮食控制等相关知识。

3. 有胎儿受伤的危险　与糖尿病引起巨大儿、畸形儿等有关。

4. 有感染的危险　与糖尿病患者对感染的抵抗力下降有关。

四、护理措施

（一）一般护理

1. 控制饮食　糖尿病孕妇饮食控制非常重要，部分妊娠期糖尿病孕妇仅用饮食控制即可维持血糖在正常范围。孕期营养的目标是摄入足够的热量和蛋白质，保证胎儿的发育并避免发生酮症酸中毒。孕早期需要热量与孕前相同，孕中期以后每周热量增加 3% ～ 8%。

2. 指导适度运动　孕妇适度的运动可提高胰岛素的敏感性，降低血糖，使体重增加不至于过高，有利于糖尿病病情的控制和正常分娩。运动方式可选择散步，一般每日至少 1 次，每次 20 ～ 40 分钟，于餐后 1 小时进行。整个妊娠期体重增加控制在 10 ～ 12kg 范围内较为理想。

（二）心理护理

护理人员提供各种交流机会，向孕妇及家属介绍疾病的有关知识，以积极的心态面对压力，帮助澄清错误的观念和行为，积极配合治疗，促进身心健康。

（三）病情观察

1. 妊娠期　定期 B 超检查，确定有无胎儿畸形，监测胎头双顶径、羊水量、胎盘成熟度等，胎儿电子监护，监测血糖，指导孕妇胎动计数。

2. 分娩期　产程中应随时监测血糖、尿糖和尿酮体，防止发生低血糖。密切监测宫缩、胎心变化，有条件者应连续胎心监护。避免产程延长，应在 12 小时内结束分娩。

3. 新生儿护理　新生儿出生时应取脐血检测血糖；新生儿无论体重大小均按早产儿护理；提早喂糖水，早开奶，娩出后 30 分钟开始定时喂葡萄糖溶液，防止低血糖发生。多数新生儿出生后 6 小时内血糖恢复至正常值。

考点：妊娠糖尿病产妇新生儿出生后喂哺食物

（四）治疗护理

1. 合理用药　对饮食、运动治疗不能控制的糖尿病孕妇，为避免低血糖、酮症酸中毒的发生，胰岛素是其主要的治疗药物。因磺脲类及双胍类降糖药均能通过胎盘对胎儿产生毒性反应，故孕妇不宜口服降糖药物治疗。一般妊娠 20 周时胰岛素的需要量开始增加，需及时进行调整。临床上常用血糖值和糖化血红蛋白作为监测指标。

2. 协助监测胎儿宫内情况　B 超监测胎儿发育情况，测量子宫底高度和腹围，了解胎儿生长速度。

3. 正确执行医嘱　遵医嘱用缩宫素和抗生素预防产后出血及产褥感染。

五、健康指导

（1）指导孕妇正确控制血糖，提高自我监护和自我护理能力，与家人共同制订健康教育计划，指导孕妇掌握注射胰岛素的正确方法，配合饮食及合适的运动和休息，并能自行进行血糖或尿糖测试。

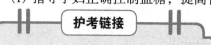

护考链接

某女士，妊娠合并糖尿病需使用药物治疗时应选用

A.格列本脲　B.消渴丸　C.胰岛素　D.苯乙双胍　E.双胍类

分析：答案是 C。因为胰岛素相比较其他降糖药物，副作用是对孕产妇及胎儿最小的。

（2）讲解妊娠合并糖尿病的危害，预防各种感染的方法，指导孕妇听一些优美抒情的音乐，保持心情愉悦。外出时携带糖尿病识别卡。

（3）保持会阴清洁干燥，注意观察恶露情况。预防产褥感染及泌尿系统感染，鼓励母乳喂养，接受胰岛素治疗的母亲，哺乳不会对新生儿产生不利影响。定期接受产科及内科复查，对其糖尿病病情进行重新评价，产后应长期避孕，不宜用药物避孕及宫内避孕器具。

案例 11-2 分析

孕妇小王合并糖尿病的典型临床表现为"三多"症状：多饮、多尿、多食及血糖增高。主要存在的护理问题是营养失调、知识缺乏及焦虑。作为产科护士我们应该指导她控制饮食、适度运动，并密切监测血糖及胎儿情况。

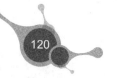

第3节　妊娠合并贫血

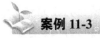

案例11-3

小冰，27岁，怀孕32周时出现乏力、头晕，眼花，面色苍白，口唇发绀。于是到医院检查：体温36.8℃，脉搏100次/分，呼吸20次/分，血压124/78mmHg。血红蛋白80g/L，红细胞数$3×10^{12}$/L，肝脾未触及。

问题：

1. 请同学思考一下正常血红蛋白值是多少？

2. 针对小冰的情况提出目前存在的护理问题。

3. 作为临床护士我们应该如何对她实施护理措施？

一、疾病概述

（一）概述

贫血是由多种病因引起，通过不同的病理过程，使人体外周血红细胞容量减少，低于正常范围下限的一种常见的临床症状，是妊娠期常见的合并症之一，容易造成胎儿生长受限、胎儿窘迫、早产或死胎，以缺铁性贫血最为常见，占妊娠期贫血的95%。

 护考链接

金女士，孕35周，出现头晕，眼花，面色苍白，经检查是缺铁性贫血，引起营养性缺铁性贫血的主要病因为

A.先天储铁不足　B.铁摄入量不足　C.胎儿生长发育过快

D.铁吸收障碍　　E.丢失过多

分析：答案是B。铁摄入量不足是营养性缺铁性贫血的最主要病因。

（二）临床表现

孕妇自述头晕、乏力、倦怠、耳鸣眼花、记忆力减退等。检查可见皮肤黏膜苍白、干燥，指甲脆薄，严重者可出现舌炎、呼吸和心率增快及肝脾肿大等。

（三）治疗原则

对因治疗，补充铁剂，治疗并发症，积极预防产后出血和感染。

二、护理评估

（一）健康史

询问有无月经过多或消化道疾病引起的慢性失血性病史，有无不良饮食习惯或胃肠道功能紊乱导致的营养不良病史。

（二）身心状况

1. 身体状况 询问本次妊娠过程及营养摄入情况，了解早孕反应及持续时间，询问头晕、乏力、倦意等症状出现的时间。行产前检查，评估孕妇皮肤、黏膜及全身情况，正确判断贫血程度，注意了解胎儿生长发育情况，注意有无双胎及其他异常产科情况。

2. 心理 - 社会状况 评估孕妇对贫血的认知程度，了解孕妇有无紧张焦虑情绪。了解其家属经济状况，评估其家庭及社会支持系统情况。

（三）辅助检查

1. 血常规 外周血涂片为小细胞低色素性贫血，血红蛋白 < 100g/L。

2. 血清铁测定 正常成年妇女血清铁为 7 ～ 27μmol/L，若孕妇血清铁 < 6.5μmol/L，可诊断为缺铁性贫血。

三、护 理 问 题

1. 活动无耐力 与供氧不足有关。

2. 有受伤的危险 与贫血引起头昏、眼花等症状有关。

四、护 理 措 施

（一）一般护理

加强休息，应注意饮食搭配，纠正偏食、挑食等不良习惯。建议孕妇摄取高铁、高蛋白及高维生素 C 食物，如动物肝脏、瘦肉、蛋类、葡萄干及深色蔬菜。

（二）心理护理

关心理解孕妇，加强护患沟通，及时提供正面信息，缓解孕产妇紧张情绪，使其保持乐观情绪，积极配合治疗。

（三）病情观察

监测血压、脉搏、呼吸、心率及胎儿宫内生长发育情况和胎心变化，以防贫血性心脏病、胎儿生长发育受限、胎儿窘迫等并发症。

（四）治疗护理

考点：妊娠合并贫血铁剂治疗护理要点

（1）遵医嘱给予铁剂，首选口服制剂，宜餐后服用，以减少对胃肠道的刺激，同时摄取维生素 C 或酸性果汁以促进吸收。补铁可形成黑色便，护士应予以解释。注射法补充铁剂应行深部肌内注射。

（2）中、重度贫血临产前遵医嘱给予维生素 K_1、维生素 C 等药物，并配血备用。

（3）产后做好会阴清洁护理，并继续用抗生素防治感染。

五、健康指导

（1）孕前应积极治疗慢性失血性疾病如月经过多、消化不良等。

（2）加强孕期营养，摄取高铁、高蛋白、富含维生素 C 的食物，如动物肝脏、瘦肉、豆类、蛋类、菠菜、甘蓝、葡萄干、胡萝卜等，纠正偏食、挑食等不良习惯。

（3）产后保证足够的休息，保持会阴部清洁，预防感染。轻度贫血者鼓励加强营养，坚持母乳喂养。不能哺乳者开展新生儿人工喂养指导。

小结

　　妊娠合并心脏病是孕产妇四大死因之一，其主要死亡原因是心力衰竭与感染。重点掌握心功能分级，心力衰竭的诊断、处理原则及护理措施。对心脏病条件不佳及心功能Ⅲ～Ⅳ级者，均应择期剖宫产。妊娠期糖尿病典型临床表现为三多，即多饮、多食、多尿。对于饮食活动不能控制的糖尿病孕妇，胰岛素是其主要的治疗药物。贫血是妊娠期常见的合并症之一，以缺铁性贫血最为常见，贫血孕妇的抵抗力低下，容易造成胎儿生长受限、胎儿窘迫、早产或死产，要正确分析贫血的病因，以便及时采取针对性的措施和健康指导，保障母儿的安全。

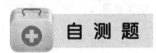

自测题

选择题

A_1 型题

1.妊娠合并心脏病产后什么时候结扎为宜（　　）

　A.产后 24 小时内　　　B.产后 3 天左右

　C.产后 1 周左右进行　　D.产后 1 个月内

　E.产后 3 周

2.下列对妊娠合并心脏病孕妇的处理，不合适的是（　　）

　A.妊娠 4 个月起，限制食盐的摄入

　B.妊娠 4 个月起，服用铁制剂及维生素

　C.休息时，采取左侧卧位

　D.加强体育锻炼，增加机体的抵抗力

　E.睡眠在 12 小时以上

3.在妊娠心脏病患者中，下列不属于早期心力衰竭体征的是（　　）

　A.休息时心率大于 110 次 / 分

　B.休息时呼吸大于 20 次 / 分

　C.肝脾大，有压痛

　D.阵发性夜间呼吸困难

　E.下肢严重水肿

4.妊娠合并心脏病什么时候入院为宜（　　）

　A.妊娠早期即开始

　B.妊娠 32 周或临产前

　C.应在预产期前 1～2 周入院

　D.正式临产后

　E.腿肿初期入院

5.关于妊娠合并糖尿病分娩后的处理不正确的是（　　）

　A.所生婴儿一律按早产儿处理

　B.预防产褥期感染，保持皮肤清洁

　C.一般不主张母乳喂养

　D.产后长期避孕，但是最好不用药物避孕及宫内避孕器具

　E.避免感染

6.妊娠期糖尿病患者控制血糖的方法不合适的是（　　）

　A.饮食治疗　　　　　B.血糖的监测

　C.胰岛素治疗　　　　D.服用磺脲类药物

　E.适当运动

A_2 型题

7.张女士，40 岁，初产妇，空腹血糖 8.0mmol/L，下列与妊娠合并糖尿病无关的是（　　）

　A.羊水过多　　　　　B.巨大胎儿

　C.妊娠呕吐

　D.外阴假丝酵母菌性阴道炎

　E.畸形儿

8.王女士，26 岁，初产妇，孕 27 周时，发现血红蛋白 8g/L，血细胞比容 0.20，红细胞计数 3.2×10^{12}/L，诊断为妊娠期贫血，为保障铁剂治疗效果，护士应告诉孕妇在口服铁剂时应同时服（　　）

　A.维生素 A　　　　　B.维生素 B

C. 维生素 C   D. 维生素 D

E. 维生素 E

9. 熊女士，24 岁，怀孕早期，有严重的营养不良、缺铁性贫血，为保障铁剂治疗效果，口服铁剂的最佳时间是（　　）

A. 餐前   B. 餐时   C. 空腹

D. 两餐之间   E. 随意

A_3/A_4 型题

（10~11 题共用题干）

苏女士，28 岁，初产妇，妊娠 38 周，日常体力劳动时自觉疲劳、心悸、气短，故医院就诊。检查血压 125/75mmHg，脉搏 110 次/分，呼吸 23 次/分。叩诊心浊音界向左扩大，心尖部闻及三级吹风样收缩期杂音，右肺底部闻及湿啰音，下肢水肿，诊断妊娠合并心脏病。

10. 针对该女士在分娩期使用抗生素的原则是（　　）

A. 无感染征象不一定用抗生素

B. 有胎膜早破为预防感染给予抗生素

C. 胎膜早破时应给抗生素

D. 常规服用抗生素

E. 产程开始应给予抗生素，维持至产后 1 周以预防亚急性心内膜炎

11. 根据该女士的病情，于分娩期为减轻心脏负担应（　　）

A. 无论是否有产科指征，到预产期都应做剖宫产

B. 第一产程加强护理，第二产程避免使用腹压，采用人工助产术缩短产程

C. 为缩短产程，应静脉滴注催产素加强宫缩

D. 胎盘娩出后，不能使用哌替啶以免发生后出血而发生心力衰竭

E. 立即行剖宫产术

（12～13 题共用题干）

患者，女，25 岁。孕 8 周，先天性心脏病，妊娠后表现为一般体力活动受限，活动后感觉心悸、轻度气短，休息时无症状。患者现在很紧张，询问是否能继续妊娠。

12. 护士应告诉她做决定的依据主要是（　　）

A. 年龄   B. 心功能分级

C. 胎儿大小   D. 心脏病种类

E. 病变发生部位

13. 患者整个妊娠期心脏负担最重的时期是（　　）

A. 孕 12 周内   B. 孕 24～26 周

C. 孕 28～30 周   D. 孕 32～34 周

E. 孕 36～38 周

（葛　圆）

12

第十二章 异常分娩产妇的护理

> 随着社会的进步，孕妇们越来越倾向的分娩方式为自然分娩。但是不是每位孕妇都能如愿顺利经阴道分娩，在本书第七章我们已经学习了"决定分娩的因素"，那么什么情况下产妇会出现难产呢？带着这些问题，我们一起来学习本章的内容。

第 1 节 产力异常

 案例 12-1

王女士，29 岁，孕 1 产 0，40 周妊娠，昨晚 11 时感觉肚子一阵阵疼痛，到产科住院。待产房观察。今晨 7 时 30 分，助产士检查：宫口开大 3cm，无头盆不称，宫缩 35 秒/6～8 分。

问题：

1. 请同学们讨论一下孕妇会出现什么情况？

2. 如何帮助她顺利分娩？

决定分娩的因素有产力、产道、胎儿和精神心理因素，这些因素在分娩中互相影响又互为因果关系，其中一个或一个以上的因素异常或不能相互适应而使分娩不能顺利进行称异常分娩，俗称难产。产力异常主要指宫缩异常，在分娩中宫缩的节律性、对称性及极性异常或强度、频率有改变，称为宫缩异常。临床上子宫收缩力异常的分类见图 12-1。

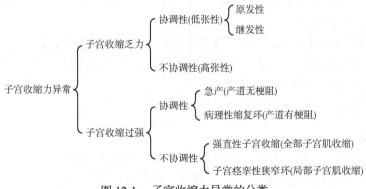

图 12-1 子宫收缩力异常的分类

一、宫缩乏力妇女的护理

（一）疾病概述

1. 临床表现

（1）协调性子宫收缩乏力（低张性子宫收缩乏力）：子宫收缩具有正常的节律性、对称性和极性，但收缩力弱，持续时间短而间歇期长。即使宫缩最强时，宫体隆起亦不明显，用手压宫底部肌壁仍有凹陷。依据在产程中出现时期不同分为：①原发性宫缩乏力：自分娩开始宫缩就微弱无力，致宫口扩张及胎先露下降缓慢，产程延长；②继发性宫缩乏力：临产早期子宫收缩正常，但至活跃期或第二产程宫缩减弱，多见于中骨盆及出口平面狭窄、持续性枕横位或枕后位等头盆不称时。

（2）不协调性子宫收缩乏力（高张性子宫收缩乏力）：子宫收缩失去正常的节律性、对称性和极性。宫缩兴奋点来自子宫下段的一处或多处，宫缩时宫底部不强，而是子宫下段强，宫缩间歇期子宫肌不能完全松弛。产妇自觉下腹部持续疼痛、拒按，紧张，烦躁。产科检查时下腹部有压痛，宫缩间歇期不明显，胎位触不清，胎心不规则，产程进展异常。

（3）产程曲线异常：主要表现为以下7种产程进展异常。

1）潜伏期延长：从规律宫缩开始至宫口开大 3cm 为潜伏期。初产妇潜伏期正常约需 8 小时，最大时限为 16 小时，超过 16 小时为潜伏期延长。

2）活跃期延长：从宫口开大 3cm 至宫口开全为活跃期。初产妇活跃期正常约需 4 小时，最大时限为 8 小时，超过 8 小时为活跃期延长。

3）活跃期停滞：进入活跃期后，宫口不再扩张达 2 小时以上，为活跃期停滞。

4）第二产程延长：第二产程初产妇超过 2 小时，经产妇超过 1 小时尚未分娩者。

5）第二产程停滞：第二产程胎头下降无进展达 1 小时者。

6）胎头下降延缓：活跃期晚期至宫口扩张 9～10cm，胎头下降速度每小时小于 1cm 者。

7）胎头下降停滞：活跃期晚期胎头停留在原处不下降达 1 小时以上者。

以上7种产程进展异常，可以单独存在，也可以合并存在。总产程超过24小时称滞产。

2. 治疗原则

考点：协调性宫缩乏力的特点，以及产程异常的识别如潜伏期延长、活跃期延长与停滞等

（1）首先积极查找致病因素，若协调性宫缩乏力的产妇有产科指征如头盆不称、胎位异常，应及时行剖宫产。

（2）估计能从阴道分娩者，应改善全身状况，消除紧张恐惧心理，加强宫缩。

（3）对不协调性宫缩乏力者，给予镇静剂以恢复其宫缩特性，对不能纠正或有胎儿窘迫、头盆不称者，应及时行剖宫产。

（二）护理评估

1. 健康史

（1）产道与胎儿因素：头盆不称或胎位异常使胎先露下降受阻，不能紧贴子宫下段及子宫颈内口反射性地引起有效子宫收缩，是导致继发性宫缩乏力最常见的原因。

（2）精神因素：多见于初产妇，尤其是高龄初产妇，恐惧分娩，精神过度紧张，干扰了中枢神经系统的正常功能。

（3）子宫因素：子宫发育不良、畸形、子宫肌瘤等可使子宫收缩失去正常特点；子宫壁过度膨胀如双胎、巨大儿、羊水过多等，可使子宫肌纤维过度伸展；经产妇或子宫的急慢性炎症可使子宫肌纤维变性，这些均能影响子宫的收缩力。

（4）药物影响：临产后不恰当地使用大剂量镇静剂、镇痛剂及麻醉剂（如吗啡、哌替啶、硫酸镁及苯巴比妥等），使子宫收缩受到抑制。

（5）内分泌失调：体内激素分泌紊乱，电解质失衡等影响子宫正常收缩。

（6）其他：营养不良、贫血等慢性疾病导致体质虚弱者；临产后的过度的体力消耗、疲劳，进食与睡眠不足；膀胱直肠充盈；前置胎盘影响胎先露下降；过早使用腹压等均可导致宫缩乏力。

注意评估有无上述引起子宫收缩乏力的因素存在、影响程度、使用过的药物、曾做过何种处理及效果。

2. 身心状况

（1）身体状况：询问与观察产妇精神状态、进食、排尿、对宫缩的反应等情况。协调性宫缩乏力产妇精神状态良好，无特殊不适，仅表现为产程进展缓慢；不协调性宫缩乏力产妇自觉下腹痛持续存在，拒按，腹壁紧张无放松状态，烦躁不安，休息差，进食少，易发生肠胀气、脱水、电解质紊乱、排尿障碍、胎儿 - 胎盘循环障碍。产科检查：下腹部有压痛，胎位触不清，胎心听诊不清。宫口扩张早期缓慢或停滞，潜伏期延长，胎先露下降延缓或停滞。

（2）心理 - 社会状况：多数产妇精神紧张、烦躁不安，因临产时间长未能分娩而担心自身及胎儿的安危倍感焦急。

3. 辅助检查　查阅产前检查记录及胎心监护仪、血液生化检查、二氧化碳结合力等检查结果。

（三）护理问题

1. 疲乏　与产程延长、产妇体力消耗、进食少、水电解质紊乱有关。

2. 焦虑　与产程延长，担心自身与胎儿安危有关。

3. 潜在并发症　胎儿窘迫、产后出血、产褥感染、生殖道瘘。

（四）护理措施

1. 一般护理

（1）保证休息：注意抓紧宫缩间歇时小憩。

（2）饮食：指导少量多餐，予流食及高热量食物以保持体力。

（3）排尿：3 ～ 4 小时协助排尿 1 次。

（4）外阴清洁：消毒液擦洗。

2. 心理护理　向产妇解释疼痛的原因以及产程进展情况，并将护理计划告知产妇及家属，使之心中有数，缓解产妇紧张心理，减轻焦虑。多陪伴产妇，鼓励家属为产妇提供心理支持。

3. 病情观察

（1）严密观察宫缩的持续时间、间歇时间及宫缩强度、胎心音、破膜时间与羊水性状，并记录。必要时遵医嘱做全程胎儿电子监护。

（2）观察产妇全身状况。

4. 治疗护理

（1）协调性子宫收缩乏力：遵医嘱对不经阴道分娩者做好剖宫产术前准备及新生儿抢救准备；对可经阴道分娩者，配合医生采取如下措施。

第一产程

A. 改善全身状况：①保证休息，消除精神紧张；②补充能量：鼓励补充营养及水分，如不能进食应按医嘱输液；③对排尿困难者，诱导排尿无效后，及时导尿，利于胎头下降；④破膜 12 小时以上者给予抗生素预防感染。

B. 加强子宫收缩：①刺激乳头。②人工破膜术前与家属沟通并配合医生行人工破膜术。③遵医嘱静脉滴注缩宫素，原则是以最小浓度获得最佳宫缩：通常先用生理盐水 500ml 静脉滴注，然后加入缩宫素 2.5U 摇匀，调慢滴数，使滴数为 4 ～ 5 滴 / 分，之后每 15 ～ 30 分钟根据宫缩强弱调整滴数，以每次增加 1 ～ 2mU/min 为宜，一般不宜超过 40 滴 / 分，以维持宫缩间隔 2 ～ 4 分钟、持续 40 ～ 60 秒为合适。④针刺合谷、三阴交穴位。

第二产程：经第一产程处理后宫缩正常则进入第二产程。此时做好阴道助产和抢救新生儿的准备，密切观察胎心、宫缩与胎先露下降情况。

第三产程：预防产后出血及感染，胎儿前肩娩出时，立即遵医嘱注射缩宫素，破膜时间超过 12 小时，肛查或阴道助产操作较多者，应用抗生素预防感染，并密切观察宫缩及阴道流血情况。

（2）对不协调性宫缩乏力者：遵医嘱肌内注射镇静剂哌替啶，指导深呼吸及放松，稳定情绪，使产妇充分休息后，有恢复协调性宫缩的可能。若不协调性宫缩未能得到纠正或出现胎儿窘迫，应协助医生做好剖宫产准备。

考点：协调性宫缩乏力的护理措施

（五）健康指导

妊娠期加强产前教育，指导孕妇参加"孕妇学校"，让孕妇及家属了解分娩过程，减少紧张，从而预防宫缩乏力。分娩期指导产妇呼吸法配合分娩过程，指导休息、饮食、排尿及排便。产后嘱其注意观察宫缩、阴道流血情况，加强营养，保持外阴部清洁，注意恶露的量、颜色及气味，指导母乳喂养。

> **案例 12-1 分析**
>
> 王女士出现协调性宫缩乏力，在无头盆不称的情况下遵医嘱给予静脉滴注缩宫素，并注意密切观察产程、宫缩、胎心情况，2 小时后如产程有进展，王女士可经阴道分娩。

二、宫缩过强患者的护理

（一）疾病概述

1. 概述 宫缩过强可分为协调性子宫收缩过强与不协调性子宫收缩过强。

2. 临床表现

（1）协调性子宫收缩过强：子宫收缩的对称性、节律性和极性正常，但子宫收缩力过强、过频。若产道无梗阻，分娩可在短时间内结束。总产程不超过 3 小时称为急产，经产妇多见。若有产道梗阻，可导致先兆子宫破裂。

（2）不协调性子宫收缩过强

1）强直性子宫收缩：几乎均是外界因素引起子宫颈内口以上部分的子宫肌层出现强直性痉挛性收缩，间歇期短或无间歇期。产妇烦躁不安，持续性腹痛。胎心、胎位不清。

有时子宫下段被拉长，形成一明显环状凹陷，并随宫缩上升达脐部或脐上，称病理性缩复环，腹部呈葫芦状，子宫下段压痛明显，并有血尿。

2) 子宫痉挛性狭窄环：子宫壁局部肌肉痉挛性不协调性收缩形成环状狭窄，持续不放松，称子宫痉挛性狭窄环（图 12-2）。

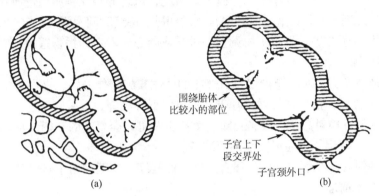

围绕胎体
比较小的部位

子宫上下
段交界处

子宫颈外口

图 12-2 子宫痉挛性狭窄环
(a) 狭窄环围绕胎颈；(b) 狭窄环容易发生的部位

3. 治疗原则 有急产史的孕妇，提前住院待产；强直性子宫收缩，则抑制宫缩，产道有梗阻则立即行剖宫产术；子宫痉挛性狭窄环应停止一切刺激如阴道内操作、停滴缩宫素等，并给予镇静剂后观察，可阴道分娩或行剖宫产。

（二）护理评估

1. 健康史 应询问和查看产前记录，了解本次妊娠情况，了解有无急产史、有无骨盆异常及胎儿异常、临产后是否精神过于紧张、有无使用缩宫素不当、有无多次或长时间的产科检查。

2. 身心状况

（1）身体状况：评估腹痛程度、宫缩频率和产程进展情况。

（2）心理 - 社会状况：产妇因宫缩过强而疼痛难忍，加之急产导致产妇及家属无思想准备，产妇多有恐惧和无助感，担心胎儿和自身的安危。

3. 辅助检查 产时重点检查有无病理性缩复环和尿常规，慎防先兆子宫破裂；产后重点检查有无软产道裂伤、新生儿颅内出血等并发症。

（三）护理问题

1. 疼痛 与宫缩过频有关。

2. 焦虑 与担心胎儿及自身安危有关。

（四）护理措施

1. 一般护理

（1）提供缓解疼痛的措施，如深呼吸、变换体位、腹部按摩、及时更换汗湿的衣服床单、保持环境安静。

（2）告知有急产史的产妇预产期前 2 周入院。

2. 心理护理 提供陪伴分娩，理解和关心产妇，讲解与医务人员配合的重要性及具体的做法。支持产妇，如帮助产妇擦汗，宫缩时握住产妇的手等。

3. 病情观察

（1）经常巡视孕妇，嘱其勿远离病房，一旦发生产兆，卧床休息，最好左侧卧位。需解大小便时，先查宫口大小及胎先露下降情况，以防分娩在厕所内造成意外。

（2）及时发现异常情况，定时观察宫缩的间歇、持续时间及强度，定时听诊胎心音，必要时做胎儿电子监护，发现不协调宫缩过强或胎心异常立即报告医师。

4. 治疗护理

（1）分散注意力：对有急产史且有产兆的孕妇实施陪伴分娩，提供支持性措施，如按摩腰骶部、背部，指导产妇做深呼吸并不要向下屏气等，以减轻不适。

（2）及早做好应对急产的准备：对有急产史及可能会急产的产妇，及早做好接生、会阴切开、抢救新生儿、注射宫缩剂等准备。

（3）做好剖宫产准备：若发现强直性痉挛性宫缩，遵医嘱给予硫酸镁，抑制宫缩，并做好剖宫产术前准备。

（4）对症处理：对出现子宫痉挛性狭窄环者，遵医嘱停止一切刺激，应用镇静剂，如不能纠正或出现胎儿窘迫，立即做剖宫产术前准备。

考点：宫缩过强的治疗处理措施

（5）预防产后出血、感染：当急产者的胎头娩出后，立即遵医嘱用缩宫素、协助医师缝合会阴伤口。遵医嘱用抗生素。

（五）健康指导

指导产妇观察子宫复旧、会阴伤口、阴道出血情况，鼓励母乳喂养。

第2节 产道异常

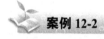

案例 12-2

小王，30岁，第1胎，刚满38周，昨晚半夜开始有规律腹痛，到医院住院，至今规律宫缩5小时。查体：一般状态良好，宫缩30～40秒/4分，强度中，胎位LOA，胎心156次/分，跨耻征阳性。骨盆测量：髂棘间径24cm，髂嵴间径26cm，骶耻外径16cm，坐骨棘间径10.5cm，坐骨结节间径8.5cm。内诊：子宫颈管展平，宫口开大3cm，先露头 S^{-4}。

问题：

1. 小王骨盆有异常吗？能阴道分娩吗？

2. 护士如何对她实施分娩期的护理措施？

一、疾病概述

（一）概述

产道是胎儿娩出的通道，包括骨产道（骨盆腔）及软产道（子宫下段、子宫颈、阴道、外阴）。产道异常可使胎儿娩出受阻，临床上以骨产道异常多见。本节仅介绍骨产道异常。骨产道异常有：①扁平骨盆（图 12-3）；②漏斗骨盆（图 12-4）；③均小骨盆（图 12-5）；④畸形骨盆（图 12-6）。骨盆狭窄可影响胎头衔接下降及内旋转，易出现胎膜早破、脐带脱垂、胎位异常、软产道损伤及胎儿窘迫等。软产道异常所致的难产较少见。有外阴水肿、外阴瘢痕、阴道横隔、阴道纵隔、子宫颈水肿及子宫颈瘢痕。

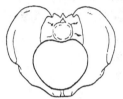
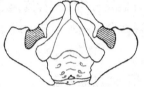
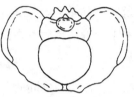
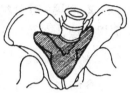

图 12-3　扁平骨盆　　　　图 12-4　漏斗骨盆　　　　图 12-5　均小骨盆　　　　图 12-6　畸形骨盆

（二）临床表现

1. 骨盆入口平面狭窄　常见于扁平骨盆，骶耻外径＜ 18cm，入口前后径＜ 10cm，对角径＜ 11.5cm。影响胎头入盆或衔接。

2. 中骨盆及骨盆出口平面狭窄　常见于漏斗骨盆，坐骨棘间径＜ 10cm，坐骨结节间径＜ 8cm，耻骨弓角度＜ 90°，出口横径和后矢状径之和＜ 15cm；主要影响胎头俯屈、内旋转，易发生持续性枕横位或枕后位。

3. 骨盆三个平面狭窄　骨盆外形属女型骨盆，但各平面径线均小于正常值 2cm 或以上，称为均小骨盆，见于身材矮小、匀称的妇女。

4. 畸形骨盆　骨盆失去正常形态，如骨软化症骨盆和偏斜骨盆，较少见。

📚 **链接**

跨耻征检查及临床意义

孕妇排空膀胱，仰卧，两腿伸直。检查者将手放在耻骨联合上方，将浮动的胎头向骨盆腔方向推压。若胎头低于耻骨联合平面，表示胎头可以入盆，头盆相称，称为跨耻征阴性；若胎头与耻骨联合在同一平面，表示可疑头盆不称，称为跨耻征可疑阳性；若胎头高于耻骨联合平面，表示头盆明显不称，称为跨耻征阳性。对出现跨耻征阳性的孕妇，应让其取两腿屈曲半卧位，再次检查胎头跨耻征，若转为阴性，提示为骨盆倾斜度异常，而不是头盆不称。

（三）治疗原则

依据产道异常的类别与程度、胎儿及宫缩情况、宫口扩张程度等，结合孕产史等综合判断，选择分娩方式。

考点： 根据径线判断产道异常情况及处理方法

二、护理评估

（一）健康史

仔细阅读产妇产前检查的有关资料，尤其是骨盆各径线测量值及妇科检查记录、曾经处理情况及身体反应。重点了解既往分娩史，内外科疾病史，如佝偻病、脊柱和关节结核及外伤史等。

（二）身心状况

1. 身体状况　评估本次妊娠经过及身体反应，了解产妇情绪，妊娠早、中、晚期的经过，是否有病理妊娠问题与妊娠并发症的发生。了解有无突然阴道流液等。

2. 心理－社会状况　评估孕妇及家属对骨盆异常的了解程度、认知态度，有无焦虑、恐惧心理，有无担心手术分娩及预后等而出现饮食、睡眠不佳的现象。

（三）辅助检查

B超检查可测量胎儿各径线，判断胎儿能否通过骨产道。

三、护理问题

1. 有母儿受伤的危险　与分娩困难造成软产道损伤和新生儿产伤有关。

2. 焦虑　与担心自身及胎儿安危有关。

3. 潜在并发症　胎膜早破、胎儿窘迫、子宫破裂、会阴裂伤。

四、护理措施

（一）一般护理

为产妇提供营养、可口的膳食；指导产妇在不用镇静、镇痛药情况下，利用宫缩的间歇时间小憩。

（二）心理护理

向产妇及家属讲解阴道分娩的可能性及优点，增强产妇对试产的信心。解答产妇及家属提出的疑问，使其对产程进展有所了解，同时也要解释产道异常对母儿的影响，使其对手术分娩有思想准备，以取得良好合作。

（三）病情观察

严密观察宫缩、胎心、破膜的情况及羊水的性状，试产时间以 2～4 小时为宜，试产充分与否的判定，除具有良好的宫缩外，还要以宫口扩张作为衡量标准。若胎头仍不能入盆或出现胎儿窘迫，应停止试产，并遵医嘱做剖宫产术前准备。

（四）治疗护理

(1) 做好剖宫产术前准备：遵医嘱对明显头盆不称、不能从阴道分娩者（包括试产失败者）做好术前准备。

(2) 做好阴道助产准备：中骨盆狭窄但可阴道分娩者，遵医嘱做好胎头吸引术、产钳术等阴道助产手术及抢救新生儿的准备。

（3）必要时遵医嘱静脉给予电解质、维生素 C、缩宫素等，以保证产妇在良好的产力中试产。

五、健康指导

督促产妇定期进行产前检查，及早发现异常骨盆。对预产期前两周仍先露高浮的初产妇，告知其一旦在临产前胎膜破裂，应立即平卧或取抬高臀部的卧位，急诊入院。产后进行产褥期健康教育及出院指导。

案例 12-2 分析

小王骨盆外测量仅骶耻外径小于正常值，余径线正常，属于扁平骨盆。跨耻征阳性，表明头盆不称，故应剖宫产结束分娩，护士应为小王做好剖宫产准备。

第3节 胎儿异常

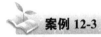

案例 12-3

小云，29 岁，妊娠合并糖尿病，两年前娩出一个 4.3kg 的巨大儿，且娩出后不久婴儿死亡。现在第 2 次怀孕，今天刚满 38 周，产检结合 B 超估计胎儿体重 3.5 ～ 4.5kg，孕妇仍有多饮、多尿、多食症状。门诊测随机血糖 11.2mmol/L，无宫缩。入院待产。

问题：

1. 小云为妊娠合并糖尿病，请同学们讨论此孕妇的处理原则。

2. 作为产科护士我们应该如何对她实施产前及分娩期的护理措施。

一、疾病概述

(一)概述

胎儿异常包括胎位异常和胎儿发育异常。正常的胎位为枕前位，其余均为异常胎位，临床常见持续性枕后位或枕横位及臀先露。肩先露较少见。胎儿发育异常常见巨大儿和脑积水。

(二)临床表现

1. 持续性枕后位或枕横位 分娩过程中，胎头枕部持续位于母体骨盆后方，于分娩后期仍然不能向前旋转，致使分娩发生困难者，成为持续性枕后位。产程延长，胎儿枕骨压迫母体直肠，产妇自觉肛门坠胀及排便感，宫口尚未开全而过早屏气用力，使产妇疲劳，胎头水肿。

2. 臀先露 指胎儿以臀、足或膝为先露，以骶骨为指示点。孕产妇自觉肋下或上腹部有圆而硬的胎头。由于胎臀不能紧贴子宫下段及子宫颈，常导致子宫收缩乏力，产程延长。

3. 肩先露 胎儿横卧于宫腔，其纵轴与母体纵轴垂直，称横产式，是对母儿最不利的胎位，常出现宫缩乏力和胎膜早破，可致胎儿窒迫甚至死亡。

4. 巨大儿 指出生体重达到或者超过 4000g 者。妊娠期子宫增大较快，妊娠后期可出现呼吸困难。

5. 脑积水 大量脑脊液潴留在脑室内外使头颅体积增大。表现为明显头盆不称，如不及时处理可致子宫破裂。

（三）治疗原则

1. 持续性枕后位的处理　若无骨盆异常、胎儿不大时，可试产。

2. 臀先露的处理

（1）妊娠期：妊娠30周前顺其自然，妊娠30周后胎位仍然不正常者根据情况予以矫正。

（2）分娩期：根据产妇年龄、胎产次、骨盆类型、胎儿大小、胎儿是否存活、臀先露类型以及有无合并症，于临产初期做出正确判断，决定分娩方式。

3. 肩先露的处理　妊娠期处理同臀先露；分娩期，足月活胎，需剖宫产结束分娩。

4. 其他　巨大儿做好剖宫产准备。胎儿畸形者及时终止妊娠。

> **考点：** 妊娠期发现胎位异常纠正胎位的时机

二、护理评估

（一）健康史

查阅产前检查记录，注意每次检查胎位的情况，重点评估身高、骨盆测量值、胎方位、胎儿大小、羊水量，有无前置胎盘、糖尿病史，是否过期妊娠。有无巨大儿或畸形儿的分娩史。评估产程进展和胎头下降情况。

（二）身心状况

1. 身体状况　询问本次妊娠腹部有无不适；临产前有无阴道突然流水；临产后早期即出现排便感而产程进展缓慢或延长等。

腹部检查：①持续性枕横位、枕后位：胎背偏向母体侧方或后方，前腹壁容易触及胎体。且在胎儿肢体侧容易听及胎心。②臀先露：在宫底部触到圆而硬的胎头，在耻骨联合上方触及宽而软且不规则的胎臀，胎心在脐左（右）上方胎背侧听得最清晰、响亮。③肩先露：宫高低于妊娠周数，宫体横径增宽，在子宫两侧分别触及胎头与胎臀；听诊胎心在脐周最清晰。

2. 心理 - 社会状况　通过沟通了解有无因胎位异常而显得十分紧张或害怕。产妇因产程时间长，极度疲乏而失去信心，同时十分担心自身及胎儿的安危。

（三）辅助检查

B超检查：了解胎儿大小、发育及胎位情况，估计头盆相称程度。

三、护理问题

1. 有母儿受伤的危险　与分娩因素异常有关。

2. 恐惧　与担心难产及胎儿发育异常的结果有关。

3. 潜在并发症　胎膜早破、脐带脱垂、胎儿窘迫、子宫破裂等。

四、护理措施

（一）一般护理

对可阴道分娩的产妇，应指导其在饮食中摄取足够的营养，必要时按医嘱补液。

（二）心理护理

多陪伴产妇，将产程进展、产妇及胎儿评估状况及时告知产妇及家属。树立分娩信心，使之更好地与医护配合，安全度过分娩期。

（三）病情观察

（1）密切观察宫缩、胎心、产程进展情况、子宫颈有无水肿等，注意有无胎膜早破，羊水颜色、性状。

（2）产后检查软产道有无损伤，观察宫缩情况及阴道出血量。

（四）治疗护理

1. 产前尝试纠正胎位 若妊娠 30 周后仍为臀先露或肩先露者，协助医生指导孕妇矫正。常用的纠正方法有：排空膀胱后胸膝卧位（图 12-7），2 次 / 日，每次 15 分钟，连做 1 周后复查。还可用激光照射或艾灸至阴穴。

2. 产程中配合 嘱处在潜伏期的持续性枕后（横）位试产的产妇，取胎腹的方向侧卧，以利胎头枕部转向前方。第一产程，指导产妇不要屏气用力，以免引起子宫颈前唇水肿，影响产程进展。

3. 做好手术准备 对胎位异常并有明显头盆不称的产妇，如横位、大部分臀位，应遵医嘱做好剖宫产术前准备。对可阴道分娩的胎位异常，做好胎头吸引术或产钳术准备。做好新生儿复苏抢救的各项准备工作。

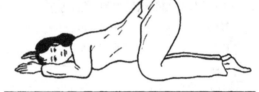

图 12-7 胸膝卧位

五、健康指导

加强孕期检查，发现胎位异常及时矫正，告知剖宫产的利弊。为产妇提供产褥期保健、新生儿喂养、避孕和今后生育指导。

案例 12-3 分析

小云诊断为妊娠合并糖尿病，现 B 超估计胎儿为巨大儿，应密切观察产程同时做好剖宫产手术准备。

护考链接

初产妇，36 岁，孕足月，诊断臀先露，骨盆外测量髂棘间径 26cm，髂嵴间径 28cm，骶耻外径 19.5cm，坐骨结节间径 9.5cm，肛查子宫颈管消失，触及羊水囊，宫缩 30～40 秒 /5～6 分，规律。正确的护理措施是

A. 产妇可自由下床活动　B. 加速产程予灌肠　C. 多做肛查，了解产程进展

D. 胎膜破裂立即听胎心　E. 阴道口见胎足立即消毒牵引

分析：臀先露骨盆正常可以阴道分娩，但产程中注意不宜走动，避免破膜时脐带脱出，故参考答案为 D。臀位是灌肠的禁忌证；阴道口见胎足并不说明宫口开全应给予"堵臀"；臀位分娩同样不可过多行阴道或肛门检查。

小结

　　异常分娩即难产，包括产力异常、产道异常和胎儿异常。在评估和采取护理措施中必须仔细地观察宫缩的持续时间、间歇时间、强度；进行骨盆外测量；行腹部触诊；辅以B型超声检查以了解胎先露、胎方位及胎儿发育情况等。从而提出护理问题：①焦虑／恐惧；②潜在并发症：胎儿窘迫、先兆子宫破裂、软产道损伤、胎膜早破、脐带脱垂、产后出血等；③有感染的危险。应实施的主要护理措施是：①做好心理护理；②做好产程的观察及治疗配合，发现各种并发症及时报告医生与处理，以保证母婴安全。

自 测 题

选择题

A₁ 型题

1. 在护理评估中，扁平骨盆的骶耻外径应小于（　　）

　　A. 16cm　　　　　　　B. 17cm

　　C. 18cm　　　　　　　D. 19cm

　　E. 20cm

2. 活跃期延长是指时间超过（　　）

　　A. 8 小时　　　　　　B. 12 小时

　　C. 14 小时　　　　　　D. 16 小时

　　E. 20 小时

3. 潜伏期是指从临产出现规律宫缩至子宫颈扩张至（　　）

　　A. 1cm　　　　　　　B. 2cm

　　C. 3cm　　　　　　　D. 4cm

　　E. 5cm

A₂ 型题

4. 某孕妇，妊娠 20 周，产前检查为臀位。护士应告知她纠正胎位的时间在妊娠的（　　）

　　A. 24 周后　　　　　　B. 26 周后

　　C. 30 周后　　　　　　D. 34 周后

　　E. 36 周后

5. 王女士，29 岁，孕 40 周，临产后出现协调性宫缩乏力，宫口开大 5cm，胎囊凸，无头盆不称。以下护理措施应首选（　　）

　　A. 遵医嘱用镇静剂

　　B. 等待产程自然进展

　　C. 缩宫素静脉滴注

　　D. 人工破膜后静脉滴注缩宫素

　　E. 行剖宫产术

6. 初产妇，临产 10 小时，宫口开大 4cm，2 小时后宫口扩张仍为 4cm，患者担忧生产情况而向护士询问，护士的判断是（　　）

　　A. 第一产程延长　　　B. 活跃期停滞

　　C. 第二产程停滞　　　D. 活跃期延长

　　E. 难产

7. 初产妇，足月入院待产。检查：宫口开大 5cm，枕右前位，无异常。助产护士给予的护理措施中应除外（　　）

　　A. 鼓励定时排尿　　　B. 外阴清洁备皮

　　C. 给予温肥皂水灌肠　　D. 鼓励进食

　　E. 定时监测胎心

8. 初产妇，20 岁，妊娠 40 周，待产。产妇规律宫缩 8 小时，宫口开大 3 指，胎心 136 次／分，宫缩 3 ～ 4 次／分，每次持续 50 秒。产妇精神紧张，不断叫嚷"活不成了"。对该产妇首先采取的护理措施是（　　）

　　A. 适当休息　　　　　B. 做好心理调适

　　C. 鼓励进食　　　　　D. 定时排尿

　　E. 按时做肛检

A₃/A₄ 型题

9. 某初产妇，孕 3 产 0，孕 38 周，按时产前检查，无异常。目前一般情况良好，枕左前位，胎心 140 次／分，规律宫缩已 17 小时，宫口开大 3cm，宫缩较初期间歇时间长，10 ～ 15 分钟

一次，持续 25～30 秒，宫缩高峰时子宫不硬，经检查无头盆不称。该产妇除宫缩乏力外，还可诊断为（　　）

A. 潜伏期缩短　　　　B. 潜伏期延长

C. 活跃期停滞　　　　D. 活跃期延长

E. 第二产程延长

10. 对该产妇的护理中不正确的是（　　）

A. 鼓励产妇进食　　　B. 做好心理护理

C. 定时听胎心

D. 指导产妇 6～8 小时排尿一次

E. 严密观察产程进展

11. 对该产妇正确的处理应为（　　）

A. 待其自然分娩

B. 立即产钳结束分娩

C. 立即行剖宫产术

D. 行胎头吸引术

E. 静脉滴注催产素

（葛　圆）

13

第十三章　分娩期并发症产妇的护理

　　分娩期的产妇将面临着胎膜早破、脐带脱垂、产后出血、羊水栓塞等分娩期并发症的威胁，母儿的生命可能因此陷入危险之中。如何早期发现、及时处理和预防分娩期并发症呢？带着问题，我们共同学习分娩期并发症的防御和护理知识。

第1节　胎膜早破

案例 13-1

　　小兰妊娠37周，全家都在为即将到来的分娩做准备。这天小兰午睡起床后打喷嚏时突然感觉阴道控制不住地流水，到卫生间发现裤子已被液体浸湿，且仍有阴道流水。小兰非常紧张，连忙呼叫家人，丈夫和婆婆非常着急，商量如何将小兰送往医院。

　　问题：

　　1.小兰发生了什么情况？是否可以自己步行到医院？小兰家人应如何即时护理？

　　2.小兰会存在哪些潜在并发症，对胎儿有何影响，如何预防？

　　要解释以上两个问题，在下面的学习中应完成哪些任务呢？

　　1.复习正常分娩期第一产程妇女的护理，了解胎膜正常破裂时间的相关知识。

　　2.进一步学习胎膜早破时有何症状，造成胎膜早破有哪些因素？发生胎膜早破应如何即时护理？如何预防？

　　3.请同学们熟记：胎膜早破、脐带脱垂的概念，掌握胎膜早破的护理措施。

一、疾病概述

考点：胎膜早破的概念

　　胎膜早破是指临产前胎膜自然破裂，容易造成早产和感染、脐带脱垂，围生儿病死率较高。胎膜未破时脐带位于胎先露部前方或一侧，称脐带先露，又称脐带隐性脱垂；在胎膜破裂后脱出于阴道或外阴，称脐带脱垂，是导致胎儿突然死亡的主要原因（图13-1）。

（一）病因

　　(1) 胎位异常：胎儿先露部与骨盆入口未能很好衔接。

　　(2) 创伤或妊娠后期性交产生机械性刺激。

考点：胎膜早破的病因

　　(3) 子宫颈内口松弛。

　　(4) 胎膜炎、下生殖道感染，可由细菌、病毒、弓形虫或沙眼衣原体等引起。

　　(5) 羊膜腔内压力升高（如多胎妊娠、羊水过多）、腹压骤升如咳嗽、打喷嚏等。

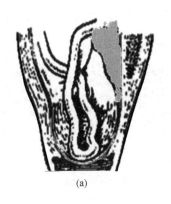 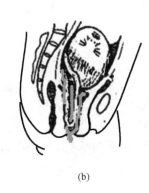 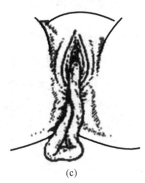

(a) (b) (c)

图 13-1 脐带脱垂

(a) 脐带先露；(b) (c) 脐带脱垂

(二) 治疗要点

1. 胎膜早破 期待疗法：适用于孕 28～35 周不伴感染、羊水池深度 > 2cm 的胎膜早破孕妇。终止妊娠：孕期达 37 周及以上者或已有分娩发动，可令其自然分娩，有剖宫产指征者，可行剖宫产术。

2. 脐带脱垂 脐带先露：经产妇、宫缩好，取头低臀高位，严密观察胎心音和产程进展。初产妇、足先露或肩先露者，行剖宫产术。脐带脱垂：宫口开全者，行助产术；宫口未开全者，取头低臀高位或将胎先露向上推，行脐带回纳术，如不成功，行剖宫产术。

二、护理评估

(一) 健康史

应评估有无胎位不正、胎膜炎、多胎妊娠和羊水过多、妊娠晚期性生活、创伤、子宫颈内口松弛及腹压增加的因素等。

(二) 身心状况

1. 胎膜早破

(1) 症状：孕妇突感阴道有不能自控的液体流出，腹压增加如咳嗽、打喷嚏、负重用力时羊水流量增加。

(2) 护理体检：阴道检查可见液体从宫口流出，触不到羊膜囊。

2. 脐带脱垂 胎膜未破时，于胎动或宫缩后胎心率突然变慢，而变换体位或抬高臀部或上推胎先露部后，胎心率迅速恢复，考虑隐性脐带脱垂；胎膜破裂后出现胎心率异常，应立即进行阴道检查，了解脐带有无脱垂和脐血管有无搏动，是否触及条索状物。

3. 心理-社会状况 突然发生的胎膜早破使孕妇和家属惊慌失措，担心自身和胎儿安危。

(三) 辅助检查

1. 阴道液酸碱度检查 羊水 pH 为 7.2，用石蕊试纸或硝嗪试纸测定阴道流液，pH ≥ 6.5 时视为阳性，胎膜破裂的可能性大。

2. 阴道液涂片 检查阴道液干燥涂片，见羊齿植物叶状结晶为羊水。

3. B 超检查 对诊断脐带脱垂有帮助。

4. 羊膜镜检查 可以直视胎先露部，看不到前羊膜囊，可确诊为胎膜早破。

护考链接

初产妇，孕35周，因有液体从阴道流出而入院，无腹痛。行肛查，触不到羊膜囊，上推胎儿先露部可见到流液量增多。胎心率正常。最可能的诊断为

　　A. 先兆流产　　　B. 先兆早产　　　C. 临产

　　D. 胎膜早破　　　E. 胎盘早剥

分析：答案是 D。本题主要考胎膜早破的临床表现。

三、护 理 问 题

1. 有围生儿受伤的危险 与早产器官发育不完善有关。

2. 有感染的危险 与破膜后胎膜创口和阴道内细菌逆行有关。

3. 焦虑 与担忧自身和胎儿的安危有关。

四、护 理 措 施

（一）一般处理

住院、绝对卧床休息、取头低臀高位或抬高臀部；保持外阴清洁。

案例 13-1 分析

从病情分析看，小兰出现"胎膜早破"可能性较大，小兰家人应立即让她卧床休息，抬高臀部，同时打电话到医院要求"120"救护车上门接小兰到医院住院治疗，不可自己步行到医院。

（二）观察病情

（1）立即听胎心音，必要时行胎心监护；观察羊水的量、颜色和性状。

（2）注意有无宫缩。

（3）测量体温与血常规。

（三）治疗配合

1. 预防性使用抗生素 破膜12小时以上者应预防性使用抗生素。

2. 子宫收缩抑制剂的应用 常选用硫酸镁、沙丁胺醇、利托君等药物。

3. 促胎儿肺部成熟 地塞米松注射液 6mg 肌内注射，每12小时一次，共4次。

4. 有剖宫产指征者 协助医生做好剖宫产术前、术中和术后护理。

护考链接

某孕妇，25岁，孕37周，晨起发现阴道流液，入院后诊断为胎膜早破。护士应指导孕妇采取的体位是

　　A. 仰卧位　　　B. 右侧卧位　　　C. 头高足低位

　　D. 左侧卧位，抬高臀部　　　E. 半坐卧位

分析：答案是 D。胎膜破裂应立即卧床，抬高臀部或头低臀高位，防止羊水继续流出和脐带脱垂；同时立即听胎心音；观察羊水性状；超过12小时者给予抗生素等是常见的考点。

五、健康教育

(1) 积极预防和治疗下生殖道感染，重视孕期卫生指导。

(2) 妊娠后期禁止性交。

(3) 避免负重和腹部撞击。

(4) 子宫颈内口松弛者，应卧床休息，并于妊娠 14 周左右行内口环扎术，环扎部位应尽量靠近子宫颈内口水平。

(5) 有头盆不称、胎位不正者，指导提前住院待产；警惕胎膜早破继发脐带脱垂。

(6) 告知孕妇一旦破膜应立即平卧并抬高臀部，禁止直立行走，尽快住院。

第 2 节　产后出血

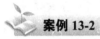 **案例 13-2**

　　小兰顺利分娩了一女婴，胎盘娩出后出现心慌、头晕、出冷汗的症状。检查胎盘、胎膜不完整，胎盘娩出后阴道大量出血，约 700ml。体格检查：T 37.2℃，BP 90/60mmHg，P 110 次，R 20 次 / 分，面色苍白。妇科检查：软产道无裂伤。

问题：

1. 造成小兰出血的原因是什么？

2. 应该采取哪些措施？

要解释以上两个问题，在下面的学习中同学们应完成哪些任务呢？

1. 熟悉产后出血的概念和主要发生时间。

2. 熟悉产后出血发生的原因及特征性表现。

3. 掌握各项原因引起产后出血的护理措施。

一、疾病概述

　　胎儿娩出后 24 小时内失血量超过 500ml 者为产后出血，主要发生在产后 2 小时。产后出血是分娩期严重的并发症，居我国目前孕产妇死亡原因的首位，其发生率占分娩总数的 2% ～ 3%。产后出血如短时内大量失血可迅速发生失血性休克，严重者危及产妇生命；休克时间过长可引起垂体缺血性坏死，继发腺垂体功能衰退导致希恩综合征。

考点：产后出血的概念和主要发生时间

　　治疗原则：抢救休克，针对原因加强宫缩，缝合裂伤的产道，完整娩出胎盘，改善凝血功能，预防感染。

二、护理评估

（一）健康史

　　产后出血的原因主要有子宫收缩乏力、胎盘因素、软产道裂伤和凝血功能障碍。其中以子宫收缩乏力所致最常见，占产后出血总数的 70% ～ 80%。

　　1. 子宫收缩乏力　　产妇精神过度紧张，临产后过度使用镇静剂、麻醉剂；产程过

考点： 产后出血发生的最常见原因长或者难产，产妇体力衰竭；子宫过度膨胀、如双胎妊娠、羊水过多、巨大胎儿；子宫肌纤维发育不良，如子宫畸形或合并子宫肌瘤等，子宫肌水肿或渗血，如妊娠高血压综合征、严重贫血、子宫胎盘卒中。

2. 胎盘因素 胎盘剥离不全、胎盘剥离后滞留、胎盘嵌顿、胎盘粘连、胎盘植入、胎盘和胎膜残留等。

3. 软产道损伤 产程进展过快，胎儿过大，接产时未保护好会阴或阴道手术助产操作不当。

4. 凝血功能障碍 较少见，包括妊娠合并凝血功能障碍性疾病以及妊娠并发症导致凝血功能障碍两类情况。

护考链接

经产妇，36 岁。妊娠足月临产，胎儿胎盘娩出后，出现间歇性阴道流血，量较多，血液凝固。查体：血压下降，脉搏细数，子宫轮廓不清，子宫底无法触及，子宫体柔软。进一步的处理原则是

A. 防治感染　　　　B. 加强宫缩　　　　C. 输血
D. 清除残留胎盘　　E. 注意休息和营养

分析：答案是 B。正常分娩出血量多数不足 300ml。该产妇分娩后出血量较多，血液凝固，子宫轮廓不清，宫体柔软，说明阴道出血原因为子宫收缩乏力造成的，故处理原则为加强子宫收缩。

（二）身心状况

1. 子宫收缩乏力 出血多为间歇性阴道流血，血色暗红，有血凝块，宫缩差时出血量增多，宫缩改善时出血量减少。有时阴道流血量不多，但按压宫底有大量血液或血块自阴道涌出。若出血量多，出血速度快，产妇迅速出现休克表现，如面色苍白、头晕心悸、出冷汗、脉搏细弱、血压下降等。检查宫底升高，子宫体软，轮廓不清，按摩推压宫底有积血流出，使用宫缩剂后子宫变硬。

考点： 各种原因引起的产后出血的特征性表现**2. 胎盘因素** 胎盘娩出前阴道多量流血时首先考虑为胎盘剥离不全所致。胎盘部分粘连或部分植入时，胎盘未粘连或未植入的部分可发生剥离而引起出血不止。胎盘剥离不全或剥离后滞留宫腔，常表现为胎盘娩出前阴道流血量多伴有子宫收缩乏力；胎盘嵌顿时在子宫下段可发现狭窄环；胎盘残留导致阴道大量出血，检查娩出胎盘胎膜有断裂的血管即是。

3. 软产道裂伤 出血发生在胎儿娩出后，持续不断，血色为鲜红色，能自凝。检查子宫收缩良好，仔细检查软产道可明确裂伤及出血部位。子宫颈裂伤多发生在两侧，也可呈花瓣状，严重者延及子宫下段。

4. 凝血功能障碍 在孕前或妊娠期已有易于出血倾向，当胎盘剥离或软产道有裂伤时，由于凝血功能障碍，表现为子宫大量出血或持续不断出血，血液不凝，不易止血，伴全身不同部位的出血。

5. 心理 – 社会状况 产妇及家属见多量出血感恐惧，担忧身体健康和失去生命。

（三）辅助检查

检查血常规、血型及凝血功能。

三、护 理 问 题

1. 组织灌注量不足　与大量失血有关。

2. 有感染的危险　与机体失血、手术无菌操作不严格及卫生不良有关。

3. 恐惧　与担忧生命有关。

四、护 理 措 施

（一）抢救休克，改善组织灌注量不足

去枕平卧，吸氧，保暖，迅速建立静脉通道、快速补液，抽血、查血型、交叉配血，遵医嘱输血输液及时纠正休克；改善脑血氧供应，预防希恩综合征；严密观察生命体征、阴道流血量、宫底高度、子宫硬度、软产道损伤、流血是否凝固等。

> **案例 13-2 分析**
> 从病情分析看，小兰出现了产后出血的情况，出血原因为子宫收缩乏力，应迅速建立静脉通道，定血型、交叉配血，遵医嘱输血输液纠正休克，加强子宫收缩。

（二）协助医生迅速止血

1. 子宫收缩乏力

（1）按摩子宫：包括单手按摩、双手按摩（图 13-2、图 13-3）。

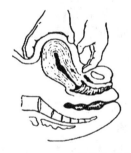　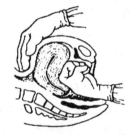

图 13-2　腹壁双手按摩子宫　　　　图 13-3　经腹部 - 阴道双手按摩子宫

（2）遵医嘱应用缩宫素：按摩子宫的同时，肌内注射或静脉缓慢注射缩宫素 10U（加入 10% 或 25% 葡萄糖溶液 20ml 内），然后用 10 ～ 30U 缩宫素溶于 10% 葡萄糖液 500ml 中静脉滴注；肌内或宫体直接注射麦角新碱 0.2mg（心脏病、高血压患者禁用）；也可采用米索前列醇 200μg 舌下含片，或卡前列甲酯栓 1mg 置于阴道后穹隆或肛门，或地诺前列酮 0.5 ～ 1mg 经腹或直接注入子宫肌层使子宫肌发生强烈收缩而止血。

考点：子宫收缩乏力性产后出血的护理措施

（3）宫腔内填塞纱布：在无输血及手术条件的情况下，应用无菌纱布条填塞宫腔，有明显止血作用。方法为术者一手在腹部固定宫底，另一手持卵圆钳将无菌纱布条送入宫腔内，自子宫底由内向外填紧（图 13-4）。均匀填塞，不留空隙，24 小时后缓慢取出纱布条，抽出前先注射缩宫素。宫腔内填塞纱布后应密切观察生命体征及子宫底高度和大小。同时给予抗生素预防感染。

2. 胎盘因素

（1）胎盘剥离后滞留者：膀胱过度膨胀应导尿排空膀胱，用手按摩使子宫收缩，另一手轻拉脐带协助胎盘、胎膜娩出。

（2）胎盘剥离不全或粘连伴阴道流血，应行人工徒手剥离胎盘术（图13-5）。

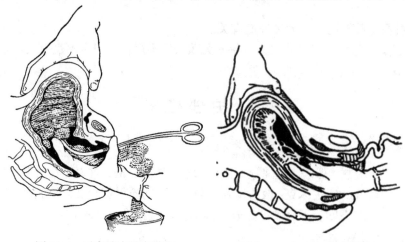

图13-4　子宫腔内纱布填塞　　　　图13-5　人工徒手剥离胎盘

（3）胎盘植入的处理：徒手剥离胎盘时发现胎盘与子宫壁关系紧密，界线不清，难以剥离；牵拉脐带，子宫壁与胎盘一起内陷，可能为胎盘植入，应立即停止剥离，考虑行子宫动脉栓塞术或子宫切除术。

（4）残留胎盘胎膜组织徒手取出困难时，可用大号刮匙清除。

（5）胎盘嵌顿在狭窄环以上者，可在全身麻醉下，待子宫狭窄环松解后用手取出胎盘。

3. 软产道裂伤出血　及时准确地修补、缝合裂口，可有效止血。

4. 凝血功能障碍　补充鲜血、纠正凝血功能；如阴道流血不止，应做好子宫切除术的准备。

（三）预防感染

保持会阴清洁卫生，每日冲洗会阴2次，注意恶露颜色、气味及会阴伤口，每日监测体温变化，监测白细胞及分类；遵医嘱使用抗生素。

（四）缓解恐惧心理

护士抢救工作应紧张有序，陪伴产妇，理解、支持及关心产妇，增强产妇的信任和安全感，消除恐惧心理。

护考链接

患者，女，宫内妊娠38周，G_1P_0，宫缩强，胎儿在宫缩期迅速娩出，新生儿体重4100g，总产程为3小时40分钟。产后有较多的持续性阴道流血，色鲜红，能凝固，出血原因最可能是

A. 胎盘剥离不全　　B. 胎盘植入　　　C. 产后宫缩乏力

D. 凝血功能障碍　　E. 软产道损伤

分析：由于新生儿体重＞4000g、总产程短、胎儿娩出后出现鲜红色出血，故选E。

五、健康指导

重视产前检查，对有产后出血危险的孕产妇应及时纠正，提前择期住院待产；做

好产程护理，防止产妇紧张和衰竭；教会产妇观察子宫复旧和恶露；早期哺乳，可以刺激子宫收缩，减少出血，嘱产妇定期复查血常规。

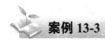 **链接**

晚期产后出血

晚期产后出血指分娩24小时后，在产褥期内发生的子宫大量出血，称晚期产后出血，以产后1～2周最常见。其中以胎盘、胎膜、蜕膜残留为最常见的原因，多发生在产后10天。子宫胎盘面附着感染或复旧不全多发生在2周；临床表现为产后24小时后出现反复大量阴道出血或有组织排出；治疗要点为针对原因对症处理。

第3节　羊水栓塞

案例 13-3

小兰妊娠39周，临产后宫缩较弱，护士遵医嘱给予静脉滴注缩宫素，破膜后不久突然出现寒战、呛咳、气急、烦躁不安，继而出现呼吸困难、发绀。测血压90/60mmHg，心率快而弱，P 110次/分，肺部听诊有湿啰音。

问题：

1. 小兰发生了什么情况？

2. 对小兰应该采取哪些护理措施？

要解释以上两个问题，在下面的学习中应完成哪些任务呢？

1. 要学习羊水栓塞的概念，熟悉羊水进入母体血循环的途径。

2. 进一步掌握羊水栓塞的特征性表现，如何对羊水栓塞患者进行急救护理。

请同学们熟记：羊水栓塞的概念，掌握羊水栓塞的急救护理。

一、疾病概述

羊水栓塞是指在分娩过程中羊水进入母体血液循环引起肺栓塞，导致出血、休克和发生弥散性血管内凝血（DIC）、肾衰竭等一系列的病理改变。产妇死亡率高达70%～80%。

考点：羊水栓塞的概念

胎膜破裂后羊水经子宫颈胎膜静脉或胎盘附着处的静脉窦进入母体血液循环，羊水中的有形成分如毳毛、胎儿脱落的上皮细胞、胎脂等进入肺循环，阻塞小血管造成肺动脉高压；羊水内的抗原成分引起Ⅰ型变态反应；羊水中某些成分可激发外源性凝血系统，使血管内产生广泛微血栓，消耗大量凝血因子，最终导致DIC。

考点：羊水栓塞的早期表现

处理要点：紧急抢救肺动脉高压，抗过敏，纠正呼吸循环衰竭、DIC和肾衰竭。

二、护理评估

评估有无羊水栓塞好发的原因和诱因：高龄产妇、多产妇、宫缩过强、胎膜早破、前置胎盘、胎盘早剥、子宫破裂、剖宫产术等。分娩过程中一旦出现烦躁不安、寒战、恶心、呕吐、气急等先兆症状，应警惕羊水栓塞的发生。继而出现呛咳、气急、呼吸困难、发绀，肺底部出现湿啰音，心率加快，面色苍白、四肢厥冷、血压下降等。严重者发病急骤，甚至没有先兆症状，仅尖叫一声或打一哈欠，血压迅速下降或消失，产妇多于数分钟内迅速死亡。产妇突然危在旦夕或突然死亡，家属无法接受，表现出否认、情绪激动、愤怒、过激等行为。迅速进行血常规、血小板计数、出凝血时间等各项辅助检查。

三、护理措施

（一）急救护理

考点：羊水栓塞患者的体位
（1）取半卧位或抬高头肩部卧位，加压给氧，必要时行气管切开，减轻肺水肿，改善脑缺氧。

（2）遵医嘱给予抢救

1）抗过敏：立即静脉注射地塞米松或氢化可的松，然后再静脉滴注给予维持。

2）解除肺动脉高压：罂粟碱——解除肺动脉高压的首选药物；阿托品——心率＞120 次 / 分者慎用；也可用氨茶碱静脉缓慢注射等。

3）抗休克：迅速建立静脉通道，遵医嘱输液、输血，维持有效循环血量，改善酸中毒。

（二）病情观察

（1）密切观察神志、面色、生命体征、尿量、阴道流血和全身出血情况、心肺功能。

（2）密切观察产程进展和胎心情况。

（3）配合医生做必要的实验室检查，如凝血功能检查、上腔静脉穿刺、痰液涂片检查等。

> **案例 13-3 分析**
>
> 小兰因使用缩宫素不当，子宫收缩过强，破膜后羊水进入血液循环造成羊水栓塞。应马上进行急救，立即停用缩宫素，取半卧位，正压给氧，必要时气管插管或切开，迅速建立静脉通道，按医嘱快速静脉注射盐酸罂粟碱（解除肺动脉高压首选）、地塞米松，维持有效循环血量。

（三）心理护理

对家属的情绪表示理解安慰，耐心倾听。向患者及家属介绍羊水栓塞的相关知识，取得患者和家属的配合和支持。

四、健 康 指 导

（1）人工破膜应在宫缩间歇进行。

（2）防止产道裂伤。

（3）严格掌握缩宫素的使用指征，防止宫缩过强。

（4）对于急产、宫缩过强、剖宫产、前置胎盘、胎盘早剥、高龄产妇等易引起羊水栓塞者，需密切注意观察。

小结

　　胎膜早破是指胎膜于临产前自发性破裂。孕妇突感阴道有不能自控的液体流出，一旦破膜应指导患者立即平卧并抬高臀部，勤听胎心、观察羊水性状，防治感染及胎儿窘迫。产后出血的原因很重要，根据不同情况给予加强子宫收缩、缝合软产道、助胎盘完整娩出、纠正凝血功能、抢救休克等处理。羊水栓塞病情凶险变化快，死亡率高，应及时抢救，包括及时加压给氧，抗过敏、抗休克、降低肺动脉高压和改善凝血功能等措施，罂粟碱是解除肺动脉高压的首选药物。

自 测 题

选择题

A₁ 型题

1. 下列关于胎膜早破护理的叙述错误的是（　　）

　　A. 立即听胎心并记录破膜时间

　　B. 破膜超过 12 小时尚未临产遵医嘱给予抗生素

　　C. 卧床休息，抬高臀部

　　D. 若头先露不需观察脐带脱垂情况

　　E. 注意羊水的性状和颜色

2. 产后出血为胎儿娩出后 24 小时内阴道出血量超过（　　）

　　A. 200ml　　　　　　　B. 300ml

　　C. 500ml　　　　　　　D. 800ml

　　E. 1000ml

3. 产后出血应急护理哪项不妥（　　）

　　A. 应迅速而又有条不紊地抢救

　　B. 医生到后，方可采取止血措施

　　C. 宫缩乏力引起的出血立即按摩子宫

　　D. 压出宫腔积血可促进宫缩

　　E. 遵医嘱注射子宫收缩剂

4. 下述不是产后出血病因的是（　　）

　　A. 胎盘滞留　　　　　　B. 产后宫缩乏力

　　C. 凝血功能障碍　　　　D. 软产道裂伤

　　E. 胎儿窘迫

5. 产后出血患者的处理原则是（　　）

　　A. 止血、扩容、抗休克、抗感染

　　B. 输血、抗凝、抗感染、抗休克

　　C. 纠酸、抗凝、抗感染、抗休克

　　D. 切除子宫、扩容、抗感染

　　E. 严密观察病情变化，不急于处理

6. 关于羊水栓塞的处理正确的是（　　）

　　A. 解除肺动脉高压，纠正缺氧

　　B. 立即终止妊娠，可提高治愈率

　　C. 出血不止时，立即应用肝素抗凝

　　D. 慎用肾上腺皮质激素

　　E. 休克早期禁用右旋糖酐 40

A₂ 型题

7. 孕妇，25 岁，孕 37 周，晨起发现阴道流液，入院后诊断为胎膜早破。护士应指导孕妇的体位是（　　）

　　A. 仰卧位　　　　　　　B. 右侧卧位

　　C. 头高足低位

　　D. 左侧卧位，抬高臀部

　　E. 半坐卧位

8. 初产妇，孕 35 周，因有液体从阴道流出而入院，无腹痛。行肛查，触不到羊膜囊，上推胎儿先露部可见到流液量增多。胎心率正常。最可能的诊断为（　　）

　　A. 先兆流产　　　　　　B. 先兆早产

　　C. 临产　　　　　　　　D. 胎膜早破

　　E. 胎盘早剥

9. 初产妇，经助产分娩一男婴，胎盘娩出后阴道持续出血约 800ml。护士采取的正确措施是（　　）

　　A. 不能按摩子宫，以免再出血

　　B. 检查胎盘、胎膜是否完整

　　C. 会阴垫不用保留

　　D. 产后 6 小时下床活动

E. 阴道灌洗每天 2 次

10. 某产妇，自然分娩一女婴，产后阴道持续出血，胎儿娩出后 24 小时出血量达 800ml，检查子宫软，按摩后子宫变硬，阴道流血减少，该产妇诊断为产后出血。该产妇最不可能出现的护理问题是（　　）

A. 有组织灌注量改变的危险

B. 有感染的危险

C. 疲乏

D. 有受伤的危险

E. 焦虑

11. 患者，女，宫内妊娠 38 周，孕 1 产 0，宫缩强，胎儿在宫缩期迅速娩出，婴儿体重 4100g，总产程为 3 小时 40 分钟。产后有较多的持续性阴道流血，色鲜红，能凝固，出血原因最可能是（　　）

A. 胎盘剥离不全

B. 胎盘植入

C. 产后宫缩乏力

D. 凝血功能障碍

E. 软产道损伤

12. 产妇，28 岁，自然分娩一女婴，产后 3 小时出血约 800ml。为处理产后出血，使用宫腔填塞纱布条的情形是（　　）

A. 软产道裂伤

B. 胎盘因素导致的产后出血

C. 凝血功能障碍

D. 子宫全部松弛无力，缺乏输血条件，病情危急时

E. 按摩子宫无效时

13. 产妇，26 岁，孕期常规检查无异常，第二产程破膜后突然出现呛咳，烦躁，呼吸困难，随即昏迷，血压 50/30mmHg。该产妇可能发生休克的原因是（　　）

A. 子宫破裂　　　　　　B. 胎盘早剥

C. 产时子痫　　　　　　D. 羊水栓塞

E. 胎儿窘迫

A₃/A₄ 型题

（14 ～ 16 题共用题干）

初产妇，30 岁，妊娠 38 周，侧切自然分娩一健康男婴，胎盘正常娩出。产后 1 小时发现产妇面色苍白，出冷汗，阴道流血量较多，主诉头晕、心慌和口渴。血压 90/50mmHg，脉搏 120 次 / 分，既往有血小板减少症，无高血压及低血压，无贫血史。

14. 最有可能的诊断为（　　）

A. 产后出血　　　　　　B. 胎膜早破

C. 贫血　　　　　　　　D. 先兆子宫破裂

E. 羊水栓塞

15. 导致该种疾病最可能的诱发因素是（　　）

A. 低血压　　　　　　　B. 贫血

C. 阴道裂伤　　　　　　D. 血小板减少症

E. 妊娠高血压疾病

16. 该种疾病 80% 以上发生于（　　）

A. 分娩过程中　　　　　B. 产后 1 小时内

C. 产后 2 小时内　　　　D. 产后 4 小时内

E. 产后 24 小时内

（黄珍玲）

14

第十四章 异常产褥产妇的护理

顺利分娩下小宝宝后，产褥期本该可以放松一下紧张的心情了，可是有少数产妇却出现发热、腹痛、恶露增多及有臭味等产褥感染症状；有的还出现情绪低落、喜怒无常、失眠、食欲缺乏、注意力不集中、对新生儿啼哭反应迟钝等产后抑郁现象。那么她们该怎么办？带着问题我们一起来学习如何对异常产褥期的患者进行防御和护理。

第1节 产褥感染

 案例 14-1

小兰于 10 天前在会阴侧切下分娩一活女婴，全家人幸福万分，然而小兰的左下肢今天却肿胀起来了，疼痛不已，皮肤发白，无法行走，她到底出现了什么情况？而她的一位闺蜜小李因胎膜早破一周后行剖宫产术，术后 3 天，体温升高至 39℃ 且高热不退，腹痛、恶露增多并有臭味。

问题：

1. 小兰、小李究竟怎么啦？

2. 为什么会发生这种情况？

要解释以上两个问题，在下面的学习中应完成哪些任务呢？

1. 熟悉产褥感染的概念，产褥感染的诱因，产褥感染的病原体。

2. 熟悉产褥感染的临床表现。

3. 掌握产褥感染的护理措施。

请同学们熟记：产褥感染的概念、产褥感染的诱因、产褥感染患者休息的体位。

一、疾病概要

产褥感染是指分娩及产褥期生殖道受内外病原体侵袭引起的局部或全身的感染。产褥病率是指分娩 24 小时以后的 10 日内，每日用口表测量体温 4 次，每次间隔 4 小时，体温有 2 次达到或超过 38℃。产褥病率多数是由于产褥感染引起的，也可由呼吸道、泌尿生殖道或乳腺等部位的炎症引起。

考点：产褥感染、产褥病率的概念，两者之间的关系

（一）诱因

一切消弱产妇生殖道和全身防御能力的因素都会诱发产褥感染。如胎膜早破、严重的贫血、产科介入操作、体质虚弱、孕期卫生不良等。

（二）感染途径

内源性感染，孕妇体内的病原体在出现诱因后可能发病。大多数产褥感染多为内源性细菌所致。

外源性感染，外界的病原体进入产道引起的感染，如消毒不严的医疗器械、被污染的衣物等。

考点： 产褥感染的诱因，产褥感染的病原体

（三）病原体

病原体有多种，包括需氧菌、厌氧菌、支原体和衣原体等，以厌氧菌为主。许多非致病菌在特定的条件下也会致病。

（四）治疗原则

1. 支持疗法 增加营养和休息，纠正贫血与电解质紊乱，增强机体免疫力。

2. 应用抗生素 根据细菌培养结果和药敏试验选用有效抗生素。严重者选用广谱、高效抗生素联合治疗，必要时短期内加用肾上腺皮质激素。

3. 清除病灶 采用清除宫腔、盆腔残留物，脓肿切开引流等方法。

4. 血栓性静脉炎 用肝素、双香豆素或用活血化瘀中药治疗。

二、护 理 评 估

（一）健康史

询问有无胎膜早破、产道损伤、产程延长、产后出血、贫血、糖尿病等。

考点： 产褥感染的最常见的临床类型

（二）身心状况

1. 外阴伤口感染 伤口局部红肿、疼痛、有脓性分泌物，严重者发生伤口裂开，可伴发热。

2. 急性阴道炎、子宫颈炎 阴道部疼痛，恶露量多甚至呈脓性，阴道、子宫颈黏膜充血、水肿、溃疡。

3. 急性子宫内膜炎、子宫肌炎 下腹部疼痛及压痛，恶露量多、混浊、有臭味，子宫复旧不良。子宫内膜炎是产褥感染最常见的病变。

4. 急性盆腔结缔组织炎和急性附件炎 局部感染扩散到子宫周围组织而引起盆腔结缔组织炎，波及输卵管和卵巢可引起附件炎。患者可出现持续性的高热、寒战、腹痛、单侧或双侧下腹压痛。

5. 急性盆腔炎与弥漫性腹膜炎 炎症扩散到子宫浆膜层，形成急性盆腔腹膜炎，继而发展成弥漫性腹膜炎，出现全身中毒症状，病情严重。

6. 血栓性静脉炎 炎症向上扩散引起盆腔内血栓性静脉炎。盆腔静脉炎可向下扩散形成下肢深静脉炎，当下肢血栓性静脉炎影响到血液回流时，可出现下肢持续性疼痛、水肿、局部皮肤发白，习称"股白肿"，小腿深静脉栓塞时可出现腓肠肌及足底部疼痛。

7. 脓毒血症和败血症 感染的血栓脱落进入血液循环，可以起脓毒血症。如大量细菌进入血液循环并繁殖则会形成败血症，可危及生命。

案例 14-1 分析

　　小兰分娩时行会阴切开术，小李胎膜早破一周后行剖宫产术，都是产褥感染的发病原因，所以小兰和小李都是患了产褥感染。小兰因炎症向下扩散形成下肢血栓性静脉炎影响到血液回流时，出现下肢持续性疼痛、局部皮肤发白，习称"股白肿"。小李由于胎膜早破一周，分娩时又行剖宫产术，炎症感染宫腔，造成急性子宫内膜炎。

（三）心理 - 社会状况

　　患者因会阴伤口疼痛、恶露脓臭味、腹痛而焦虑担忧，如进一步加重可出现高热、寒战，腹痛、压痛、反跳痛，甚至出现下肢肿胀发白，患者和家属恐慌不已。

（四）辅助检查

　　1. 实验室检查　　白细胞计数增高，尤其是中性粒细胞；红细胞沉降率加快；阴道分泌物培养出致病菌。

　　2. CT、B 超检查　　能对炎性包块、脓肿及静脉血栓做出定位及定性诊断。

三、护理问题

　　1. 体温过高　　与感染有关。

　　2. 急性疼痛　　与盆腔炎及伤口炎症刺激有关。

　　3. 焦虑　　与担心预后有关。

　　4. 知识缺乏　　与产妇或家属不了解正确的清洁和预防措施有关。

四、护理措施

（一）一般护理

　　保持病室内温湿度适宜、安静、空气清新，注意保暖。保持床单、衣物、用物的清洁干燥，保证产妇的舒适。指导患者半卧位或抬高床头，促进恶露引流、炎症局限，防止感染扩散。给予高热量、高蛋白、高维生素的易消化饮食，注意多饮水，必要时可静脉补充液体。

（二）心理护理

考点： 产褥感染患者休息的体位

　　向患者和家属解释病情、治疗及预后情况，取得他们的理解配合。对暂停哺乳的产妇，应向产妇及家属解释原因，并告知感染控制后可继续哺乳，消除产妇顾虑。

（三）病情观察

　　评估产妇的全身情况，发热、寒战、恶心、呕吐、腹痛、下肢疼痛等是否减轻，恶露的量、颜色、气味、子宫复旧的情况及会阴部的伤口情况，并做好记录。

（四）治疗护理

　　1. 控制感染　　遵医嘱正确使用广谱高效抗生素。

　　2. 支持疗法　　增强患者机体体质和抵抗力。

3. 局部治疗 做好伤口修补、脓肿切开引流、清宫术及后穹隆穿刺术等术前准备及护理。

4. 对症治疗 体温超过39℃者给予物理降温，必要时静脉补液，提高机体抵抗力。会阴侧切者，应健侧卧位，及时更换卫生垫，保持切口干燥、清洁。下肢血栓性静脉炎者，嘱其抬高患肢，局部保暖并给予热敷，以促进血液循环、减轻肿胀。

五、健康指导

（1）教会患者清洁外阴的方法，可用 1 ：5000 的高锰酸钾溶液每天擦洗或冲洗外阴 2 次，保持局部清洁干燥。

（2）注意恶露及伤口愈合情况，及时发现感染迹象。

（3）褥汗较多时注意及时更换内衣，保持室内温度恒定，防止感冒。

（4）清洁外阴的盆、毛巾专用，内裤要单独洗晒。

（5）产前两个月及产褥期避免性生活。

（6）出院后按医嘱进行复诊。

 护考链接

产妇，34 岁，产后 3 天出现低热，下腹痛，恶露增多伴臭味。查体：发现子宫软，有压痛，子宫底脐上一指。作为责任护士，你应该建议患者采取的体位是

A. 平卧位 　　　　B. 半卧位 　　　　C. 左侧卧位

D. 右侧卧位 　　　E. 中凹卧位

分析：该产妇考虑为产褥感染。产褥感染的患者应该取半卧位，有利于恶露引流、炎症局限，防止感染扩散。故选 B。

第 2 节　产后抑郁

 案例 14-2

小李，32 岁，足月妊娠，临产后第二产程宫缩乏力，经胎头吸引助产娩出一女婴。新生儿娩出后哭声低微，重度窒息，经积极抢救后好转，住院 5 日后出院。出院 2 周以来小李情绪低落、食欲缺乏，反复自诉担心新生儿健康，还多次哭泣，近日出现失眠、注意力不集中，对宝宝的啼哭反应迟钝，置之不理。

问题：

1. 小李究竟怎么啦？

2. 应采取哪些护理措施？

要解释以上两个问题，在下面的学习中应完成哪些任务呢？

1. 熟悉产后抑郁的概念，产后抑郁发生的诱因。

2. 熟悉产后抑郁的临床表现、护理措施。

一、疾病概述

产后抑郁是女性在产褥期发生的抑郁症状，是一种非精神病性抑郁综合征。通常

在产后 2 周左右出现症状，表现为激惹、焦虑、沮丧及对自身和婴儿健康过度担忧，常失去生活自理及照料婴儿的能力，有时还会陷入错乱或嗜睡状态。

（一）病因

1. 分娩因素 产时及产后各种不良因素的刺激，如疼痛、难产、滞产、产科并发症等，都会在一定程度上造成产妇的紧张和焦虑。

2. 心理因素 产妇的个性特征是非常重要的因素。产妇本身情绪不稳定，性格内向、好强求全、以自我为中心等易发生产后抑郁。另外，产妇对胎儿性别不满意，对母亲角色不能适应，对面临的困难没有充足的心理准备，心理压力过大，以及对分娩的相关知识了解不够，对分娩充满恐惧等容易发生产后抑郁。

3. 内分泌因素 产后体内激素的迅速变化在产后抑郁的发病中起了一定的作用。

4. 社会因素 同期遇到的社会应激事件越多，发生产后抑郁的可能性就越大。

5. 遗传因素 这是产后心理障碍的潜在因素。有精神病家族史或家族抑郁症病史的产妇，产后抑郁的发病率高。

（二）临床表现

产后抑郁一般发生于产后 2 周，可持续数周到一年。表现为易疲劳、注意力不集中、失眠、乏力；对事物缺乏兴趣，社会行为退缩，失去生活自理及照料婴儿的能力；自责、过度担心婴儿受伤害。重者可有伤害婴儿及自我伤害行为。

（三）治疗原则

评估病情，识别诱因，缓解压力，对症处理。

链接

产后抑郁症的诊断标准

1994 年，美国精神病学会制定的"产后抑郁症的诊断标准"为目前比较明确的诊断标准：在产后 2 周内出现下列症状中的 5 条或 5 条以上，并至少有一条为情绪抑郁或者缺乏兴趣或愉悦：①情绪抑郁；②对全部或多数活动明显缺乏兴趣或愉悦；③体重明显下降或增加；④失眠或睡眠过度；⑤精神运动性兴奋或阻滞；⑥疲劳或乏力；⑦遇事皆感毫无意义或自罪感；⑧思维力减退或注意力溃散；⑨反复出现死亡想法。

二、护理评估

（一）健康史

全面评估患者的个人史、家族史、有无重大精神创伤史、本次妊娠的经过和心理状态，有无难产、滞产、手术产、产时及产后的并发症，了解婚姻状况等。

（二）身心状况

评估产妇的情绪变化与心理状态，是否有焦虑、恐惧等，观察日常行为及照顾婴儿的能力，观察人际交往与社会支持系统的情况等。

三、护理问题

1. 应对无效 与产妇的抑郁有关。
2. 有暴力行为的危险 与产后抑郁有关。
3. 有自杀的危险 与产后抑郁有关。

四、护理措施

（一）心理护理

耐心倾听产妇倾诉，积极开展心理疏导，解除心理压力；高度警惕伤害性行为的发生，注意安全，必要时请心理医生会诊。

（二）一般护理

尽早识别有抑郁倾向的产妇，及时给予相应的心理辅导，减轻压力并采取措施保证产妇足够的休息和睡眠；对有并发症的妇女要积极治疗原发疾病，避免忧郁症状加重。

（三）药物治疗

对症状较严重者，遵医嘱指导产妇正确应用抗抑郁药。但对于哺乳期妇女，应慎重用药。

（四）鼓励产妇多接触婴儿

指导其与婴儿交流接触的方法，使其尽快适应母亲角色。

五、健康指导

(1) 指导产妇保持情绪稳定，主动照顾婴儿。
(2) 指导家属与产妇交流接触的方法，给予产妇高度重视，增强心理支持和社会支持。

案例 14-2 分析

小李患产后抑郁症的可能性大。由于分娩过程的不良因素刺激，如疼痛、难产、产科介入手术等，会在一定程度上造成产妇的紧张和焦虑，这是产后抑郁发生的病因之一，小李分娩时因宫缩乏力采用了胎头吸引术，所以过度紧张担忧新生儿的健康，心理压力过大，加上对分娩的相关知识了解不够等所以发生产后抑郁。

┃小结┃

产褥感染是分娩时及产褥期生殖道受病原体感染而引起的局部和全身炎性病变，是一种严重威胁产妇健康的疾病；多为需氧菌和厌氧菌混合感染，以厌氧菌感染多见，临床上多表现为产后发热、腹痛及恶露异常；一旦出现应积极给予抗生素治疗和对症处理，加强营养和休息，防止留下后遗症。产后抑郁症是产后发生的心情压抑，是一种非精神病性抑郁综合征，不仅影响母亲角色的建立，还严重影响产妇的健康和生活质量。应及时给予产妇心理疏导，减轻压力，增强家属和社会的支持。

自测题

选择题

A_1 型题

1. 下列产褥感染护理中不妥的是（ ）

   A. 防止交叉感染，进行床边隔离

   B. 产妇平卧，臀部抬高

   C. 体温超过 38℃ 应停止哺乳

   D. 保证营养摄入 E. 保持外阴清洁

2. 关于产褥感染的防治，下述不妥的是（ ）

   A. 加强孕期保健

   B. 产时尽量少做肛查

   C. 产前、产时常规用抗生素

   D. 产褥期保持外阴清洁

   E. 掌握阴道检查的适应证

3. 关于产褥感染的原因叙述错误的是（ ）

   A. 产道存在细菌

   B. 妊娠末期性交 / 盆浴史

   C. 医务人员呼吸道传播

   D. 缩宫素的使用

   E. 产程延长及手术助产

4. 下列无助于改善产后抑郁的是（ ）

   A. 家人的关心、理解

   B. 进行心理咨询

   C. 参加产前宣教学习

   D. 让产妇多照顾孩子以转移注意力

   E. 适当药物治疗

A_2 型题

5. 患者，女，足月产后 3 天，出现下腹痛，体温不高，恶露多，有臭味，子宫底脐上一指，子宫体软。考虑其最可能的病理是（ ）

   A. 子宫内膜炎 B. 子宫肌炎

   C. 盆腔结缔组织炎 D. 急性输卵管炎

   E. 腹膜炎

6. 经产妇，32 岁，顺产一健康新生儿后第 2 天，护士观察到该产妇的何种临床表现，应立即报告医生（ ）

   A. 口腔温度为 36.8℃

   B. 脉率 109 次 / 分

   C. 汗液分泌增多

   D. 血压 120/80mmHg

   E. 呼吸频率 20 次 / 分

7. 初产妇，30 岁，顺产。产后 2 天会阴侧切口红肿。给予患者局部湿热敷，宜选择（ ）

   A. 1% 乳酸溶液 B. 5% 碘伏

   C. 2% 碳酸氢钠溶液 D. 50% 硫酸镁溶液

   E. 1 : 5000 高锰酸钾溶液

A_3/A_4 型

（8 ~ 9 题共用题干）

　　某产妇产后 3 天，体温 38℃，自觉腹痛，宫底脐上一指，宫体软，恶露多，味臭。

8. 首先考虑的诊断为（ ）

   A. 子宫内膜炎、子宫肌炎

   B. 急性盆腔结缔组织炎

   C. 急性输卵管炎

   D. 弥散性腹膜炎

   E. 血栓性静脉炎

9. 该产妇应采取的体位是（ ）

   A. 去枕平卧位 B. 半卧位

   C. 左侧卧位 D. 右侧卧位

   E. 膝胸卧位

（黄珍玲）

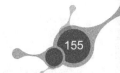

15

第十五章　生殖系统炎症妇女的护理

我们经常听说妇科病、妇科炎症，那么妇科病到底是什么呢？其实，在生活中最常见的妇科疾病是女性生殖系统炎症，主要包括外阴炎、阴道炎、子宫颈炎及盆腔炎性疾病，其中以阴道炎和子宫颈炎最为多见，下面就让我们共同学习吧。

第 1 节　概　　述

 案例 15-1

小红，14 岁，青春期女孩，月经来潮 3 个月，听同伴说来月经会引起生殖器官感染，较为恐慌，来院咨询。

问题：要解除小红的恐慌，在下面的学习中应完成哪些任务呢？

1. 认识女性生殖系统的自然防御功能有哪些，告知小红是否会感染。

2. 认识常见的感染是哪些病原体，传播途径有哪些？

一、女性生殖器官自然防御功能

正常女性的阴道和外界相通，内有病原体存在，但不一定感染，主要是因为女性生殖道有较为完善的防御功能。

考点： 阴道自净作用

1. 外阴　两侧大小阴唇自然合拢遮掩阴道口、尿道口，防止外界污染。

2. 阴道　阴道口闭合，阴道前后壁紧贴。青春期后，卵巢分泌雌激素使阴道上皮增生、糖原增加，在阴道乳杆菌的作用下分解成乳酸，维持阴道 pH 为 3.8 ～ 4.4，抑制大多数细菌的生长，称为阴道自净作用。

3. 子宫颈　非排卵期子宫颈口紧闭，子宫颈腺体分泌"黏液栓"，堵在子宫颈口，防止病原微生物侵入。

4. 子宫内膜　生育期妇女子宫内膜周期性剥落、子宫内膜分泌液含乳铁蛋白、溶菌酶，能清除少量侵入宫腔的病原体。

5. 输卵管　输卵管黏膜上皮纤毛向宫腔方向蠕动，阻止病原体入侵。

二、常见病原体

临床上，引起感染的病原体可以单独存在，也可以为混合感染，常见的病原体如下：

细菌：大肠埃希菌、淋病奈瑟菌、葡萄球菌等。

原虫：主要为阴道毛滴虫。

真菌：假丝酵母菌多见。

病毒：人乳头状病毒、疱疹病毒多见。

其他：梅毒螺旋体、沙眼衣原体、支原体多见。

三、传播途径

沿着生殖道黏膜上行传播是较为常见的传播途径，另外，还有血液传播、淋巴传播和直接蔓延。

第 2 节　外阴部炎

外阴部炎包括外阴炎及前庭大腺炎。

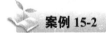 **案例 15-2**

小美，16 岁，喜欢穿质地较硬的紧身牛仔裤，喜欢使用卫生护垫；小梁原有假丝酵母菌阴道炎，近半个月来两人均感到外阴瘙痒，来院咨询。

问题：要解释小美和小梁的问题，在下面的学习中应完成哪些任务呢？

1. 根据评估判断小梁和小美发生了什么问题？

2. 对她们的护理措施有哪些？

一、外阴炎

外阴炎指外阴部的皮肤与黏膜发生的炎症，多由于阴道炎性分泌物的刺激、外阴不洁和局部使用化学刺激物过敏等引起。

（一）护理评估

1. 健康史　询问有无阴道炎病史及使用不洁卫生棉史，尿液、粪便刺激和穿紧身化纤内裤等诱因。

2. 身心状况

（1）身体状况：外阴皮肤瘙痒、烧灼感、疼痛，于性交、活动后加重。检查见局部充血、肿胀、糜烂。

（2）心理 - 社会状况：患者因不了解病情、外阴局部不适而影响工作、睡眠，产生情绪低落、焦虑等。

3. 辅助检查　白带常规、糖尿病患者查尿糖、幼儿加查寄生虫。

（二）护理问题

1. 舒适度改变与皮肤完整性受损 与外阴阴道炎症有关。

2. 焦虑 与不了解病情有关。

（三）护理措施

1. 一般护理 保持外阴清洁干燥，清淡饮食。

2. 心理护理 与患者沟通，耐心解释发病原因、病情转归，消除患者的顾虑。

3. 病情观察 关注于皮肤的完整性和瘙痒的程度。

4. 治疗护理 去除病因，积极治疗原发病，选用相应药液坐浴，局部涂抗生素软膏。如因假丝酵母菌性阴道炎所致外阴炎局部涂抗真菌软膏。

（四）健康指导

注意外阴部卫生，勤换洗内裤，禁穿有刺激性的紧身化纤内裤，避免搔抓外阴部。有糖尿病、阴道炎等应积极治疗。

> **案例 15-2 分析**
>
> 小美和小梁都患上了外阴炎，小美的病因是穿质地硬的紧身牛仔裤、用卫生护垫，去除病因，按一般治疗即可。小梁是由于假丝酵母菌阴道炎引起，详见本章第 3 节中"外阴阴道假丝酵母菌病"。

二、前庭大腺炎

案例 15-3

患者王女士，28 岁，已婚，因外阴肿痛 1 周就诊。妇科检查：外阴左侧红肿，大阴唇下 1/3 处有直径约 3cm 的囊性包块，压痛明显，诊断为：前庭大腺炎。

问题：要解释王女士的问题，在下面的学习中应完成哪些任务呢？

1. 诊断王女士患前庭大腺炎的评估依据是什么？

2. 您为王女士制订的护理措施是什么？

（一）护理评估

1. 健康史 询问有无阴道炎病史，评估患者卫生习惯。

2. 身心状况

（1）身体状况：急性期患者可有发热等全身症状，还有外阴坠胀或性交不适。妇科检查炎症多为一侧，典型的病灶局部红、肿、热、痛，当脓肿形成时，直径可达 3～6cm，有波动感。慢性期主要表现为前庭大腺囊肿，大小不等，可持续数年，局部可触及无压痛的结节。

（2）心理 - 社会状况：患者因不了解病情、外阴局部不适或疼痛而焦虑，又由于患病部位的隐秘性，未婚患者因害羞不愿来妇科就诊。

（二）护理问题

1. 疼痛 与局部炎症刺激有关。

2. 皮肤完整性受损　与手术或脓肿自溃有关。

（三）护理措施

（1）急性期卧床休息，保持外阴清洁干燥。

（2）按医嘱给予抗生素及止痛药，同时可用中药坐浴。

（3）脓肿、囊肿造口术后要引流，每日换药1次；氯己定棉球擦洗外阴，每日2次；伤口愈合后可用1∶5000高锰酸钾液坐浴。

（四）健康指导

注意外阴部卫生，勤换洗内裤，禁穿有刺激性的紧身化纤内裤；有糖尿病、阴道炎等应积极治疗。

> **案例15-3分析**
>
> 　　主要的评估依据为外阴不适，妇科检查：一侧大阴唇红、肿、热、痛，形成脓（囊）肿。患者王女士的护理措施主要为：卧床休息，按医嘱给予抗生素及止痛药；切开引流、换药，指导王女生保持外阴清洁干燥，避免感染。

第3节　阴道炎

阴道炎是阴道黏膜及黏膜下结缔组织的炎症，是最常见的女性生殖器官炎症，为妇科门诊常见的疾病，各年龄阶段均可罹患。

一、滴虫性阴道炎

案例15-4

患者卫女士，29岁，已婚。因1周前出现外阴瘙痒，阴道分泌物增多而就诊。妇科检查：外阴及阴道黏膜炎性改变，阴道内有大量黄白色、稀薄、泡沫状白带，有异味，白带常规可见活动的阴道毛滴虫。

问题：为更好地帮助卫女士，要在下面的学习中完成哪些任务呢？

1. 识记滴虫性阴道炎的白带特征。
2. 学会滴虫性阴道炎的护理措施。
3. 学会指导卫女士生活中要注意的问题。

（一）疾病概述

滴虫性阴道炎由阴道毛滴虫（图15-1）感染引起。阴道毛滴虫适宜在pH 5.2～6.6的潮湿环境中生长。月经前后阴道pH发生变化，经后接近中性，隐藏在腺体及阴道皱襞中的滴虫于月经前后繁殖而发病。少数患者有滴虫存在，但无炎性表现，称为带虫者。**考点：滴虫性阴道炎主要的传播途径**

滴虫性阴道炎经性交直接传播，也可通过公共浴池、浴具、游泳池、坐式马桶、污染的妇科检查器具、敷料等间接传播。治疗原则为全身及局部用药同时进行，杀灭阴道毛滴虫，恢复阴道自净作用。

（二）护理评估

1. 健康史　注意询问有无不洁性生活史；有无使用公共浴池、浴具、游泳池、坐式马桶史或其他间接接触史。

2. 身心状况

（1）身体状况：主要症状为外阴瘙痒、疼痛、灼热感，白带增多。妇科检查：阴道黏膜充血，严重者有散在的出血点。典型的白带特征为灰黄色、稀薄、泡沫状（图 15-2），若合并细菌混合感染，则呈脓性，有臭味。毛滴虫吞噬精子，可导致不孕。

（2）心理 - 社会状况：患者因不了解病情、外阴局部不适、疼痛或久治不愈而焦虑，又由于患病部位的隐秘性，未婚患者因害羞不愿来妇科就诊。

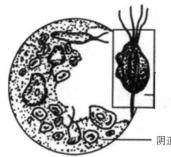

阴道毛滴虫

图 15-1　阴道毛滴虫

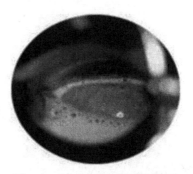

图 15-2　滴虫性阴道炎典型白带

3. 辅助检查　0.9% 氯化钠溶液悬滴法，显微镜下可见呈波状运动的滴虫及增多的白细胞。此法敏感性达 60% ～ 70%。分泌物培养法准确率达 98% 左右。

（三）护理问题

1. 舒适改变与组织受损　与外阴瘙痒、疼痛等有关。

2. 焦虑　与知识缺乏、病程长、反复感染有关。

（四）护理措施

1. 一般护理　加强自我护理，注意个人卫生，保持会阴清洁、干燥。嘱患者在治疗期间应将所用盆具、浴巾、内裤等消毒，以免交叉或重复感染。

2. 心理护理　关心患者的疾苦，耐心听患者诉说，尽可能满足患者的要求，解除患者的顾虑，增强患者治疗的信心，减轻患者的压力，取得患者的支持和理解。

3. 治疗护理

（1）用药护理：需全身用药者应告知口

服甲硝唑（或替硝唑）可能出现的胃肠道反应等不适，一旦发现报告医师并停药；局部用药者应教会患者阴道置药的方法及注意事项（详见本书第二十一章）。性伴侣同时治疗。

（2）用药注意事项：甲硝唑可通过胎盘屏障及乳汁排泄，故妊娠 20 周前、哺乳期禁用。服甲硝唑或替硝唑 24～72 小时内禁止饮酒。

（3）治愈标准及随访：治愈标准为月经干净后 3 次阴道分泌物检查阴性。告知患者取分泌物检查前 24～48 小时避免性生活、阴道灌洗和局部用药。

护考链接

滴虫性阴道炎患者，前来咨询避孕措施，最佳的避孕措施是

A. 避孕药　　　　B. 安全期避孕
C. 节育器　　　　D. 阴茎套
E. 结扎术

分析：滴虫性阴道炎患者既避孕、又防止接触感染的方法是使用阴茎套，故选 D。

考点：滴虫性阴道炎甲硝唑的用药护理

（五）健康指导

养成良好的卫生习惯，勤换内裤。治疗期间禁止性生活，月经期停止坐浴。遵医嘱必须坚持治疗达到规定的疗程。告知用药反应。服甲硝唑偶见胃肠道反应，头痛、皮疹、白细胞减少等，如出现上述情况应停药。

案例 15-4 分析

患者卫女士患了滴虫性阴道炎，典型的阴道分泌物为灰黄色、稀薄、泡沫状，若合并细菌感染，则呈脓性，有臭味。护理措施主要为：用甲硝唑和甲硝唑泡腾片杀灭滴虫；生活中要注意个人卫生及生活用具的消毒，以免重复感染。

二、外阴阴道假丝酵母菌病

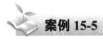

案例 15-5

张女士，35 岁，有肺结核服药史。自述外阴瘙痒，白带呈豆腐渣样。妇科检查：外阴有抓痕，黏膜有白色膜状物附着。初步考虑为阴道假丝酵母菌病。

问题：要解释张女生的问题，在下面的学习中应完成哪些任务呢？

1. 诱发外阴阴道假丝酵母菌病的因素有哪些？

2. 典型白带的特征是什么？

3. 您认为对张女士的护理措施应该有哪些？

（一）疾病概述

外阴阴道假丝酵母菌病（VVC）亦称外阴阴道念珠菌病，80%～90% 病原体为白色假丝酵母菌，为条件致病菌，阴道 pH 降低易生长繁殖。若 pH 大于 4.5 可能存在细菌混合性感染。其可分为单纯性 VVC 和一年内发病大于 4 次的复杂性 VVC。本病多见于孕妇、糖尿病、应用大量雌激素及长期应用抗生素的患者。外阴阴道假丝酵母菌病主要由阴道、口腔、肠道内寄生的假丝酵母菌条件致病，少数经性交或用物传播。消除诱因，根据患者情况选择全身或局部用药为治疗原则。

考点：外阴阴道假丝酵母菌病主要的致病原因

（二）护理评估

1. 健康史 询问是否妊娠，有无糖尿病及接受雌激素或抗生素治疗史；有无不洁性生活史；有无间接接触史。

2. 身心状况

（1）身体状况：主要症状为外阴瘙痒和白带增多。外阴奇痒，严重时坐卧不安，可伴有尿频、尿痛及性交痛。典型的白带特征为白色、稠厚，呈凝乳状或豆渣样。妇科检查可见阴道黏膜有白色膜状物附着，擦除后露出红肿黏膜面，甚至糜烂和溃疡。

（2）心理 - 社会状况：患者因外阴奇痒影响工作、睡眠和性生活而产生情绪低落、焦虑，因不了解病情，疾病复发、久治不愈而忧心忡忡。

3. 辅助检查 悬滴液检查：取分泌物少许放在 10% 氢氧化钾溶液的玻片上，混匀后在显微镜下找芽孢和假菌丝。

（三）护理问题

1. 焦虑 与知识缺乏、病程长或疗效不明显有关。

2. 舒适度改变 与外阴瘙痒、疼痛、分泌物增多有关。

（四）护理措施

1. 一般护理 同滴虫性阴道炎。

2. 用药护理 单纯性 VVC 以阴道局部抗真菌治疗为主，应教会患者阴道置药的方法及注意事项（详见本书第二十一章）。复杂性 VVC 则应延长治疗时间，同时口服抗真菌药物，需告知口服药可能出现的胃肠道反应等不适，一旦发现报告医师并停药；性伴侣有临床症状者同时治疗。

3. 检查配合 告知患者取分泌物前24～48小时避免性生活、阴道灌洗和局部用药。分泌物取出后及时送检。

护考链接

外阴阴道假丝酵母菌病患者前来复查，下述错误的是

A. 24～48 小时避免性生活　　B. 24～48 小时避免阴道冲洗

C. 24～48 小时避免阴道置药　　D. 月经干净后复查

E. 月经来潮前复查

分析：一般阴道炎患者复查均要选择月经干净后，两天内避免性生活、置药、冲洗阴道，故选 E。

（五）健康指导

养成良好的卫生习惯，勤换内裤。孕妇要积极治疗，但不能口服用药。治疗期间禁止性生活。遵医嘱必须坚持治疗达到规定的疗程。

案例 15-5 分析

患者张女士患了假丝酵母菌性阴道炎。诱发因素为长期应用抗结核药。典型表现为阴道分泌物呈豆渣样。护理措施主要为：维持阴道 pH，用抗真菌药物阴道置入。

三、细菌性阴道炎

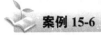 **案例15-6**

方女士，32岁。自述外阴瘙痒，白带增多，有臭味。妇科检查：外阴有抓痕，阴道分泌物为灰白色、均匀一致、稀薄、有鱼腥臭味。初步考虑为细菌性阴道炎。

问题：为了更好地帮助方女士，要学好什么呢？

1. 识记细菌性阴道炎的典型白带特征。

2. 您应该做好哪些护理措施？

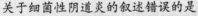

（一）疾病概述

细菌性阴道炎为菌群失调所致的混合性感染。治疗以维持阴道pH和正常菌群生长、灭菌为原则。

（二）护理评估

1. 健康史 注意询问有无频繁性生活史、阴道冲洗习惯；评估患者卫生习惯。

2. 身心状况

（1）身体状况：主要症状是外阴瘙痒、白带增多，性交后加重。典型的白带特征为灰白色、均匀一致、稀薄、有鱼腥臭味。妇科检查见阴道黏膜无红肿、糜烂、出血。

（2）心理-社会状况：患者因不了解病情、外阴局部不适、疼痛或久治不愈而焦虑，又由于患病部位的隐秘性，未婚患者因害羞不愿来妇科就诊。

3. 辅助检查 0.9%氯化钠溶液悬滴法：显微镜下可见线索细胞阳性。阴道pH大于4.5；氨臭味实验阳性：取少量分泌物，加入10%氢氧化钾后产生烂鱼肉样腥臭气味。

> **护考链接**
>
> 关于细菌性阴道炎的叙述错误的是
>
> A. 显微镜下可见线索细胞　　　B. 烂鱼肉样腥臭气味
>
> C. 氨臭味实验阳性　　　　　　D. 阴道黏膜有炎性改变
>
> E. 典型的白带特征为灰白色、均匀一致、稀薄
>
> **分析：**细菌性阴道炎典型的白带特征为灰白色、均匀一致、稀薄，氨臭味实验阳性，显微镜下可见线索细胞，但阴道黏膜无炎性改变，故选D。

（三）护理问题

1. 焦虑 与知识缺乏、反复发生有关。

2. 舒适改变 与外阴瘙痒、疼痛等有关。

（四）护理措施

1. 心理护理 详细讲解细菌性阴道病的发病原因、自愈性与复发性，帮助患者树立信心。

2. 用药护理 同滴虫性阴道炎。

（五）健康指导

保持会阴清洁，但应避免过度清洁阴道，破坏阴道自净作用，导致阴道内菌群失调。

四、萎缩性阴道炎

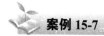**案例 15-7**

李女士，60 岁。绝经 10 年，自述外阴瘙痒，白带增多。妇科检查：外阴有抓痕，白带稀薄、淡黄色，外阴阴道萎缩，阴道黏膜充血、有出血点或浅表溃疡。

问题：要解释李女士的问题，在下面的学习中应完成哪些任务呢？

1. 导致李女士患萎缩性阴道炎的原因主要是什么？
2. 识记典型白带的特点。
3. 应该如何护理李女士？

（一）概述

绝经后妇女卵巢功能衰退，雌激素水平降低，阴道壁萎缩，黏膜变薄，阴道自净作用降低，致病菌容易入侵繁殖引起炎症，常为化脓菌混合感染。治疗除局部用药外，可加用雌激素。

（二）护理评估

1. 健康史　注意询问年龄及月经史，评估卫生习惯。

2. 身心状况

（1）身体状况：主要症状为阴道分泌物增多及外阴瘙痒、灼热感，分泌物稀薄、呈淡黄色，严重时呈脓血性。妇科检查可见外阴阴道萎缩，阴道黏膜充血、有出血点或浅表溃疡。

（2）心理 - 社会状况：患者因外阴局部不适、不了解病情而焦虑。

（三）护理问题

1. 舒适改变　与阴道瘙痒、白带增多有关。

2. 焦虑　与缺乏围绝经期保健知识有关。

（四）护理措施

1. 一般护理　同滴虫性阴道炎。

2. 用药护理　维持正常菌群，遵医嘱用药。局部用药：①雌激素类药物置入阴道，7 日为 1 个疗程，不能长期使用。②抑制细菌生长可用甲硝唑、诺氟沙星、中成药等置入阴道，增加阴道黏膜抵抗力。③可试用阴道乳杆菌活性胶囊阴道置入。需同时补充性激素的患者，可口服替勃龙，每日 1 次。

（五）健康指导

加强个人卫生宣教，养成正确的卫生习惯，勤换内裤；指导患者保持外阴清洁；出现不适及时就诊。

案例 15-7 分析

李女士患了萎缩性阴道炎。发病原因为卵巢功能衰退。典型的阴道分泌物为稀薄、淡黄色，严重时呈脓血性。护理措施：主要教会患者雌激素阴道置入方法，日常生活注意卫生。

常见阴道分泌物的比较见表 15-1。

表 15-1　常见阴道分泌物的比较

白带特征	见于疾病	病因	治疗原则
灰黄色、稀薄、泡沫状，合并细菌混合感染则呈脓性、有臭味	滴虫性阴道炎	阴道毛滴虫感染	杀灭滴虫，性伴侣同治
白色、稠厚、呈凝乳状或豆渣样	假丝酵母菌性阴道炎	一般为菌群失调	治疗诱发疾病；维持阴道正常菌群
稀薄、淡黄色，严重时呈脓血性	萎缩性阴道炎	卵巢功能衰退；菌群失调	少量雌激素可增强阴道黏膜抵抗力
灰白色、均匀一致、稀薄、鱼腥臭味	细菌性阴道炎	菌群失调	维持阴道正常菌群

考点： 不同阴道炎的白带特征

第4节　宫颈炎症

案例 15-8

明女士，40 岁。自述白带增多，子宫颈有接触性出血。妇科检查：阴道内白带增多，子宫颈内 2/3 呈鲜红小颗粒状，触之易出血。辅助检查：阴道洁净度为Ⅲ度，宫颈刮片病理检查(-)。

问题：要解释明女士的问题，在下面的学习中应完成哪些任务呢？

1. 明女士发生了什么问题？

2. 物理治疗的注意事项有哪些？

一、疾病概述

（一）概念

宫颈炎是生育期妇女的常见病，分为急性和慢性。慢性宫颈炎又包括子宫颈管黏膜炎、宫颈息肉、子宫颈肥大。由于子宫颈管的黏膜上皮为单层柱状上皮，抵抗能力较低，易感染；急性宫颈炎治疗不及时，可导致慢性宫颈炎。本章主要讲解慢性宫颈炎。

（二）常见病理类型

1. 子宫颈黏膜炎　又称子宫颈管炎。病变局限于子宫颈管黏膜及黏膜下组织，表现为子宫颈管黏液及脓性分泌物，反复发作。

2. 宫颈息肉　为子宫颈管腺体和间质的局限性增生，逐渐向子宫颈外口突出而形成蒂状赘生物，色红、质脆、易出血，舌形，极少恶变，但易复发（图 15-3）。

3. 子宫颈肥大　由于慢性炎症长期刺激导致腺体及间质增生所致。此外，子宫颈

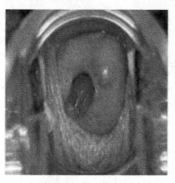

图 15-3　宫颈息肉

管深部的腺体囊肿均可使子宫颈呈不同程度肥大，硬度增加。

（三）临床表现

慢性宫颈炎主要症状为阴道分泌物增多，呈淡黄色或脓性，性交后出血，月经间期出血，偶有分泌物刺激引起外阴瘙痒或不适。妇科检查可发现子宫颈呈糜烂样改变，或者有黄色分泌物附着甚至从子宫颈口流出，也可以表现为子宫颈肥大或息肉。

（四）治疗原则

本病以局部治疗为主。对于糜烂样改变（生理性柱状上皮异位），可根据面积、炎症浸润深浅、有无症状选择处理方式。

链接

子宫颈糜烂样改变

以往的教材中将"子宫颈糜烂"与"子宫颈囊肿"均列入慢性宫颈炎常见的病理类型中，其中子宫颈糜烂被认为是临床最常见的病理表现，并根据糜烂面积占子宫颈面积的程度分为轻、中、重三度。近年来随着医学科学的发展，认为子宫颈糜烂并非真性糜烂，而是子宫颈原始鳞柱状上皮交接部的外移，从而这一术语变更为"子宫颈糜烂样改变"；其可能为炎症或子宫颈上皮内瘤变和子宫颈癌的早期表现（图 15-4）。

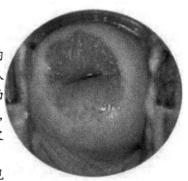

图 15-4　子宫颈糜烂样改变

二、护理评估

（一）健康史

询问有无分娩、流产或手术损伤子宫颈后的感染史，有无长期阴道炎病史。

（二）身心状况

1. 身体状况　主要症状为外阴瘙痒、白带增多。白带多呈乳白色、黏液状，有时呈淡黄色、脓性或血性。严重时可伴腰骶部酸痛和下腹坠痛，甚至性交后出血或不孕。妇科检查可见子宫颈肥大、宫颈息肉、宫颈管炎。

2. 心理－社会状况　由于病程较长，白带多、有异味，患者思想压力较大；尤其性交后出血、不了解病情使患者焦虑不安甚至恐惧。

（三）辅助检查

子宫颈糜烂样改变者常规行 HPV 检测、宫颈刮片细胞学检查，必要时行阴道镜检查及子宫颈活体组织检查，以排除子宫颈上皮内瘤变或子宫颈癌。

三、护理问题

1. 焦虑 与害怕子宫颈癌有关。

2. 皮肤完整性受损 与炎症及分泌物刺激有关。

四、护理目标

（1）患者症状减轻、消失，白带减少，组织修复。

（2）患者对疾病预防措施、治疗转归有正确的认识，焦虑减轻。

五、护理措施

（一）一般护理

解释病情，指导家属关心、体贴和理解患者，指导患者保持外阴清洁干燥。

（二）心理护理

关心患者的疾苦，耐心听患者诉说，尽可能满足患者的要求，解除患者的顾虑，增强患者治疗的信心，减轻患者的压力，取得患者的支持和理解。

（三）治疗护理

1. 以局部治疗为主 子宫颈糜烂样改变，无症状的生理柱状上皮异位无需处理；对子宫颈糜烂样改变，分泌物增多，乳头状增生或接触性出血的患者可使用激光、冷冻、红外线凝结及微波疗法等局部物理治疗。

2. 局部物理治疗的注意事项 治疗前常规做子宫颈癌筛查；生殖器官急性炎症者禁忌物理治疗；治疗时间应选择在月经干净后3～7天内进行；治疗后阴道分泌物增多，术后1～2周脱痂可有少量出血；创面愈合时间一般为3～4周，病变较深者需6～8周，创面未愈合禁止盆浴、性交和阴道冲洗；物理治疗有术后出血、子宫颈狭窄、感染、不孕的可能，治疗后要定期复查；未痊愈者可择期再做第二次治疗。

六、健康指导

指导患者定期进行妇科检查，发现宫颈炎症及时、系统地治疗，阻断癌前病变。注意性卫生、经期卫生，加强产后、流产后的自我保健。积极治疗急性宫颈炎；避免分娩及手术操作对子宫颈的损伤；产后发现宫颈裂伤及时缝合。

七、护理评价

(1) 患者的症状是否减轻、消失，组织是否修复。

(2) 患者对疾病预防措施、治疗转归是否有正确的认识，焦虑是否减轻。

案例 15-8 分析

李女士患了细菌性阴道炎和子宫颈糜烂样改变。因为有接触性出血，所以应在治疗阴道炎后做物理治疗。物理治疗的注意事项详见治疗护理。

第5节　盆腔炎性疾病

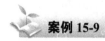**案例 15-9**

患者，女，30岁。人工流产术后7天，寒战、高热2天。查体：体温39.2℃，检查下腹压痛明显，阴道分泌物呈脓血性，量多且有臭味，子宫大、软，压痛明显。初步诊断为急性盆腔炎。患者治疗5天症状消失后便拒绝治疗，随后两年经常下腹部疼痛、坠胀、腰骶部疼痛，劳累、性交后加剧。

问题：要解释患者的问题，在下面的学习中应完成哪些任务呢？

1. 患者发生了什么问题？

2. 急性期应该对该患者采取哪些护理措施？

一、概　　述

(一) 概念

妇女内生殖器及其周围的结缔组织、盆腔腹膜发生炎症时称为盆腔炎，是妇科最常见的疾病，生育期妇女多见。按发病过程及临床表现，盆腔炎分为急性盆腔炎和盆腔炎性疾病后遗症两种。主要病因：①宫腔内手术操作后感染。②分娩或流产后感染。③感染性传播疾病。④邻近器官炎症蔓延。⑤经期卫生不良。⑥急性盆腔炎迁延所致。

常见病理类型如下：

1. 急性子宫内膜炎及子宫肌炎　子宫内膜充血、水肿、有炎性物渗出，严重的内膜坏死、脱落，形成溃疡，炎症侵入到子宫肌层。

2. 急性输卵管炎、输卵管脓肿　输卵管炎性反应引起粘连，导致伞端闭锁、积液、积脓，严重破坏输卵管的功能。卵巢常与发炎的输卵管粘连形成输卵管卵巢炎，习称附件炎。炎症可以通过卵巢排卵的破孔侵入，最终形成输卵管卵巢脓肿，可单侧或双侧，破溃后可引起弥漫性腹膜炎。

考点： 子宫内膜炎及子宫肌炎的评估依据

3. 急性盆腔腹膜炎　盆腔内脏器严重感染时，可波及腹膜，发炎的腹膜充血水肿、纤维素渗出，形成盆腔脏器粘连或脓肿。

4. 急性盆腔结缔组织炎　病原体侵蚀盆腔内结缔组织时，使其充血、水肿，向两侧呈扇形浸润，可形成脓肿。

5. 败血症及脓毒血症　当病原体毒性强、数量多、患者抵抗力低下时，可导致败血症及脓毒血症，当身体多处发生脓肿时，应当考虑败血症及脓毒血症的存在，血培养可证实。

6. 盆腔炎性疾病后遗症　又称为慢性盆腔炎，多由急性盆腔炎治疗不及时、不彻底所致，可急性发作。主要病理为结缔组织增生和粘连，有时亦形成炎性包块。可表现为：慢性子宫内膜炎与输卵管积水、输卵管卵巢炎及输卵管卵巢囊肿、慢性盆腔结缔组织炎。

（二）临床表现

本病因病情的轻重及范围的大小而有不同的临床表现。轻症患者一般无症状，常导致盆腔后遗症。重症患者主要症状为急性下腹疼痛伴发热及阴道分泌物增多。高热可伴有寒战、头痛及食欲缺乏。患者呈急性病容；下腹有压痛、肌紧张，波及腹膜时有消化道症状及反跳痛，阴道分泌物增多，有臭味。盆腔炎性疾病后遗症主要表现为不孕或异位妊娠，慢性下腹痛，常伴白带增多，25% 可反复发作为急性盆腔炎。

（三）治疗原则

急性盆腔炎以控制感染为主，辅以支持疗法；如脓肿形成或破裂者，可行手术治疗。盆腔炎性疾病后遗症以物理治疗和中药治疗为主，必要时采用手术治疗。

二、护理评估

（一）健康史

了解有无产后、流产后或宫腔手术后感染史；有无经期性生活、使用不洁卫生巾及性生活紊乱史；有无阑尾炎、腹膜炎蔓延至盆腔或慢性盆腔炎急性发作病史。

（二）身心状况

1. 身体状况

（1）急性盆腔炎：主要症状为急性下腹疼痛伴发热及阴道分泌物增多。体温可达 38～40℃，可伴有寒战、头痛及食欲缺乏，患者呈急性病容；下腹有压痛、肌紧张，波及腹膜时有消化道症状及反跳痛。妇科检查：有大量脓性分泌物从子宫颈口外流，有臭味；阴道后穹隆有明显触痛，子宫颈充血、水肿、举痛明显；宫体增大，有压痛，活动受限，双侧附件增厚，压痛明显，若有脓肿形成则可触及包块，且压痛明显。

（2）盆腔炎性疾病后遗症：主要症状为下腹隐痛及腰骶部酸痛，劳累、性交后及月经前后加剧，常伴白带增多；盆腔淤血粘连可使月经量增多，经期延长；输卵管粘连阻塞可致不孕；全身症状多不明显。妇科检查：子宫多呈后位，活动受限或粘连固定；输卵管炎症时子宫一侧或两侧触及呈索条状的增粗输卵管，伴压痛；输卵管积水或输卵管卵巢囊肿，盆腔一侧或两侧可触及囊性肿物，活动受限。

2.心理－社会状况 患者担心治疗效果不佳而烦躁不安,慢性情绪沮丧、起伏不定、由于疾病长期的折磨而痛苦。

(三)辅助检查

血常规检查白细胞升高,脓液或血液细菌培养显示致病菌。B超有助于盆腔炎性包块的诊断,后穹隆穿刺可抽出炎性液体。

三、护 理 问 题

1.疼痛 与炎症脓肿形成有关。
2.活动无耐力 与发热、体弱有关。

四、护 理 目 标

(1)患者症状减轻、消失。
(2)患者对疾病治疗转归、预防措施有正确的认识。

五、护 理 措 施

(一)一般护理

减轻患者的心理负担,缓解焦虑,保持外阴清洁干燥,急性期卧床休息,取半卧位。高热患者及时采取物理降温,若有腹胀可行胃肠减压。严密观察生命体征和引流情况,做好记录。

 护考链接

盆腔炎患者应该采取的体位是
A.左侧卧位　　　　　B.右侧卧位　　　　　C.平卧位
D.半卧位　　　　　　E.头低臀高左侧卧位

分析:左侧卧位是怀孕期间最适合的体位;头低臀高左侧卧位是胎膜早破保胎的最佳体位;盆腔炎患者应该采取半卧位以利于盆腔内积液引流,故选D。

(二)治疗护理

根据药敏试验,选择有效抗生素,足量及时静脉给药,积极治愈。如脓肿形成或破裂者,可行手术治疗、脓肿切开引流或病灶切除。另外,可辅以活血化瘀、清热解毒的中药治疗。

(三)病情观察

注意观察生命体征、腹部疼痛及阴道分泌物情况,注意使用抗生素后药物过敏情况。

六、健 康 指 导

(1)注意产褥期、月经期及性生活卫生;宫腔手术注意无菌操作,术后注意外阴清洁。急性盆腔炎应积极治疗、彻底治愈，防止迁延为盆腔炎性疾病后遗症。

（2）盆腔炎性疾病后遗症疗程长，治疗效果不明显，遇机体抵抗力下降等诱发因素可出现急性发作，日常应注意个人卫生，增加营养，避免过度劳累，加强体育锻炼，增强体质。

七、护理评价

（1）患者的症状是否减轻、消失，组织是否修复。

（2）患者对疾病的预防措施、治疗转归是否有正确的认识，焦虑是否减轻。

案例 15-9 分析

患者是由于术后感染引起急性盆腔炎，治疗不彻底又引发了盆腔炎性疾病后遗症。急性盆腔炎主要的处理措施是抗生素治疗，盆腔炎性疾病后遗症的处理措施主要为物理与中药治疗。

小结

外阴部炎症包括外阴炎和前庭大腺炎，主要是因各种原因引起的感染；护理上注意去除原发病，保持外阴清洁干燥。阴道炎包括滴虫性阴道炎、假丝酵母菌性阴道炎、细菌性阴道炎、老年性阴道炎，主要症状为白带增多，外阴瘙痒。滴虫性阴道炎主要是杀灭滴虫，余和其他阴道炎一样用药维持阴道正常菌群生长。慢性宫颈炎包括子宫颈糜烂样改变、子宫颈肥大、宫颈息肉和宫颈管炎，对乳头状改变及接触性出血的子宫颈糜烂样改变应该采取物理治疗，无症状者无需治疗；宫颈息肉切除；子宫颈肥大无需治疗。盆腔炎分为急性盆腔炎和盆腔炎性后遗症。主要护理措施为抗生素辅以中药治疗。

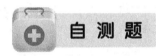 自 测 题

选择题

A_1 型题

1. 女性生殖系统的防御功能中维持阴道正常 pH 的为（　　）

　A. 阴道自净作用

　B. 子宫颈内口闭合作用

　C. 子宫内膜周期性剥落作用

　D. 大小阴唇闭合作用

　E. 阴道前后壁合拢作用

2. 下列护理措施不合适外阴部炎症的为（　　）

　A. 保持外阴清洁、干燥

　B. 月经期可以坐浴

　C. 不用刺激性药物和肥皂

　D. 局部给予热敷、坐浴或理疗等护理

　E. 糜烂处可以使用外用软膏涂擦

3. 关于滴虫性阴道炎下述正确的是（　　）

　A. 阴道 pH 降低的妇女易发病

　B. 以外阴奇痒为主要症状

　C. 主要用咪康唑杀灭滴虫

　D. 大量灰黄色、泡沫样白带

　E. 只能通过性生活传播

4. 对于假丝酵母菌阴道炎病的护理下述错误的是（　　）

　A. 用抗真菌药物置入阴道后穹隆

　B. 典型的白带为黄色泡沫状

　C. 糖尿病和长期使用抗生素患者易并发

D. 患假丝酵母菌阴道病的孕妇要采用局部治疗

E. 因阴道 pH 降低而致病

A₂ 型题

5. 患者，女，58 岁。绝经 5 年，阴道有脓血性分泌物，伴有外阴瘙痒。妇科检查：阴道黏膜萎缩，伴充血，宫颈刮片未发现恶性肿瘤细胞，以下护理措施错误的是（　　）

  A. 可用大剂量雌激素阴道给药以增强局部防御能力

  B. 可用甲硝唑置入阴道后穹隆

  C. 保持外阴清洁干燥

  D. 发现异常及时到医院检查

  E. 萎缩性阴道炎顽固病例可口服尼尔雌醇

6. 患者，女，34 岁。诊断为细菌性阴道炎，下述错误的是（　　）

  A. 是一种混合性细菌感染

  B. 妇科检查无明显炎性改变

  C. 白带呈豆渣样，有鱼腥臭味

  D. 发现线索细胞可确诊

  E. 治疗首选甲硝唑

7. 患者，女，于人流后 5 日突然下腹痛，发热 39℃，阴道分泌物增多，呈稀薄、脓性，子宫颈充血举痛明显，子宫稍大，压痛明显，宫旁增厚，压痛明显。白细胞：$10×10^9$L。诊断首先考虑（　　）

  A. 急性盆腔炎　　　B. 输卵管妊娠流产

  C. 卵巢囊肿蒂扭转　　D. 结核性盆腔炎

  E. 急性阑尾炎

8. 患者，女，45 岁。近 2 个月来性交后出血，

来院查体见子宫颈外口处有一小舌状物，直径 3cm，触之出血，诊断为宫颈息肉，关于宫颈息肉的叙述正确的是（　　）

  A. 慢性炎症刺激使阴道黏膜增生所致

  B. 一般只有一个

  C. 由于子宫内膜增生所致

  D. 摘除易复发

  E. 术后不用送病理检查

A₄ 型题

（9 ~ 11 题共用题干）

患者，女，32 岁。患阴道炎 2 年，近 3 个月来性交后出血，来院诊断为子宫颈糜烂样改变，医生建议其进行治疗。

9. 该患者最恰当的治疗方式是（　　）

  A. 抗生素治疗　　　　B. 中药治疗

  C. 物理治疗　　　　　D. 阴道后穹隆置药

  E. 子宫颈涂药

10. 在治疗前，必须排除（　　）

  A. 子宫颈癌　　　　　B. 子宫内膜癌

  C. 卵巢囊肿　　　　　D. 附件炎

  E. 子宫内膜异位症

11. 治疗前需采取哪一项检查以排除子宫颈其他疾病（　　）

  A. B超　　　　　　　B. 白带常规

  C. 宫颈活检　　　　　D. 宫颈刮片细胞学检查

  E. 妇科检查

（金玲芬）

16

第十六章　生殖系统肿瘤妇女的护理

一位女性患者进行妇科体检时，B超发现盆腔包块，患者非常紧张，自己的腹部为什么会有包块，之前一点儿也没觉察到，是不是长癌了？她患的是哪一种疾病？让我们好好学习本章内容。

第1节　子宫颈癌

一、疾病概述

 案例 16-1

王女士，50岁，月经紊乱5个月余。近1个月来，每次性生活后有少量阴道出血，稍感不适，十分紧张，害怕，由家属陪同来院就诊。

问题：

1. 护士可以做些什么帮助患者及家属减轻紧张、害怕？
2. 为进一步明确王女士的病情应做何辅助检查？
3. 健康教育的内容有哪些？

（一）概念

子宫颈癌是最常见的妇科恶性肿瘤，高发年龄为原位癌30～35岁，浸润癌50～55岁。近数十年来，随着国内外普遍开展防癌知识宣教和子宫颈细胞学筛查的应用，使子宫颈癌得以早期发现和早期治疗，其发病率和死亡率已明显下降。

1. 病因

（1）人乳头瘤病毒感染：是子宫颈癌的主要危险因素，接近90%的子宫颈上皮内瘤样变和90%以上的子宫颈癌组织发现有高危型HPV感染，其中约70%与HPV-16、HPV-18亚型相关。

（2）性行为和分娩次数：多个性伴侣、初次性生活<16岁、早婚、早育、多产及伴子宫颈糜烂者发病率增高。有阴茎癌、前列腺癌或其前妻曾患有子宫颈癌者均为高危男子，与高危男子有性接触的妇女也容易患子宫颈癌。

（3）其他：吸烟可增加感染HPV效应，另外环境因素，经济状况低下、种族和地理因素亦与发病有关。屏障避孕法有一定保护作用。

2. 病理 子宫颈癌多发生在子宫颈外口鳞 - 柱状上皮交接处。按其发生发展过程可分为：子宫颈上皮内瘤变（CIN）和子宫颈浸润癌。

CIN 又分为不典型增生和原位癌。不典型增生分 3 级：CIN Ⅰ轻度异型，CIN Ⅱ中度异型，CIN Ⅲ重度异型。一般认为，子宫颈癌有较长癌前病变阶段，通常从 CIN 发展为浸润癌需要 10～15 年，因此对子宫颈癌的早期发现、早期诊断、早期治疗是提高患者 5 年存活率的关键。

子宫颈癌 75%～80%，为鳞癌，腺癌占 20%～25%。病变早期子宫颈外观正常或类似子宫颈糜烂，随病变发展表现为外生型（菜花型）、内生型（浸润型）、溃疡型和颈管型四种类型（图 16-1）。转移途径以直接蔓延和淋巴转移为主，晚期可发生血行转移，极少见。

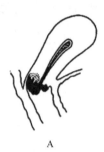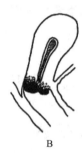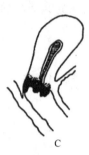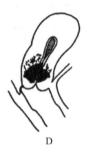

A   B   C   D

图 16-1　子宫颈癌类型（巨检）
A. 外生型；B. 内生型；C. 溃疡型；D. 颈管型

（二）临床表现

1. 症状

（1）阴道流血：早期子宫颈癌患者常无明显症状，偶有性生活或妇科检查后出现接触性阴道出血。随病情进展可表现为不规则阴道出血或大量出血，年轻患者表现为经期延长，经量增多；老年患者表现为绝经后不规则阴道流血；晚期肿瘤侵蚀较大血管可引起致命性大出血。一般外生型癌出血较早，量多；内生型癌出血较晚。

（2）阴道排液：多为白色或血性，稀薄如水样或米泔样，伴有腥臭味。晚期癌组织坏死继发感染，可有大量脓性或米泔样恶臭白带。

（3）晚期症状：晚期患者可出现消瘦、贫血、发热、疼痛、恶病质等全身衰竭症状。

2. 体征

（1）妇科检查：早期无明显体征，随着病情发展可呈现不同生长类型，晚期患者病灶有时浸润达盆壁，形成冰冻骨盆。

（2）子宫颈癌临床分期　采用国际妇产科联盟（FIGO，2009 年）的临床分期标准，结合我国 2010 年和美国 2011 年修订版，如表 16-1 与图 16-2 所示。

表 16-1　子宫颈癌的临床分期 (FIGO，2009 年)

分期	范围
Ⅰ期	癌灶局限于子宫颈（扩展至宫体将被忽略）
ⅠA 期	肉眼未见癌灶，仅在显微镜下可见浸润癌

续表

分期	范围
Ⅰ A1 期	间质浸润深度≤3mm，宽度≤7mm
Ⅰ A2 期	间质浸润深度＞3mm 且＜5mm，宽度≤7mm
Ⅰ B 期	临床癌灶局限于子宫颈，或者镜下癌灶＞Ⅰ A2
Ⅰ B1 期	临床癌灶≤4cm
Ⅰ B2 期	临床癌灶＞4cm
Ⅱ期	癌灶超越子宫，但未达骨盆壁或未阴道下 1/3
Ⅱ A 期	癌灶侵犯阴道上 2/3，无明显子宫旁浸润
Ⅱ A1 期	临床可见癌灶≤4cm
Ⅱ A2 期	临床可见癌灶＞4cm
Ⅱ B 期	有明显宫旁浸润，但未达盆壁
Ⅲ期	癌灶扩散盆腔和（或）累及阴道下 1/3，所有的肾盂积水或无功能肾均包括在内，除非这些肾异常有已知的其他原因可解释
Ⅲ A 期	癌灶累及阴道下 1/3，但未侵犯盆壁
Ⅲ B 期	盆壁累及，或肾积水，或无功能肾
Ⅳ期	癌组织播散超出真骨盆，或癌组织已经浸润膀胱及直肠黏膜。这些黏膜泡状水肿不属于Ⅵ期
Ⅳ A 期	癌灶累及邻近器官
Ⅳ B 期	癌灶转移到远处器官

（三）治疗原则

　　临床常根据患者年龄、有无生育要求、临床分期等多方面因素，综合考虑采取以手术和放射治疗为主化疗为辅的治疗方案。

考点：宫颈癌适用于手术治疗的分期

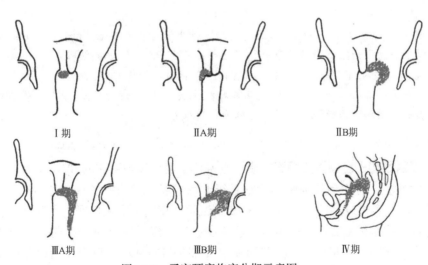

Ⅰ期　　　　Ⅱ A期　　　　Ⅱ B期

Ⅲ A期　　　　Ⅲ B期　　　　Ⅳ期

图 16-2　子宫颈癌临床分期示意图

二、护理评估

（一）健康史

注意询问与子宫颈癌发病有关的高危因素，如有无早婚、早育、多产、性生活紊乱及与高危男子性接触史。重视年轻女性的接触性阴道出血病史，年老患者的绝经后不规则流血或异常流液情况。评估高危人群既往妇科检查、HPV 筛查及宫颈刮片细胞学检查结果。

（二）身心状况

1. 身体状况

（1）询问患者有无早期子宫颈癌常见明显症状，性生活或妇科检查后是否出现接触性阴道出血。

（2）有无阴道排液：呈白色或血性，稀薄如水样或米泔样，伴有腥臭味的阴道排液，以及大量脓性或米泔样恶臭白带等。

（3）妇科检查：有无明显体征及病灶浸润达盆壁。

2. 心理 – 社会状况　早期病例多在体检时发现，确诊后患者会表现出震惊、怀疑、恐惧等复杂情绪，随着诊断治疗的深入，患者还会出现悲观厌世，因担心手术及治疗费用而产生巨大心理压力。历经否认、愤怒、妥协、忧郁、接受期等心理反应过程。

（三）辅助检查

1. 宫颈刮片细胞学检查　用于子宫颈癌普查，是目前早期发现子宫颈癌的主要方法。宫颈刮片细胞学检查巴氏染色，结果：Ⅰ级正常；Ⅱ级炎症；Ⅲ级可疑癌；Ⅳ级高度可疑癌；Ⅴ级癌。

护考链接

患者，女，37 岁，G2P1。3 天前发现"性生活后阴道有血性白带"。宫颈刮片细胞学检查结果为巴氏Ⅲ级。患者询问检查结果的意义，正确的解释是

A. 轻度炎症　B. 重度炎症　C. 可疑癌症　D. 高度可疑癌症　E. 癌症

分析： 早期子宫颈癌患者常无明显症状，偶有性生活或妇科检查后出现接触性阴道出血。再加上辅助检查结果即可确诊。故选 C。

---

2. 子宫颈和子宫颈管活组织检查　是确诊子宫颈癌最可靠的方法。

考点：子宫颈癌最常用的普查和确诊方法　取材方法：宫颈刮片细胞学检查Ⅲ级或以上者，①选择子宫颈外口鳞 - 柱上皮交界处 3、6、9 和 12 点处取组织活检；②碘试验：识别子宫颈病变的危险区，在碘不着色区进行活体组织检查；③阴道镜：适应于巴氏Ⅲ级或以上和 TBS 提示低度上皮细胞内瘤样变，在阴道镜指引下，选择可疑病变部位进行活检，可提高活检阳性率和正确诊断率。

3. 宫颈锥切术　适用于：①宫颈刮片检查多次阳性而活检阴性者；②宫颈活检为

原位癌者；③ CIN Ⅱ 和 CIN Ⅲ 采用子宫颈环形电切除术（LEEP 刀）。

三、护 理 问 题

1. 恐惧 与患癌瘤及害怕死亡有关。

2. 排尿障碍 与子宫颈癌根治术影响膀胱功能及子宫颈癌晚期转移有关。

四、护 理 目 标

（1）患者情绪稳定，能正确认识疾病，积极配合治疗。

（2）患者术后正常排尿功能恢复。

五、护 理 措 施

（一）一般护理

按照腹部手术患者的护理常规执行。

（二）心理护理

关心、陪伴患者，鼓励其宣泄内心感受，认真倾听患者的诉说；换位思考，尊重、理解患者，用合适的方式与患者沟通，缓解其心理压力，消除其恐惧感。向患者及家属介绍有关子宫颈癌的各种诊疗方法，以及患者需要配合的内容；介绍可能出现的不适和有效的应对措施，缓解患者恐惧，增强其信心，使其积极配合检查和治疗。

（三）病情观察

观察晚期患者疼痛的部位、程度及性质，向患者及家属解释疼痛原因，协助患者选择舒适体位；介绍缓解疼痛的方法，如深呼吸或看书、聊天、做手工等转移注意力；鼓励家属关心体贴患者；术后腹部切口疼痛重或晚期癌肿转移引起的疼痛，应遵医嘱使用镇痛药。

（四）治疗护理

1. 术前观察 注意患者体温、阴道流血、阴道排液等情况，有无感染征象，有无尿潴留及血尿，发现异常及时报告主治医生并协助处理。

2. 术前准备 手术前 3 日选用消毒液消毒子宫颈及阴道，手术前日晚做清洁灌肠，其余准备同一般腹部手术。

3. 协助手术后康复 子宫颈癌的根治手术涉及范围广，要特别注意保持导尿管、盆腔引流管的通畅，认真观察引流液、尿液的量及性状，尤其是手术后患者阴道残端有无流血情况。盆腔引流管通常按医嘱于术后 48～72 小时取出。术后 7～14 日拔除导尿管。拔除导尿管前 3 日开始夹管，每 2～4 小时开放 1 次，定时间段放尿，促进恢复正常排尿功能。督促患者于拔管后 1～2 小时自主排尿 1 次，如不能自行排尿应及时处理。

考点：子宫颈癌根治术后患者拔除尿管的时间

考点：子宫颈癌根治术后膀胱功能锻炼的护理

4. 放射治疗或化疗 按相应护理措施执行。

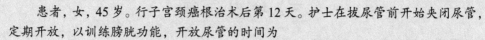

患者，女，45岁。行子宫颈癌根治术后第12天。护士在拔尿管前开始夹闭尿管，定期开放，以训练膀胱功能，开放尿管的时间为

A.每1小时1次　　B.每2小时1次　　C.每3小时1次

D.每4小时1次　　E.每5小时1次

分析：子宫颈癌根治术后，护士在拔尿管前开始夹闭尿管，定期开放，以训练膀胱功能，开放尿管的时间为每两小时一次。故选B。

六、健康指导

1. 普及防癌知识　提倡计划生育，开展性卫生教育。向社区育龄妇女宣传并积极治疗与子宫颈癌发病有关的高危因素，及时诊治 CIN，阻断、控制子宫颈癌的发生与发展。宣传定期进行防癌普查的重要性，婚后或有性生活妇女均应常规接受宫颈刮片细胞学检查；一般妇女每1~2年复查一次；高危人群每半年接受一次妇科检查，有条件时可行高危型 HPV 检测，做到早发现、早诊断、早治疗；有接触性出血者及时就诊，警惕子宫颈癌的发生。

2. 术后随访　第1年内，出院后1个月首次随访，以后每2~3个月复查1次。第2年每3~6个月复查1次。第3~5年，每半年复查1次。第6年开始，每年复查1次。如有不适随时就诊。

3. 提倡屏障式避孕和应用 HPV 疫苗注射　选用避孕套避孕。条件成熟时推广 HPV 疫苗注射（一级预防），可阻断 HPV 感染，预防子宫颈癌发生。

链接

子宫颈癌疫苗

子宫颈癌疫苗（HPV 疫苗）是人类第一个预防恶性肿瘤的疫苗。HPV 疫苗能预防包括 HPV-6、HPV-11、HPV-16、HPV-18 在内的四种亚型，同时防止由这四种病毒引起的子宫颈癌、阴道癌、外阴癌及生殖器官湿疣等相关疾病。目前上市的两种 HPV 疫苗，一种是四价疫苗，针对 HPV-6、HPV-11、HPV-16 和 HPV-18 这 4 型病毒；另一种是二价疫苗，只针对 HPV-16 和 HPV-18，其中 HPV-16 和 HPV-18 都是会引起子宫颈癌的高危型 HPV。

七、护理评价

（1）患者恐惧心理是否解除，是否能主动接受和配合治疗。

（2）患者术后是否能够正常排尿。

案例 16-1 分析

结合王女士的年龄及发病前主要症状，首先考虑她患的是子宫颈癌；为进一步确诊，应做子宫颈活组织病检，查找癌细胞。确诊后配合医生及时手术，并做好术前准备，术中、术后护理。对患者进行的健康教育有：术后患者以高蛋白、清淡易吸收的饮食为宜，严格遵守随访时间，定期复查，如有不适随时就诊。

第2节　子宫肌瘤

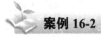

案例16-2

　　36岁妇女,自诉月经增多,经期延长5个月余。此次月经来潮8天,量多。感头昏、乏力、气短,担心患恶性肿瘤而紧张不安,由丈夫陪同来院就诊。

　　问题:要协助患者完成哪些工作任务呢?初步考虑该患者患了什么疾病?

一、疾病概述

(一)概念

　　子宫肌瘤是女性生殖器官最常见的良性肿瘤,由增生的平滑肌细胞和结缔组织构成。多发生在30～50岁的妇女。

　　1. 病因病理　子宫肌瘤的确切病因不清,好发于生育期女性,青春期前少见,考虑肌瘤的发生与女性性激素长期刺激有关,尤其是雌激素。

　　2. 分类　子宫肌瘤由子宫平滑肌组织和纤维结缔组织组成,按肌瘤生长部位可分为子宫体部肌瘤(90%)和子宫颈部肌瘤(10%)。根据肌瘤与子宫肌壁的关系,分为以下三种类型(图16-3)。

> **考点:** 发生子宫肌瘤最密切的因素

　　(1)肌壁间肌瘤:位于子宫肌壁间,最常见,占60%～70%。

　　(2)浆膜下肌瘤:突出于子宫表面,由浆膜层覆盖,占20%。

　　(3)黏膜下肌瘤:向宫腔方向生长,突出于宫腔,表面由子宫黏膜层覆盖,占10%～15%。子宫肌瘤常为多发性,各种类型的肌瘤可以同时发生,称多发性子宫肌瘤。

(二)临床表现

　　1. 症状　肌瘤小或浆膜下肌瘤患者多无明显症状,常于妇科检查或B超检查时偶尔发现。主要表现为月经异常。

　　(1)经量增多及经期延长:是最常见症状。肌壁间及黏膜下肌瘤使宫腔增大、内膜面积增加,影响子宫收缩或伴子宫内膜增生过长而导致月经异常。黏膜下肌瘤合并坏死感染可引起不规则出血或脓性排液。

　　(2)下腹部包块:肌瘤增大使子宫超过3个月妊娠大小时,可于下腹正中扪及质地较硬的包块。

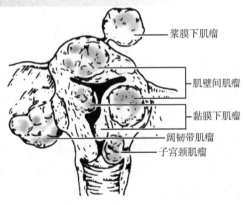

浆膜下肌瘤
肌壁间肌瘤
黏膜下肌瘤
阔韧带肌瘤
子宫颈肌瘤

图16-3　子宫肌瘤的分类

　　(3)压迫症状:子宫前壁肌瘤可压迫膀胱引起尿频、尿急;后壁肌瘤压迫直肠引起便秘;子宫颈肌瘤压迫直肠引起便秘;子宫颈肌瘤压迫膀胱颈部出现排尿困难、尿潴留。

　　(4)贫血:长期月经量过多可继发贫血,导致头晕、乏力等。

　　(5)其他症状:子宫肌瘤使宫腔变形或压迫输卵管,影响精子运行和受精卵着床,导致不孕或流产；盆腔充血使白带增多；当肌瘤红色变性或浆膜下肌瘤发生蒂扭转时可出现急性腹痛。

2. 体征 与肌瘤大小、数目、位置及有无变性相关。妇科检查：子宫不规则增大或均匀性增大，表面可有结节状突起，质硬；有时可见黏膜下肌瘤可脱出于子宫颈口或阴道内。

考点：子宫肌瘤的临床表现及治疗方案的选择

（三）治疗原则

1. 随访观察 适用于肌瘤较小，无症状，尤其是近绝经者。每3～6个月随访一次。

2. 药物治疗 适用于子宫肌瘤小于2个半月妊娠子宫大小，症状较轻，近绝经期或身体情况不宜手术治疗者。常用药物有雄激素、米非司酮和亮丙瑞林；中成药物可用桂枝茯苓汤或桂枝茯苓胶囊等。

3. 手术治疗 适于肌瘤超过2个月妊娠子宫大小或症状明显、继发贫血者。手术方法有肌瘤切除术及子宫切除术。近年来临床上开展了子宫动脉栓塞术、宫腔镜子宫内膜切除术、子宫肌瘤射频消融术、冷冻疗法等，有保留子宫、恢复快等优点。

二、护 理 评 估

（一）健康史

目前认为子宫肌瘤的发生可能与雌激素水平过高或长期刺激有关。评估时注意询问患者年龄、月经史及婚育史，发病情况及治疗经过。同时注意排除妊娠、功能失调性子宫出血及子宫恶性肿瘤所致的子宫出血。

（二）身心状况

1. 身体状况

（1）了解有无经量增多及经期延长。有无不规则出血或脓性排液。有无腹部不适感、尿频、尿急、便秘等症状；是否出现排尿困难、尿潴留。

（2）询问是否出现贫血表现，出现头晕、乏力等。

（3）有无出现急性腹痛。

2. 心理－社会状况 大部分子宫肌瘤患者体检时偶然发现，缺少思想准备及相关知识，表现出惊讶、怀疑的心态，不相信事实，怀疑检查结果，担心属恶性肿瘤，随之因如何选择治疗方案而感觉无助，或因需要手术治疗而恐惧不安。

（三）辅助检查

B超检查最常用，可确定肌瘤大小、数目及部位；诊断性刮宫；必要时可选择宫腔镜、腹腔镜等检查。

> **链接**
>
> **子宫肌瘤变性**
>
> 子宫肌瘤变性是指当肌瘤生长过快或肌瘤过大时，因血液供应障碍失去原有的典型结构特点。最常见为玻璃样变；于妊娠期或产褥期多发生红色变性；此外还有囊性变、脂肪变、钙化及肉瘤样变（恶性变）。发生红色变性时可突发剧烈腹痛伴发热、恶心。

三、护理问题

1. 知识缺乏　缺乏对子宫肌瘤的性质及治疗方案选择的相关知识。

2. 焦虑　与担心肌瘤恶变、害怕手术有关。

3. 潜在并发症　贫血、感染。

四、护理目标

（1）患者了解子宫肌瘤的相关知识，理解并接受具体的治疗方案，焦虑减轻。

（2）患者能正确看待疾病及手术等相关治疗，情绪稳定。

（3）患者月经异常和贫血得到纠正。

五、护理措施

（一）一般护理

按照护理常规执行。

（二）心理护理

与患者建立良好护患关系，了解患者相关知识需求，向患者及家属解释子宫肌瘤是良性肿瘤，手术治疗不切除卵巢，不会影响生活质量及性功能，纠正患者的错误认知，消除顾虑；同时解释子宫肌瘤的临床特点、治疗方案及预后，允许患者参与自己的护理和治疗方案的决策，增强患者信心，使其主动接受和配合检查与治疗。

（三）治疗护理

1. 纠正贫血，预防感染　注意患者月经变化，正确评估出血量；按医嘱给予止血药物；注意休息，增加营养及含铁丰富的食物，补充铁剂，必要时输血。保持外阴清洁，注意阴道分泌物情况，有异常臭味及时报告。

2. 药物治疗护理　纠正贫血，注意休息，补充营养及含铁丰富的食物，遵医嘱补充铁剂，必要时输血。注意患者月经变化，正确评估出血量；按照医嘱给予止血药、子宫收缩剂及抗生素以止血并预防感染；对需要手术治疗者按腹部或阴道手术进行术前准备及术后护理；嘱保守治疗的患者按时随访，向患者讲明用药的目的、剂量、方法及因雌激素减少所致的潮热、出汗、阴道干燥等副反应，若保守治疗无效或肌瘤发生继发变性时应及时到医院检查。

3. 手术治疗护理　①手术方式选择：肌瘤切除术适于年轻、希望保留生育功能者，浆膜下或肌壁间肌瘤可经腹或腹腔镜切除肌瘤，黏膜下肌瘤可经阴道或宫腔镜下切除。术后复发机会50%，约1/3患者需再次手术。子宫切除术适于肌瘤较大、不要求保留生育功能或疑有恶变者。②需手术治疗者按腹部或阴道手术患者常规进行术前准备及术后护理。

六、健康指导

（1）对生育期女性做好月经相关知识宣传，增强女性自我保护意识，接受定期的妇科普查。

(2) 保守治疗者,每3~6个月随访1次,若肌瘤继续增大或出现明显症状应手术治疗。

(3) 雄激素治疗,每月总量不超过300mg,以免男性化。

(4) 全子宫切除术后阴道可有少量流血,出血较多者应及时就诊。

(5) 手术治疗者术后1个月复诊,检查伤口愈合情况。术后3个月内禁止性生活和重体力劳动,子宫肌瘤切除术者如要考虑妊娠,应避孕2年以上。

七、护理评价

(1) 患者是否了解子宫肌瘤的相关知识,是否理解并接受具体的治疗方案。

(2) 患者情绪是否稳定,是否能正确看待疾病及手术等相关治疗。

(3) 患者贫血是否得到纠正,感染是否发生或被控制。

案例16-2分析

1. 协助患者优先到妇科门诊就诊。

2. 通知医生及时接诊患者,并协助患者完成各项辅助检查,如血尿常规、B超检查等,另外还要做好备血、输血的准备。

3. 安慰患者,稳定患者情绪,提供必要的心理支持。

4. 注意营养的摄入,多吃含铁丰富的食物。

5. 该患者初步考虑为子宫肌瘤。

护考链接

1. 患者,女,40岁,患有子宫肌瘤,引起经量增多。与经量延长最密切的因素是

A.肌瘤的大小　　B.肌瘤的数目　　C.肌瘤的生长部位

D.患者的年龄　　E.肌瘤的变性

分析:子宫肌瘤引起经量增多、经期延长与肌瘤生长的部位有关,与大小、多少、年龄、变性无关。故选C。

第3节　子宫内膜癌

案例16-3

宋阿姨,64岁,已绝经2年,近1个月以来阴道又出现像月经一样的分泌物,后来量多,颜色鲜红,宋阿姨觉得奇怪:怎么月经又复潮了?心里很紧张害怕,在家人的陪同下来院就诊。

问题:作为护士我们要协助宋阿姨完成哪些工作任务呢?需要做哪些辅助检查?

一、疾病概述

(一) 概念

子宫内膜癌是发生于子宫内膜的一组上皮性恶性肿瘤,以腺癌最常见。占女性生

殖道恶性肿瘤的 20%～30%，占女性全身恶性肿瘤 7%，是女性生殖器官常见三大恶性肿瘤之一。平均发病年龄为 60 岁。近年发病率有上升趋势。

1. 病因 确切病因不清，与雌激素长期刺激，缺乏孕激素拮抗，肥胖、高血压、糖尿病、不孕或不育及绝经延长相关。

2. 病理 子宫内膜癌病理类型以腺癌为主，大体分为局限型和弥漫型。晚期癌灶可侵犯肌壁全层并扩散至子宫颈管。多数子宫内膜癌生长缓慢、转移较晚、预后尚好，转移途径同子宫颈癌。

（二）临床表现

1. 症状 极早期无明显症状，仅在普查或体检时偶然发现。

（1）阴道流血：最常见症状，也是患者就诊的主要症状。多表现为老年女性绝经后不规则阴道流血，量一般不多；尚未绝经者表现为月经增多、经期延长或月经紊乱。

（2）阴道排液：部分患者可出现黄水样或血水样白带，合并感染则为脓血性，有恶臭味。

（3）下腹痛及其他：晚期患者癌肿浸润周围组织或压迫神经时，表现为腰骶部和下腹部疼痛及贫血、消瘦、恶病质等。

2. 体征 早期无明显异常。随病情发展，子宫增大、质地变软，绝经后子宫不萎缩。

> 考点：子宫内膜癌发病的高危因素、主要临床表现及确诊方法

（三）治疗原则

早期以手术治疗为主，晚期采用孕激素、化疗与放疗综合治疗。

（1）手术治疗：为首选治疗方法。根据病情选择全子宫切除及双侧附件切除术或广泛性子宫切除术和盆腔淋巴结清扫术。

（2）放疗或手术加放疗：手术前后或不能手术者，可采用放疗。

（3）孕激素治疗：对晚期或复发癌、不能手术切除或年轻、早期、要求保留生育功能者，可考虑大剂量孕激素治疗。各种人工合成的孕激素制剂如甲羟孕酮、己酸孕酮等均可应用。对分化好、生长缓慢、雌孕激素受体含量高的内膜癌，孕激素治疗效果较好。

二、护理评估

（一）健康史

注意询问月经史、生育史、绝经年龄及既往健康状况，了解患者有无发病的高危因素存在，如肥胖、高血压、糖尿病、不孕、不育、绝经延迟、长期服用雌激素替代治疗等病史，了解有无肿瘤家族史。

（二）身心状况

1. 身体状况

（1）阴道流血：最常见症状，尤其关注女性绝经后有无不规则阴道流血，尚未绝经者表现为月经增多、经期延长或月经紊乱。

（2）阴道排液：是否出现黄水样或血水样白带，有无恶臭味。

（3）患者有无下腹痛及腰骶部疼痛，有无贫血、消瘦、恶病质等表现。

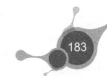

2. 心理－社会状况 当患者出现症状需要接受各项检查时，往往会充满恐惧和焦虑。当得知自己患癌时出现恐惧、绝望及担心影响家庭等复杂心理反应。

（三）辅助检查

1. 分段诊断性刮宫 是确诊子宫内膜癌的主要方法。

2. 其他检查 B超检查用于与子宫肌瘤的鉴别；吸取宫腔分泌物脱落细胞学检查是筛查子宫内膜癌的方法；宫腔镜检查可直接观察有无病灶存在并直视下取活组织检查。

三、护理问题

1. **恐惧** 与担心癌瘤会影响生命安全及需要手术有关。
2. **知识缺乏** 缺乏疾病治疗和预后的相关知识。

四、护理目标

（1）患者了解子宫内膜癌的相关知识，理解并接受具体的治疗方案，焦虑减轻。
（2）患者能正确看待疾病及手术等相关治疗，情绪稳定。

五、护理措施

（一）一般护理

指导患者合理饮食，必要时遵医嘱静脉补充营养，对症支持疗法，改善体质；加强会阴护理，防治感染，提高机体抵抗力。

（二）心理护理

根据老年患者特殊的心理特点，鼓励家属多与患者沟通交流，给予亲情支持；鼓励患者说出对疾病治疗的疑虑，并耐心解答所提出的问题。向患者及家属介绍子宫内膜癌的发病特点，使患者了解子宫内膜癌发展缓慢，如积极治疗，预后较好；消除患者恐惧、焦虑，能积极接受各项必要的检查。

（三）治疗护理

手术治疗者按照腹部手术患者的护理常规进行护理；放疗或化疗按相应护理措施执行；孕激素治疗用药剂量大，指导患者正确服药，注意评价疗效和药物的副作用。

六、健康指导

（1）普及防癌知识，大力宣传定期进行防癌检查的重要性，中老年妇女每年进行一次妇科检查；注意高危人群，特别是围绝经期月经紊乱及绝经后不规则阴道流血者，需做诊断性刮宫以排除子宫内膜癌的可能，并及时接受治疗。
（2）需服用激素替代治疗的患者，在医生指导下正确使用雌激素，加强用药期间的监测和随访。

（3）强调定期复查的重要性，术后2年内，每3～6个月1次；第3～5年，每6～12个月复查1次，5年后，每年复查1次。如有异常及时就诊检查。对出院后需服用药物治疗的患者，详细介绍服药方法、注意事项、可能出现的问题及应对方法。

七、护理评价

（1）患者是否了解子宫内膜癌的相关知识，是否理解并接受具体的治疗方案。

（2）患者情绪是否稳定，是否能正确看待疾病及手术等相关治疗。

案例 16-3 分析

1. 协助患者就诊。

2. 通知医生及时接诊患者，并协助患者完成各项辅助检查，如分段诊刮，尽快明确病情，采取相应的有效治疗方案。

3. 安慰患者，稳定情绪，提供必要的心理支持。

第4节　卵巢肿瘤

一、疾病概要

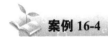

案例 16-4

王女士，34岁，已育1子，平素健康，月经规律，于昨日中午睡午觉翻身时，突然出现右下腹剧烈疼痛，在家人的陪同下来院就诊。入院时患者无法站立，面色苍白，出冷汗，查：生命体征平稳，B超显示右侧卵巢有5cm×6cm包块。

问题：根据患者表现，我们首先考虑患者发生了什么？作为护士我们要协助患者完成哪些工作任务呢？

（一）概念

卵巢肿瘤是女性生殖器官常见肿瘤，可发生于任何年龄。卵巢恶性肿瘤是女性生殖器官常见三大恶性肿瘤之一。由于卵巢肿瘤位于盆腔深部，不易扪及，而且早期无明显症状不易被发现，一旦出现症状往往已属晚期病变，又缺少有效根治手段，其死亡率居女性生殖器官恶性肿瘤第一位，成为当今妇科肿瘤中对妇女生命和健康威胁最大的肿瘤。

1. 病因病理　病因不明，可能与遗传、高胆固醇饮食及内分泌因素有关。

2. 卵巢肿瘤组织学分类

（1）卵巢上皮肿瘤：最常见，约占原发卵巢肿瘤的2/3，包括浆液性和黏液性囊腺瘤及囊腺癌。

（2）生殖细胞肿瘤：占20%～40%，好发于青少年及儿童。以成熟畸胎瘤（良性）和未成熟畸胎瘤（恶性）多见。

（3）性索间质肿瘤：约占5%，其中颗粒细胞瘤和卵泡膜细胞瘤能产生雌激素，又称功能性肿瘤。

考点： 卵巢肿瘤的高危因素

185

（4）转移性肿瘤：占 5%～10%，原发部位常为胃肠道、乳腺及生殖器官，预后差。

（5）卵巢瘤样病变：属卵巢非赘生性囊肿，以滤泡囊肿和黄体囊肿多见，常为单侧，直径不超过 5cm，可能自行消失。

3. 转移途径　卵巢恶性肿瘤的转移途径主要是直接蔓延及腹腔种植，其次是淋巴转移，血行转移较少见。

（二）临床表现

1. 症状　早期一般无明显症状，多在妇科检查时偶然发现。随肿瘤增大，可出现下腹部不适、腹胀、消化不良、腹痛、不规则阴道流血等表现，甚至出现压迫症状如尿频、便秘、气急、心悸等。恶性肿瘤患者晚期出现腹水、疼痛、恶病质等征象。

2. 体征　可发现子宫旁囊性或实性包块，表面光滑或高低不平，活动或固定不动。

3. 卵巢良、恶性肿瘤鉴别（表 16-2）

表 16-2　卵巢良性肿瘤与恶性肿瘤的鉴别

项目	良性肿瘤	恶性肿瘤
病史	生长缓慢，病程长，逐渐增大	生长迅速、病程短
年龄	生育期多见	幼女、青春期或绝经后妇女多见
全身状况	良好，多无不适	晚期有腹胀、腹痛、腹水、消瘦、发热、呈现恶病质
体征	多为单侧，活动，囊性，表面光滑	多为双侧，固定，实性或囊实性，表面不规则，常伴腹水，可查到癌细胞无腹水
B 超	为液性暗区，边缘清晰	液性暗区内有杂乱光团，肿块边界不清

4. 卵巢肿瘤并发症　蒂扭转最常见，畸胎瘤最易并发蒂扭转，急症手术治疗。

（1）蒂扭转：最常见，也是常见的妇科急腹症。多见于瘤蒂较长、中等大小、活动度好、重心偏于一侧的肿瘤（如畸胎瘤）。当体位突然改变，或妊娠期、产褥期子宫大小、位置发生改变时易引起蒂扭转。其典型症状是突然发生下腹一侧剧烈疼痛，伴有恶心、呕吐甚至休克。妇科检查宫旁扪及肿块，张力较高，压痛以瘤蒂部最明显并伴有肌紧张（图 16-5）。

考点：卵巢肿瘤最常见的并发症及主要表现

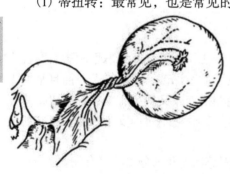

图 16-5　卵巢肿瘤蒂扭转

（2）破裂：包括自发性和外伤性破裂两种，因肿瘤浸润性生长，盆腔检查、挤压或穿刺所致，表现为程度不同的腹痛及腹膜刺激症状，有时可导致内出血、腹膜炎或休克。

（3）感染：较少见，多继发于蒂扭转或破裂后，或邻近器官感染蔓延所致。表现为发热、腹痛，肿块压痛、腹肌紧张，白细胞升高及腹膜炎等。

（4）恶变：早期多无症状，若肿瘤短时间内迅速增大或出现血性腹水，应疑为恶变可能。

（三）治疗原则

首选手术治疗。术中应做冷冻切片组织学检查，鉴别肿瘤性质，以确定手术范围。

1. 良性肿瘤　确诊后尽早手术，可行卵巢肿瘤切除术。如并发蒂扭转和破裂，应立即手术切除。

2. 恶性肿瘤　以手术治疗为主，辅以化疗或放疗，年轻患者根据情况可考虑保留对侧正常卵巢。

二、护 理 评 估

（一）健康史

注意询问患者的月经史、生育史，肿瘤的发现时间、有无家族性肿瘤病史、居住环境、饮食习惯。了解有无高危因素：如初潮年龄较早、绝经年龄较晚、不孕少育等存在。

（二）身心状况

1. 身体状况　询问是否出现下腹部不适、腹胀、消化不良、腹痛、不规则阴道流血、有无腹部包块等表现，甚至出现压迫症状如尿频、便秘、气急、心悸等。恶性肿瘤患者晚期出现腹水、疼痛、恶病质等征象。

2. 心理–社会状况　肿瘤性质确定之前，患者及家属多处于焦虑、恐惧状态，迫切需要相关信息支持，渴望尽早得到确切的诊断结果。一旦得知患恶性肿瘤，甚至面临死亡威胁时，患者极度恐惧，急需医护人员的关爱和救助。

（三）辅助检查

B超检查是诊断卵巢肿瘤的主要手段，有助于确定肿瘤的大小、部位、性质及肿块来源，并与腹水及积液鉴别；另外，根据病情可选择腹腔镜、放射学诊断、腹水细胞学检查或肿瘤标志物如 AFP、CA125、CA153 等测定。

三、护 理 问 题

1. 焦虑　与发现盆腔包块，担心患恶性肿瘤有关。

2. 预感性悲哀　与切除子宫、卵巢担心丧失生育能力及女性特征有关。

3. 营养失调：低于机体需要量　与恶性肿瘤实施化疗及全身衰竭有关。

4. 有感染的危险　与手术、化疗、机体抵抗力下降有关。

四、护 理 措 施

（一）一般护理

为患者提供良好的休养环境，多巡视病房，陪伴患者，了解患者的疑虑和要求，耐心讲解病情，解答疑问，指导患者做好各项检查准备。合理补充营养，鼓励多进食高蛋白，富含维生素 A 的饮食，避免高胆固醇饮食。不能进食者静脉补充营养，辅以全身支持疗法。

（二）心理护理

加强与患者的沟通，对患者耐心讲解手术治疗的必要性，使患者及家属能够积极配合医护检查及治疗，做好咨询服务及心理疏导工作，鼓励患者保持积极的心态接受病情，配合治疗。

（三）治疗护理

配合医师向患者及家属介绍相应检查、治疗方法和注意事项，协助医师完成各项诊断、检查。需做腹腔穿刺或腹腔化疗者，应备好穿刺用物，协助医师操作，严密观察，一次放腹水 3000ml 左右，放腹水的速度宜缓慢，术后用腹带包扎腹部。对于手术治疗的患者按腹部手术护理常规做好术前准备和术后护理。

考点：卵巢癌的护理措施

五、健康指导

1. 加强预防保健 认识卵巢癌的高危因素，提倡多摄入高蛋白、富含维生素的食物，减少高胆固醇饮食；高危妇女口服避孕药有利于预防卵巢癌的发生。对患有其他肿瘤患者，应定期随访检查，以减少转移性卵巢肿瘤的发生。

2. 开展普查普治 30 岁以上妇女每年行妇科检查一次，高危人群每半年接受一次体格检查，以排除和及时发现卵巢肿瘤。必要时进行 B 超检查和检测 CA125、CA153 等肿瘤标志物。

3. 监测卵巢瘤样病变 怀疑卵巢瘤样病变，囊肿直径小于 5cm，3 ～ 6 个月复查 1 次，若复查后不能自行消失或反而增大，应及时处理；卵巢实质性或囊实相间或直径大于 8cm 的囊性肿块者，应及早手术治疗；盆腔肿块诊断不清，宜及早行腹腔镜检查或剖腹探查。

4. 术后随访 卵巢癌易复发，应长期随访和监测。术后第 1 年每月 1 次；术后第 2 年每 3 个月 1 次；术后 3 ～ 5 年视病情每 4 ～ 6 个月 1 次；5 年以上者每年 1 次。良性肿瘤者，术后 1 个月常规复查。对接受化疗、放疗的患者，护士应鼓励患者克服困难，协助完成治疗计划，以提高疗效，防止复发。

案例 16-4 分析

1. 首先考虑为卵巢肿瘤蒂扭转，护士要积极协助患者就诊，并做术前准备。

2. 通知医生及时接诊患者，并协助患者完成各项辅助检查，采取相应有效治疗方案。

3. 安慰患者，稳定情绪，鼓励患者配合手术治疗，提供必要的心理支持。

护考链接

1. 某患者入院行卵巢癌根治术。术前 1 日，护士为其所做的准备工作中不包括
A. 灌肠　B. 导尿　C. 备血　D. 备皮　E. 皮试
分析：腹部手术术前准备包括皮肤准备（术前 1 天备皮）、阴道准备（术前 3 天开始）、消化道准备（术前 1 天灌肠）；术前 1 天备血、皮试；手术当日常规放置导尿管。故选 B。

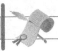

小结

　　子宫颈癌是女性生殖系统最常见的恶性肿瘤，高发年龄为45～55岁；人乳头瘤病毒感染是子宫颈癌的主要危险因素；多发生于子宫颈外口鳞-柱状上皮交接处；早期症状为接触性阴道流血；生育年龄妇女每1～2年进行一次宫颈刮片细胞学检查（妇科普查）是早期发现子宫颈癌的最重要方法；确诊子宫颈癌最可靠的方法是子宫颈和子宫颈管活组织检查。子宫肌瘤的病因可能与雌激素长期刺激有关；症状与肌瘤生长部位关系密切，最常见为经量增多、经期延长；最常用的辅助检查是B超检查。子宫内膜癌的病因与"三高"最为密切；最常见症状是绝经后阴道流血或绝经前月经紊乱；确诊方法为分段诊断性刮宫；以手术治疗为主。卵巢恶性肿瘤死亡率居妇科恶性肿瘤之首；主要通过直接蔓延及腹腔种植方式转移；蒂扭转是卵巢肿瘤最常见的并发症，畸胎瘤最易并发蒂扭转，需急症手术治疗；B超是卵巢肿瘤最常用的辅助检查；卵巢肿瘤治疗首选手术治疗。

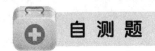

自测题

选择题

A₁型题

1. 确诊子宫颈癌最可靠的方法是（　　）

　　A. 宫颈刮片细胞学检查

　　B. 子宫颈和子宫颈管活体组织检查

　　C. 子宫颈锥形切除术

　　D. 诊断性刮宫

　　E. 碘试验

2. 筛查子宫颈癌最常用哪种方法（　　）

　　A. 宫颈刮片细胞学检查

　　B. 子宫颈和子宫颈管活体组织检查

　　C. 子宫颈锥形切除术

　　D. 诊断性刮宫

　　E. 碘试验

3. 子宫颈癌最早出现的症状是（　　）

　　A. 腰背疼痛　　　　　B. 阴道排液

　　C. 接触性出血　　　　D. 恶病质

　　E. 阴道大出血

4. 最常见的子宫肌瘤类型是（　　）

　　A. 子宫颈肌瘤　　　　B. 肌壁间肌瘤

　　C. 黏膜下肌瘤　　　　D 浆膜下肌瘤

　　E. 阔韧带内肌瘤

5. 与子宫肌瘤的临床表现关系最密切的是哪项（　　）

　　A. 肌瘤的数量　　　　B. 肌瘤的大小

　　C. 患者的年龄　　　　D. 患者的体质

　　E. 肌瘤与子宫肌壁的关系

6. 卵巢肿瘤蒂扭转的典型临床表现是（　　）

　　A. 恶变

　　B. 感染

　　C. 高热

　　D. 突然一侧下腹部剧痛

　　E. 弥漫性腹痛

7. 绝经后妇女反复出现血性白带，首先必须排除（　　）

　　A. 老年性阴道炎　　　　B. 盆腔炎

　　C. 生殖器官恶性肿瘤　　D. 宫颈息肉

　　E. 子宫颈糜烂

8. 妇女防癌普查最常用的方法是（　　）

　　A. 阴道脱落细胞学检查

　　B. 宫颈刮片细胞学检查

　　C. 阴道镜检

　　D. 双合诊检查

　　E. B超

A₂型题

9. 李女士，32岁。阴道分泌物增多5个月，近1个月出现血性白带，检查子宫颈糜烂样改变、

触之易出血，子宫正常大小，两侧附件正常。为确诊，首先要做的检查是（　　）

A. 宫颈活检　　　　　　B. 宫颈刮片

C. 诊断性刮宫　　　　　D. 子宫颈碘试验

E. 宫腔镜检查

10. 李女士，50岁，绝经4年后出现阴道流血已近1个月。查子宫颈光滑，子宫略饱满，两侧附件未触及。为明确诊断宜选择（　　）

　A. 盆腔检查

　B. 阴道镜检查后取宫颈活检

　C. 分段诊刮

　D. 阴道后穹隆涂片细胞学检查

　E. 宫颈刮片细胞学检查

11. 59岁妇女，绝经10年后出现阴道出血，妇科检查右侧卵巢增大如鸭蛋，子宫内膜病理检查呈腺瘤型过度增生，应考虑（　　）

A. 卵巢无性细胞瘤

B. 卵巢颗粒细胞瘤

C. 子宫颈癌

D. 子宫内膜癌

E. 子宫肌瘤

12. 60岁妇女，已绝经6年，阴道少量不规则出血3个月，经检查诊断为子宫内膜癌。下列哪项不是该病的特点（　　）

　A. 生长缓慢　　　　　B. 预后较好

　C. 常见于绝经后妇女　D. 转移较晚

　E. 血行转移是主要的转移途径

A3/A4型题

（13～16题共用题干）

某女士，32岁。1年来月经量增多，有血块。近3个月每次行经伴头晕、乏力、心悸。妇科检查：子宫增大如孕3个月，质硬、表面不平，两侧附件正常。

13. 首选的护理问题是（　　）

　A. 焦虑　　　　　　　B. 知识缺乏

　C. 恐惧　　　　　　　D. 潜在并发症

E. 有感染的危险

14. 此患者可能患哪种疾病（　　）

A. 子宫肌瘤　　　　　B. 慢性宫颈炎

C. 月经失调　　　　　D 慢性盆腔炎

E. 子宫内膜癌

15. 首选的辅助检查是（　　）

A. 宫腔镜　　　　　　B. B超

C. 阴道镜　　　　　　D. 腹腔镜

E. 诊断性刮宫

16. 治疗方案应选择（　　）

　A. 雄激素治疗

　B. 雌、孕激素联合治疗

　C. 孕激素治疗

　D. 手术治疗

　E. 定期复诊

（17～19题共用题干）

某女，已婚，44岁。近2个月性生活后有阴道出血，妇科检查初步印象为子宫颈癌。

17. 诊断初筛，应采取的辅助检查是（　　）

　A. 白带检查　　　　　B. 诊断性刮宫

　C. 宫颈刮片　　　　　D. 腹腔镜检查

　E. B型超声

18. 患者的子宫颈涂片细胞学检查结果为巴氏Ⅲ级，提示（　　）

　A. 正常　　　　　　　B. 炎症

　C. 可疑癌　　　　　　D. 高度可疑癌

　E. 癌

19. 可作为确诊依据的辅助检查是（　　）

　A. 宫颈刮片

　B. 子宫颈和子宫颈管活体组织检查

　C. 白带检查

　D. 阴道镜检查

　E. 碘试验

（王廷英）

17

第十七章　妇产科手术妇女的护理

　　女性的一生有可能患各种疾病，有的疾病用药物保守治疗即可，而有些疾病则需要手术治疗。手术既是重要的治疗手段，又是创伤过程，我们要处理好哪些问题才能让患者顺利康复呢？学习了以下内容也许你就明白了！

　　妇产科手术是妇产科疾病常用的治疗手段之一，根据手术途径可分为腹部和外阴阴道手术，腹部手术根据手术范围分为：剖腹探查术、附件切除术、次全子宫切除术、全子宫切除术等。按手术急缓程度分为：择期手术、限期手术、急诊手术三种。充分的术前准备，精心的术后护理是促进患者康复的关键。

第1节　腹部手术患者的护理

案例 17-1

　　黄某，女，25岁，在做家务时突然出现左下腹剧烈疼痛伴肛门坠胀感，阴道少量流血伴头晕、恶心、出冷汗，由家属急送入院。经检查考虑"异位妊娠"需急诊手术。要解决黄某的问题，在下面的学习中应完成哪些任务呢？

　　问题：

　　1. 如何完成腹部手术的术前准备？

　　2. 做好哪些主要的术后护理才有助于黄某更好地恢复？

一、术前护理

（一）护理评估

　　1. 健康史　询问患者的一般状况、既往健康状况，有无手术病史及手术的原因、名称、种类、效果等；了解患者的月经史、婚育史及药物过敏史；了解患者的饮食、排便、生活习惯及有无特殊嗜好等。

　　2. 身体状况

　　（1）评估病情：了解疾病相关的症状和体征，判断疾病对患者的影响及其程度，评估生活自理能力。

　　（2）评估生命体征：测量生命体征，发现异常及时报告医师并协助医师进行处理。

　　（3）全身状况：测量身高、体重；观察患者皮肤情况，了解患者是否存在贫血、营养不良等情况。对准备行剖宫产术的妇女，注意观察宫缩及胎心率变化，如发生胎儿窘迫立即给产妇吸氧，取左侧卧位，立即报告医生配合医生进行处理。

3. 心理 – 社会状况

（1）患者对疾病及治疗的认知：妇科手术涉及女性生殖器官，了解患者对所患疾病、手术及预后的相关知识的了解程度，特别是对手术的态度、心理准备和手术方案的认可。了解患者对医务人员的信任程度，评估患者的心理状态及手术的耐受程度。

（2）家属的支持程度：护士应了解患者家属对患者病情和手术的态度，了解患者的家庭关系、对医疗费用的承受力，共同做好患者的心理护理。

4. 辅助检查　包括：血常规、尿常规、粪便常规；B超、血型、凝血功能、交叉配血、肝肾功能、空腹血糖等术前必备检查；心电图、胸部X线等根据病情需要选择相应的特殊检查。

（二）护理问题

1. 焦虑　与担心麻醉、手术的危险性及术后康复有关。

2. 知识缺乏　与缺乏手术及护理相关知识。

3. 自尊紊乱　与手术切除某生殖器官有关。

（三）护理目标

（1）患者焦虑程度减轻。

（2）患者了解术前准备相关知识并积极配合。

（3）患者能接受手术切除生殖器官的事实。

（四）护理措施

1. 心理护理　关心和体贴患者，鼓励患者说出自己的疑虑和需要，尽可能给予患者满意的解释；针对患者存在的心理问题，进行心理疏导，让患者与手术成功的患者进行交流，使患者以积极的态度和轻松的心情配合手术；鼓励家属多陪伴患者，使患者获得安全感。

2. 术前指导

（1）说明手术的重要性和必要性，用通俗易懂的语言讲解麻醉方式、手术简况、手术名称、范围、过程、手术成功病例，提高患者对手术成功的自信心，更好地配合手术治疗。

（2）向患者介绍术前准备的内容、目的、方法、需要时间、可能存在的问题和应对措施，取得患者及家属的理解，使患者主动配合完善各项检查和术前准备。

（3）教会患者术后如何胸式呼吸、翻身、有效咳嗽；指导患者学会床上排便；教会患者在他人协助下翻身、肢体运动及上下床，以利于术后康复。

（4）指导患者摄取高蛋白、高热量、高维生素、低脂肪的营养饮食，术前营养状况直接影响术后患者的康复。

3. 术前准备

（1）观察生命体征：术前3日，每8小时测体温、脉搏、呼吸1次，每日测血压1次。有异常及时通知医生，并协助医生进行处理。若需要推迟手术，应向患者及家属说明原因并取得理解与配合。

（2）纠正术前合并症：积极治疗和纠正相关内科合并症，如高血压、糖尿病、贫血、营养不良等，争取调整到最佳身心状态，为手术创造最好条件。

（3）完善术前检查：确认术前检查项目的完整性，确认无手术禁忌证。

（4）签署手术同意书：尊重患者的知情同意权，将术前诊断、手术目的、术中和术后有可能出现的问题告知患者及家属。签署后的手术同意书要妥善保管，也是院方手术行为得到患者和家属认可的依据。

（5）术前3日准备

1）肠道准备：涉及肠道的手术，术前3日起进无渣半流质饮食2日，流食1日。术前3日按医嘱口服肠道抑菌药，如庆大霉素、甲硝唑。

2）阴道准备：行子宫全切的患者，术前3日进行阴道准备，用1：5000的高锰酸钾溶液坐浴或0.02%碘伏冲洗，也可每日擦洗阴道1次，冲洗后或擦洗后遵医嘱予阴道上药。

考点：术前3日进行的术前准备

（6）术前1日准备

1）饮食：晚餐减量，进易消化的软食，术前6~8小时禁食，术前2~4小时禁饮。

考点：术前1日的饮食准备

2）输血准备：由医生填写用血预约申请单，然后采集患者血样，核准信息后装入专用的备用试管，贴上与用血预约单联号一致的标签，由专人将标本、血、预约申请单、手术预约单一同送入血库，保证术中血源供应。

3）皮肤准备：目的是防止术后切口感染。时间在术前1日或手术当日。完成沐浴、更衣、剪指甲等个人卫生后进行手术区域皮肤准备。其范围是：上自剑突下，两侧至腋中线，下达阴阜及大腿上1/3处的皮肤，用棉签蘸液状石蜡清洁脐部污垢，勿损伤脐窝。备皮越接近手术时间感染率越低。

考点：皮肤准备的时间和范围

4）肠道准备：目的是防止因麻醉或呕吐造成窒息或吸入性肺炎，防止麻醉药物致肛门括约肌松弛大便污染手术台；减少术中、术后肠胀气，使术中能清晰地暴露手术野。一般手术术前1日用肥皂水或灌肠液灌肠1～2次，或口服缓泻剂，排便3次以上。可能涉及肠道的手术，术前1日行清洁灌肠，直至排除的灌肠液无大便残渣为止。对怀疑异位妊娠者禁止灌肠。

考点：术前1日的肠道准备

5）促进睡眠：术前1日晚护士可按医嘱给予患者适量镇静剂，如地西泮5mg口服。巡视病房时，注意动作轻柔，说话轻声，避免影响患者休息。

6）其他：护士认真核对受术者生命体征，抽取血液进行各项检查及交叉配血，根据医嘱进行药物敏感试验，发现异常及时与医生联系。

（7）手术日准备

1）核查生命体征，发现异常情况及时向医生汇报。

2）行子宫全切术的患者术日晨阴道常规冲洗后，在子宫颈及阴道穹隆涂1%甲紫，作为术者切除子宫的标记。

3）术前30分钟遵医嘱给基础麻醉药，常用苯巴比妥、阿托品，诱导麻醉，缓解患者的紧张情绪及减少腺体分泌（剖宫产除外）。

4）术前留置导尿管，保持引流通畅，妥善固定，以免术中损伤膀胱或出现术后尿潴留。或将无菌导尿包带至手术室，待患者麻醉后实施导尿。

5）进入手术室前取下患者义齿、首饰等贵重物品交家属保管；更换清洁衣裤，长发用帽子罩好，以免术中弄乱头发或被呕吐物污染。擦去指甲油、口红等，便于观察病情。

6) 送患者去手术室前，病房护士和手术室护士在患者床旁要认真详细地核对受术者姓名、年龄、床号、住院号、手术名称等病历资料，并携带病历、术中所需材料和药品等将患者送至手术室，双方核对无误后签字。

7) 病房护士根据受术者手术种类、麻醉方式准备好麻醉床，准备好术后监护用具及各种急救用物。

(8) 急诊手术准备：妇产科常见的急诊手术有异位妊娠破裂、卵巢肿瘤蒂扭转或破裂，急诊剖宫产等。护士要配合医生在最短的时间内完成术前准备。有休克的患者在积极纠正休克的同时，尽快做好术前准备。如行急诊剖宫产术，助产士还应携带新生儿衣被、抢救器械、药品到手术室候产，胎儿娩出后及时清理呼吸道，协助医师抢救新生儿窒息等。

（五）护理评价

(1) 患者的焦虑程度是否减轻。

(2) 患者是否能说出术前准备的相关知识，是否能积极配合手术。

(3) 患者是否能正确接受切除生殖器的事实，是否能陈述术后康复训练的具体方法。

护考链接

妇科腹部手术前1天的准备应除外

A. 清洁皮肤、备皮　　B. 清洁灌肠　　　C. 晚餐禁食

D. 经腹全子宫切除术者阴道冲洗后于子宫颈口及阴道穹隆部涂甲紫

E. 按医嘱给予镇静、安眠药

分析：晚餐减量，进易消化的软食即可，术前8小时才禁食，术前4小时禁饮，故选C。

二、术后护理

术后护理是指患者从手术完毕到患者基本康复出院这段时间的护理。术后护理短时间内应以患者的生命体征为护理重点，以后则应注意各系统功能的恢复情况，同时防止各种手术并发症的发生。

（一）护理评估

1. 健康史　术后患者被送回病室时，值班护士应与麻醉医师、手术室护士进行详细的床旁交接，查阅手术记录单，了解患者麻醉方式和效果、手术经过、手术方式及范围、术中出血情况、输血与否、术中尿量、输液情况及有无特殊护理事项。

2. 身体状况

(1) 生命体征：观察血压、脉搏、呼吸有无异常。

(2) 意识状态：观察全麻患者的神志，以便了解麻醉恢复情况；对腰麻及硬膜外麻醉的患者，了解患者有无异常神志变化。

(3) 疼痛：评估术后疼痛的部位、性质、程度。采用硬膜外置管和自控镇痛装置的患者，需观察管道是否固定通畅；采用注射或口服药物时，要了解药物剂量和使用间隔时间，观察疼痛缓解程度。

（4）皮肤：评估术后患者皮肤的颜色及温湿度，观察切口、麻醉针孔处敷料有无出血、渗出；手术过程中受压部位及骨隆突处皮肤是否完整。

（5）各种引流管：评估各种引流管固定情况，是否通畅，引流液的质、量、色及有无异味。

3. 心理－社会状况　术后患者及家属常担心手术成功与否，有无并发症；担忧术后体力的恢复及性生活的恢复，对术后出现的各种不适较为紧张，应重点评估患者对手术的耐受情况，尤其是对疼痛的敏感性，耐心与患者交流，观察其心理反应。

4. 辅助检查　根据患者情况遵医嘱进行相应检查。

（二）护理问题

1. 疼痛　与手术创伤有关。

2. 自理能力缺陷　与切口疼痛及术后输液有关。

3. 有感染的危险　与手术切口及术后抵抗力下降有关。

（三）护理目标

（1）患者疼痛缓解。

（2）患者自理能力逐渐恢复。

（3）患者无术后感染发生或发生感染时能及时发现与处理。

（四）护理措施

1. 一般护理

（1）环境及用物准备：病房护士保持病房内安静舒适、温度适宜、空气清新，让患者在舒适的环境中休养、康复。准备好术后用物及各种急救用物。

（2）交接并安置体位：与手术室护士或麻醉医师交接患者，将患者平稳搬至病床上，固定输液管和各种引流管，检查静脉输液管和各类引流管的通畅情况，评估皮肤的完整性。根据手术及麻醉方式决定术后体位。全身麻醉的患者尚未完全清醒前应有专人守护，去枕平卧，头偏向一侧，以免呕吐物、分泌物呛入气管，引起吸入性肺炎或窒息；硬膜外麻醉、蛛网膜下隙麻醉及腰麻患者术后去枕平卧 6～8 小时。患者病情稳定，术后次日晨可采取半卧位有利于腹腔引流，同时降低腹部切口张力，减轻疼痛。

（3）病情观察

1）生命体征观察：术后 15～30 分钟观察并记录 1 次呼吸、血压、脉搏，平稳后，改为每 4 小时 1 次；24 小时后每日测 4 次，持续 3 天无异常可改为每日 2 次。若生命体征异常或有内出血征象，应增加监测次数并及时报告医师。术后 1～2 日内体温稍有升高，一般不超过 38℃，为手术后正常反应。如持续高热，或体温正常后再次升高，提示可能存在感染。

考点：术后患者的体位

2）切口观察：术后 24 小时内注意观察切口有无渗血、渗液，切口敷料是否干燥，切口皮肤有无红、肿、热、痛等感染征象，有异常情况及时报告医生并协助医生进行处理。对子宫全切的患者，应观察阴道分泌物情况以判断阴道切口的愈合情况。剖宫产后要定时腹部按摩子宫，注意宫缩和阴道流血情况。若阴道流血量多，应遵医嘱给予宫缩剂。

3）麻醉恢复观察：观察全麻患者的意识恢复情况，椎管腰麻患者下肢感觉的恢复情况。一般停药 6 小时后麻醉作用消失。

（4）留置管的护理

考点：术后患者的病情观察

1）留置尿管的护理：一般腹部手术术后留置尿管 24～48 小时，广泛性子宫切除术＋盆腔淋巴结清扫术后留置尿管 10～14 日。在此期间应保持外阴清洁，行外阴擦洗每日 2 次，鼓励患者多饮水，使尿量不少于 50ml/h，及时排尿，预防泌尿系感染。肿瘤患者依据病情不同，尿管放置的时间不同，留置时间长者，在拔除尿管前要训练膀胱功能。集尿袋及接管每周更换 2 次，保持尿管通畅，同时观察并记录尿量、颜色、性状。

考点：术后尿管留置的时间

2）腹腔引流管的护理：保持引流通畅及引流管周围皮肤的清洁干燥，注意观察引流液的量、颜色及性状，并做好记录；一般留置 2～3 天，每日更换引流袋，引流管口处要经常消毒。一般 24 小时负压引流液不超过 200ml，若量多应了解是否在术中有腹腔内用药，引流液量多且颜色鲜红，要警惕内出血。一般情况下 24 小时引流液＜10ml 且体温正常可拔除引流管。

考点：术后引流管的护理

（5）活动和休息：术后在止痛的前提下，保证患者有良好的休息与睡眠的同时鼓励患者早活动，每 2 小时翻身、咳嗽、做深呼吸 1 次，有利于改善循环和促进良好的呼吸功能。促进肠蠕动，减少肠粘连，防止下肢静脉血栓的形成，老年人要注意防跌倒。

（6）营养及饮食：腹部手术当日禁食，未涉及肠道的手术患者，一般术后 6～8 小时后可进少量流质饮食，但避免产气食物如奶类和糖类，以免肠胀气；肛门排气后，改为半流质饮食；术后肠蠕动完全恢复后可进高热量、高蛋白、高维生素的普通饮食。涉及肠道的手术患者，术后禁食，肛门排气后进流质饮食，逐步过渡到半流质和普通饮食。术后患者注意加强营养，增加蛋白质及维生素的摄入，促进伤口的愈合。

（7）剖宫产术后产科护理：剖宫产患者按产褥期护理常规提供乳房、会阴部护理及新生儿护理。协助产妇及时疏通乳腺。

2. 对症护理

（1）疼痛的护理：术后 24 小时疼痛加剧，可通过镇痛泵、镇痛剂及辅助治疗等方法，减轻其疼痛。各种治疗、护理尽可能集中完成，减少对患者不必要的干扰。还可以使用皮肤按摩等辅助治疗方法分散或转移注意力等。

（2）发热的护理：术后由于机体对创伤做出的炎症反应，体温可略有升高，但一般不超过 38℃，术后 1～2 日恢复正常，不需特殊处理。如果术后体温持续升高或降至正常后再度升高，则提示有感染的可能，应及时报告医生。当体温超过 39℃可采取物理降温，必要时用解热镇痛药。

（3）腹胀的护理：鼓励术后早日下床活动；热敷下腹部，生理盐水低位灌肠；针灸、肛管排气或新斯的明肌内注射等，刺激肠蠕动，缓解腹胀。

（4）尿潴留的护理：鼓励并协助患者下床排尿，下腹部热敷、按摩，听流水声，冲洗外阴等，针灸或新斯的明肌内注射，经上述处理无效时给予导尿。

3. 预防感染　术后用腹带包扎腹部，观察切口有无渗血、渗液，用 1～2kg 的沙袋压迫腹部伤口 6～8 小时，可以减轻切口疼痛，防止出血。术后 2～3 日更换敷料，观察有无渗血、渗液，如有红、肿、压痛、硬结等感染征象需及时报告医生并按医嘱处理。

4. 心理护理　护士应经常巡视病房，了解患者的心理状况，向患者及家属讲述可能出现术后切口疼痛、腹胀、发热、翻身、咳嗽困难等不适，告知应对措施，并提供心理支持，使患者对康复充满信心。

5. 健康教育

(1) 出院前为患者提供出院计划。

(2) 出院时提供出院指导，内容包括出院后休息、活动、用药、饮食、性生活、门诊复查时间和有可能出现的情况及处理方法。

(3) 剖宫产术后患者保持外阴清洁、术后禁性生活 6 周，6 周后到医院复查；及时指导婴儿护理和母乳喂养。需再生育者，术后至少避孕 2 年方可再孕。

（五）护理评价

(1) 患者疼痛是否减轻。

(2) 患者生活是否能逐渐自理。

(3) 患者体温是否正常，切口有无感染发生。

案例 17-1 分析

应立即测量生命体征、取下活动义齿、首饰及贵重物品交家属保管，行皮肤准备，留置尿管，术前 30 分钟按医嘱给基础麻醉药物。术后要去枕平卧 6～8 小时，之后可进流食，密切观察生命体征，保持尿管通畅，预防感染，次日可拔除尿管。

 护考链接

关于妇科腹部手术后护理，说法错误的是

A. 手术日进食半流质饮食　　B. 术后 24～48 小时拔尿管

C. 4 天后未解大便者，给予开塞露　D. 留置尿管期间应每日做会阴护理

E. 术后每 0.5～1 小时观察生命体征

分析：腹部手术当日禁食，未涉及肠道的手术患者，一般术后 6～8 小时后可进少量流质饮食，肛门排气后，改为半流质饮食，故选 A。

第 2 节　外阴阴道手术患者的护理

 案例 17-2

王某，女，68 岁，患"子宫脱垂"多年，近几日感觉有肿物从阴道口脱出，行走困难，自知病情加重，遂就诊。接诊医师检查后收住院拟行阴式全子宫切除术。要解决王某的问题，在下面的学习中应完成哪些任务呢？

问题：

1. 如何完善相关检查及阴式全子宫切除的术前护理？

2. 要做好哪些术后护理？

一、术 前 护 理

（一）护理评估

1. 健康史 了解患者的一般情况；了解疾病发病时间及病情变化确定是否需要；询问患者既往健康状况、月经史及婚育史；了解有无过敏史；询问患者一般情况、生活习惯及对手术的了解情况等。

2. 身体状况 评估内容和方法同腹部手术前的身体评估，重点是手术部位皮肤的完整性，是否有皮肤感染的征象。

3. 心理-社会状况 外阴阴道是女性隐私的部位，患者常担心手术会损伤身体的完整性和性生活；恶性肿瘤患者还会担心术后康复及预后，易出现焦虑、自尊紊乱等心理反应。

4. 辅助检查 血常规、尿常规、粪便常规，血型鉴定及交叉配血试验，凝血功能测定、肝、肾功能测定，B超、心电图、X线检查等。已婚妇女进行白带常规检查和阴道脱落细胞检查，排除外阴阴道炎症。

（二）护理问题

1. 焦虑 与担心手术可能导致的不适和危险性有关。

2. 知识缺乏 缺乏疾病手术治疗的相关知识。

（三）护理措施

与腹部手术基本相同，重点加强以下几个方面的护理。

1. 心理护理 关心、体贴患者，保护患者隐私。进行各项术前检查、准备及各种操作时宜用屏风遮挡。与患者和家属共同探讨疾病治疗的相关问题，做好家属特别是丈夫的工作，让其理解并配合治疗及护理，向患者讲解疾病的有关知识，介绍手术方式、麻醉方式、手术过程、手术中可能遇到的情况，术前、术后的注意事项和护理配合，消除其紧张情绪。

2. 皮肤准备 术前1日行皮肤准备，范围上至耻骨联合上10cm，下至外阴部、肛门周围、臀部及大腿内侧上1/3。

3. 肠道准备 术前3日开始进食无渣饮食，并遵医嘱口服抗生素。手术前一日清洁灌肠，术前8小时禁食，4小时禁饮。

考点：外阴阴道手术皮肤准备的范围

4. 阴道准备 术前3日每日用1：5000高锰酸钾溶液、0.05%碘伏（聚维酮碘）或1：1000苯扎溴铵溶液行阴道冲洗或坐浴，每日2次；手术日晨行子宫颈阴道消毒。

5. 膀胱准备 嘱患者去手术室前排空膀胱，带导尿包于手术室备用，根据手术需要，术中、术后留置尿管。

6. 特殊用物准备 根据患者手术所采取的体位准备相应的物品，根据术后患者的具体需要准备灭菌的棉垫、绷带、阴道模型等。

7. 健康教育

（1）根据患者的具体情况，介绍相关手术的名称及过程，解释术前准备的内容、目的、方法及主动配合的技巧等；讲解疾病的相关知识、术后保持外阴阴道清洁的重要性、方法及拆线时间等。

（2）指导患者练习并习惯于床上排便；教会患者床上肢体锻炼的方法。

二、术后护理

（一）护理评估

护理评估同腹部手术患者。但因为手术部位接近尿道口、阴道口及肛门，故身体状况评估时需注意观察局部切口早期感染的征象。

（二）护理问题

1. 急性疼痛 与外阴阴道手术创伤有关。

2. 有感染的危险 与手术伤口接近尿道口、阴道口及肛门有关。

（三）护理措施

1. 体位 根据手术术式选择体位：①处女膜闭锁及先天性无阴道患者，术后应采取半卧位；②外阴癌根治术患者术后采取平卧位，双腿外展屈膝，膝下垫软枕，以减少腹股沟及外阴部的张力，利于伤口的愈合；③膀胱阴道瘘患者术后采取健侧卧位，减少尿液对修补瘘口处浸泡，以利愈合；④阴道前后壁修补或盆底修补术患者应以平卧位为宜，禁止半卧位，以降低外阴、阴道张力，促进伤口愈合；⑤子宫脱垂阴式子宫切除术后早期避免半卧位，以免引起阴道和会阴部水肿。

2. 减轻疼痛 保持环境安静，保证患者休息，更换体位减轻伤口的张力，按医嘱及时给予止痛剂或使用自控镇痛泵等，注意观察用药后的止痛效果。

考点：外阴阴道手术患者术后的体位

3. 切口护理 随时观察切口有无出血、渗液、红肿热痛等感染征象，还应观察局部皮肤的颜色、温度，有无皮肤或皮下组织坏死等；外阴加压包扎或阴道内留置纱条一般在术后 12～24 小时内取出，取出时注意核对纱条数目。术后 3 日外阴局部理疗，可促进血液循环，有利于伤口的愈合。排便后清洁外阴以防止感染，每天行外阴擦洗 2 次。

4. 留置尿管的护理 根据手术范围及病情留置尿管 2～10 日，一般 5～7 日，按保留尿管患者的护理常规进行护理，注意尿管的通畅，尿液的颜色、量，拔管前先训练膀胱功能，拔除尿管后尽早排尿，排尿困难者给予诱导、热敷等辅助排尿，必要时重新留置导尿管。

考点：外阴阴道手术患者术后尿管的护理

5. 肠道护理 外阴、阴道手术部位邻近尿道、肛门，伤口易被污染，故需控制首次排便的时间。为了防止排便对切口的牵拉，术后第 3 天可给予缓泻剂，软化大便，避免排便困难，控制术后 5 天大便为宜。

6. 出院指导 外阴部手术术后患者伤口局部愈合较慢，嘱患者回家后应保持外阴部清洁；3 个月内禁止性生活。出院后 1 个月回院检查术后恢复情况，术后 3 个月再次复查，经医生检查确定伤口完全愈合后方可恢复性生活。如有病情变化应及时就诊。

案例 17-2 分析

王某宜行阴式子宫切除术，术前 3 天行肠道和阴道准备，术前 1 日行皮肤准备及特殊用物准备，术前 30 分钟用药（术前一般不留置尿管）。术后去枕平卧，头偏向一侧，术后早期避免半卧位，保持外阴清洁，留置尿管 5～7 天，控制术后 5 日大便。

护考链接

患者，女性，65岁，行阴道子宫全切术加阴道前后壁修补术。术后护士采取护理措施正确的是

A. 术后3天盆浴　　　　　　B. 术后半流质饮食3天

C. 留置尿管5～7天　　　　D. 术后平卧1天，次日起半卧位

E. 术后阴道灌洗每日2次

分析：术后禁盆浴和阴道灌洗，子宫脱垂阴式子宫切除术后早期避免半卧位，以免引起阴道和会阴部水肿，术后控制首次排便的时间，故不能进半流食，只有C正确。

小结

妇产科手术根据手术途径可分为腹部和外阴阴道手术。

腹部手术的术前准备对可能涉及肠道的手术，术前3天做肠道准备，行全子宫切除者术前3天行阴道准备。术前1天行皮肤准备；消化道准备；备血、皮试；手术当日常规放置导尿管；术前30分钟用药。行全子宫切除者术日晨阴道常规冲洗后，在子宫颈及阴道穹隆涂1%甲紫。术后护理：主要是麻醉后体位和各种留置管的护理。全麻的患者尚未完全清醒前应去枕平卧，头偏向一侧；硬膜外麻醉患者去枕平卧6～8小时；蛛网膜下隙麻醉者去枕平卧12小时；一般腹部手术术后留置尿管24～48小时，广泛性子宫切除术＋盆腔淋巴结清扫术后留置尿管10～14天。腹腔引流管一般留置2～3天，24小时负压引流液不超过200ml。

外阴阴道手术患者术前3天每日阴道冲洗2次，术日晨子宫颈阴道消毒。不同的手术术后采取不同的体位，尿管留置的时间也不一样，一般5～7日。

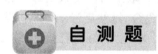

选择题

A₁型题

1. 术后患者的体位，下列哪项不正确（　　）

　A. 全麻未清醒的患者应去枕平卧

　B. 腰麻患者应去枕平卧

　C. 硬膜外麻的患者应去枕平卧

　D. 术后合并盆腔感染应采取半卧位

　E. 术后合并盆腔感染应采取头低足高位

2. 妇科手术患者术后护理正确的是（　　）

　A. 术后1～2天体温可升高到39℃

　B. 广泛全子宫切除术后留置尿管7～10天

　C. 一般术后12小时可拔除尿管

　D. 术后8小时可以喝牛奶或糖水等流食

　E. 腹腔引流管一般留置2～3天，24小时负

压引流量不超过200ml

3. 卵巢肿瘤术前放置导尿管是为了（　　）

　A. 术前常规

　B. 测定24小时尿蛋白

　C. 测定残余尿

　D. 避免术中误伤膀胱

　E. 避免出现尿潴留

4. 剖宫产术后的护理措施，正确的是（　　）

　A. 术后4周内禁止性生活

　B. 鼓励早期下床活动，以减少并发症

　C. 手术当日进食牛奶、豆浆等流食

　D. 手术后12小时拔除尿管

　E. 阴道灌洗每日2次

5. 外阴阴道手术一般留置尿管（　　）

A. 保留导尿管 1～2 天

B. 保留导尿管 5～7 天

C. 保留导尿管 8～12 天

D. 保留导尿管 10～14 天

E. 保留导尿管 2～3 周

6. 护士向行广泛子宫切除和盆腔淋巴结清除术后的患者介绍其留置尿管放置的时间是（　　）

A. 2～3 天　　　　　　B. 4～6 天

C. 8～10 天　　　　　　D. 6～8 天

E. 10～14 天

A₂型题

7. 李某，45 岁，因患子宫肌瘤拟行腹部全子宫切除术，术前 3 天应做的护理准备是（　　）

A. 皮肤准备　　　　　B. 阴道准备

C. 清洁灌肠　　　　　D. 进少量饮食

E. 留置导尿管

8. 陈女士，30 岁。因行剖宫产需进行术前准备，护士准备给插入导尿管，但陈女士不同意，此时护士应（　　）

A. 患者自行排尿，解除膀胱压力

B. 请示护士长改用其他办法

C. 请家属协助劝说

D. 报告医生择期手术

E. 耐心解释，讲清导尿的重要性，并用屏风遮挡

A₃/A₄型题

（9～11 题共用题干）

　　某妇女，45 岁，患子宫肌瘤入院，准备在硬膜外阻滞麻醉下做全子宫切除术。

9. 在术前 1 天的准备中，不正确的是（　　）

A. 皮肤准备

B. 阴道冲洗并在子宫颈、穹隆部涂 1% 甲紫

C. 睡前予肥皂水灌肠

D. 晚上可口服镇静安眠药

E. 晚饭减量，进软食，午夜后禁食

10. 其备皮范围应是（　　）

A. 上自脐部，两侧至腋中线，下达阴阜和大腿上 1/3 处

B. 上自脐部，两侧至腋中线，下达大腿上 1/3 处

C. 上自剑突下，两侧至腋中线，下达阴阜和大腿上 1/3 处

D. 上自剑突下，两侧至腋中线，下达大腿上 1/3 处

E. 上自剑突下，两侧至腋前线，下达大腿上 1/3 处

11. 在术后护理中，不正确的是（　　）

A. 去枕平卧 4 小时

B. 按常规监测生命体征直至正常

C. 术后第 2 天，取半卧位

D. 当天禁食，术后 1～2 天进流食

E. 留置导尿管 1～2 天

（张佩勉）

18

第十八章　妊娠滋养细胞疾病妇女的护理

我们已经学习了几种常见的妇科疾病，如阴道炎、子宫肌瘤等，这些疾病大家比较熟悉。而今天我们将要学习的妊娠滋养细胞疾病，大家可能会觉得比较陌生，但是这类疾病在我国并不少见，临床工作中时常遇到，因此将从这种疾病的发病机制入手，一步步地了解妊娠滋养细胞疾病。

妊娠滋养细胞疾病是一组来源于胎盘绒毛滋养细胞的疾病，滋养细胞有侵蚀周围组织和血管的能力，正常情况下这一能力可以使绒毛侵蚀子宫底蜕膜及底蜕膜中的血管，使绒毛中胎儿的血液和绒毛外母体的血液能够进行物质交换。但如果滋养细胞异常增生，绒毛水肿，使胎儿血液和母体血液无法进行物质交换，胚胎无法正常发育，甚至异常增生的滋养细胞会侵犯子宫肌层或随血液循环转移至其他器官。

第1节　葡　萄　胎

案例18-1

刘某，女，28岁，停经12周，近3日出现少量暗红色阴道流血，自述阴道流血中有水泡状组织，妊娠反应严重。查体：子宫软，宫底脐下2横指，未触及胎体，未闻及胎心音，双侧附件区均可触及大小约8cm×6cm的囊性肿块，妊娠试验阳性。

请问： 刘某是正常妊娠吗？若不是，有哪些异常呢？她为何会出现这些表现？我们又要对她如何护理？

一、疾病概述

（一）概述

葡萄胎是滋养细胞的良性病变，主要是妊娠后胎盘绒毛滋养细胞增生、间质水肿，终末绒毛形成大小不一的水泡，水泡由绒毛干相连成串，形如葡萄而得名，又称水泡状胎块。葡萄胎的病因尚不明确。葡萄胎的主要病理学特点为：①滋养细胞增生；②绒毛间质水肿；③间质内胎源性血管消失。

（二）分类

考点： 葡萄胎的分类

葡萄胎分为两类（图18-1）：①完全性葡萄胎：宫腔内充满水泡样组织，没有胎儿及附属物。②部分性葡萄胎：部分绒毛受累，宫腔内既有胚胎或胎儿，又有水泡状组织，但胚胎或胎儿多已死亡。

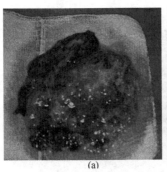 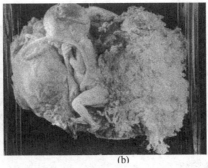

(a) (b)

图 18-1 葡萄胎的宫腔内容物

(a) 完全性葡萄胎；(b) 部分性葡萄胎

葡萄胎的治疗原则为：一旦确诊，尽快清宫；对有高危因素或无条件随访者可给予预防性化疗；有高危因素且无生育要求者可行子宫切除术。

二、护理评估

（一）健康史

详细询问患者的年龄及病史，判断有无葡萄胎的高危因素。详细了解本次妊娠经过，有无阴道流血、妊娠剧吐、下腹疼痛等症状。如有阴道流血，应询问阴道流血的时间、出血量及有无水泡状组织排出。

（二）身心状况

1. 身体状况

（1）停经后阴道流血：为最常见的症状。多发生在停经 8～12 周，常为阴道反复不规则流血，开始量少，之后逐渐增多，有时可见水泡状组织随阴道流血排出。反复阴道流血可致贫血及感染。

（2）妊娠剧吐：葡萄胎患者早孕反应出现的时间较早，且持续时间更长，症状更重，严重者可导致水电解质紊乱。

（3）子宫异常增大、变软：葡萄胎水泡状组织增长迅速，且多有宫腔积血，故子宫多大于停经月份且质地较软。水泡发生退行性变时子宫大小可能与停经月份相符或略小。

（4）卵巢黄素化囊肿：患者血 hCG 水平异常升高，刺激卵巢中的卵泡内膜细胞发生黄素化，形成卵巢黄素化囊肿，多为双侧，大小不等，光滑壁薄，活动度好（图 18-2）。黄素化囊肿在葡萄胎清空后 2～4 个月后可自行消失。

（5）腹痛：葡萄胎增长迅速，患者子宫快速膨胀可引起下腹胀痛。发生黄素化囊肿蒂扭转或破裂时，可出现急性腹痛。

（6）妊娠期高血压疾病征象：患者子宫异常增大，可在妊娠 24 周前出现高血压、水肿、蛋白尿等症状，若症状严重且持续时间长，可发展为子痫前期。

（7）甲状腺功能亢进征象：少数患者出

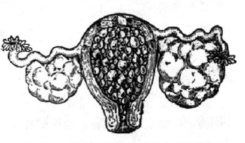

图 18-2 葡萄胎及双侧卵巢黄素化囊肿

现轻度甲亢表现。

2. 心理 – 社会状况 一旦患者确诊为葡萄胎，患者及家属常对本病疑惑不解，对患者安危及以后是否能正常生育产生焦虑情绪，对清宫术及恶变的可能性产生恐惧感。

> **案例 18-1 分析**
>
> 刘某就诊后，医生考虑她患葡萄胎的可能性大，为明确诊断我们应协助医生对其做哪些辅助检查？

考点：葡萄胎的辅助检查方法及表现

（三）辅助检查

1. 绒毛膜促性腺激素（hCG）测定 葡萄胎患者血中及尿液中 hCG 水平显著高于正常妊娠，且在妊娠 8～10 周以后随子宫增大 hCG 水平仍持续升高。

2. 超声检查 B 超是诊断葡萄胎的重要辅助检查，可见患者子宫明显大于妊娠月份，宫腔内无妊娠囊或胎心搏动，充满弥散分布的光点或小囊样无回声区，呈"落雪状"或"蜂窝状"图像。

3. 多普勒胎心测定 无胎心音，只能听到子宫血流杂音。

4. 其他检查 血常规、凝血功能、血型、肝肾功能、胸部 X 线摄片等。

三、护理问题

1. 焦虑 与清宫手术及担心预后有关。

2. 自尊紊乱 与妊娠期望得不到满足及担心将来能否正常妊娠有关。

3. 知识缺乏 与缺乏葡萄胎相关信息及随访知识有关。

4. 有感染的危险 与反复阴道流血、贫血导致机体抵抗力降低有关。

四、护理目标

（1）患者掌握减轻焦虑的方法，积极配合清宫手术。

（2）患者能接受葡萄胎的结局，并对未来妊娠有正确的期望。

（3）患者了解治疗和随访的重要性，并愿意积极配合。

（4）患者住院期间不发生感染。

> **案例 18-1 分析**
>
> 经检查，刘某血 β-hCG 值为 1600kU/L，B 超显示其宫腔内未见胎儿，充满弥漫光点和小囊样无回声，呈"落雪状"图像，诊断为"葡萄胎"，那么对于刘某，我们应该采取哪些护理措施呢？

五、护理措施

（一）一般护理

嘱患者进食高蛋白、高维生素、易消化饮食。保证充足的睡眠，适当活动，保持外阴清洁，流血时间长者，遵医嘱给予抗生素预防感染。

（二）心理护理

通过良好的交流，评估患者对疾病的心理承受能力，了解其主要心理问题，向患者及家属解释葡萄胎的相关知识和治疗方法，纠正其错误认识，告知其葡萄胎属良性病变，清宫后经过随访确认治愈后可正常生育，增强其信心，鼓励患者积极配合治疗和随访。

（三）病情观察

密切监测生命体征，严密观察腹痛和阴道流血情况，评估出血量及性质，观察排出物中有无水泡状组织，有异常情况及时报告医生。

（四）治疗护理

1. 清宫术　葡萄胎一旦确诊，应及时清除宫腔内容物。清宫术前配血备用，备好缩宫素和各种抢救药品及物品，建立静脉通道，便于紧急抢救。术中严密监测患者生命体征，发现异常及时报告医生。术后选取靠近子宫壁的组织送病检。若患者子宫大于妊娠 12 周大小或一次刮不干净，应于 1 周后再次清宫。术后遵医嘱使用抗生素预防感染。

2. 子宫切除术　对于年龄大于 40 岁，无生育要求的患者可行子宫切除术，保留双侧卵巢。但不能预防子宫外转移。

3. 预防性化疗　葡萄胎患者清宫术后一般不需要化疗，但对于有高危因素或无条件随访的患者，预防性化疗可降低其滋养细胞肿瘤的发生率。高危因素有：①年龄大于 40 岁。②hCG 值异常升高，或清宫后 hCG 值持续不降或下降缓慢。③子宫明显大于停经月份。④卵巢黄素化囊肿直径大于 6cm。⑤第 2 次刮宫病理提示仍有滋养细胞高度增生。⑥出现可疑转移灶。

4. 卵巢黄素化囊肿的处理　无症状者不需处理，清宫后随着 hCG 水平的下降可自然消失。如发生蒂扭转则需紧急处理。

六、健康指导

（一）饮食与休息

指导患者摄入充足的营养。保证充足的睡眠和休息，适当活动。指导患者清洁外阴的方法，嘱患者每次清宫术后禁止性生活和盆浴 1 个月以预防感染。

（二）随访指导

1. 随访目的　葡萄胎虽是良性病变，但有 10% ～ 25% 的恶变率，故需要定期随访以早期发现滋养细胞肿瘤并及时处理。

2. 随访时间　清宫术后每周测定 hCG 水平 1 次，直至连续 3 次均为阴性，然后每月 1 次共 6 个月，之后每 2 个月 1 次共 6 个月，自第 1 次阴性后共计 1 年。正常情况下，葡萄胎清宫术后血 hCG 值首次降至阴性的时间约为 9 周，最长不超过 14 周。

3. 随访内容　每次随访必须监测 hCG 水平，另外还应询问患者月经是否规律，有无异常阴道流血，有无咳嗽、咯血等转移灶症状，行妇科检查了解子宫复旧及卵巢黄素化囊肿消退情况，定期做盆腔 B 超和 X 线检查，必要时做 CT 检查。

考点： 葡萄胎的随访目的、时间和内容

（三）避孕指导

护考链接

葡萄胎患者清宫术后，护士对其健康教育，错误的是

A. 定期复查 hCG

B. 注意月经是否规则

C. 观察有无阴道流血

D. 注意有无咳嗽、咯血等转移症状

E. 行安全期避孕

分析：葡萄胎患者随访期间应严格避孕 1 年，首选避孕套，安全期避孕失败率高，不宜选用。故选 E。

葡萄胎清宫术后须严格避孕 1 年，首选避孕套避孕。不宜使用宫内节育器，以免混淆阴道流血的原因或造成穿孔。也不主张使用含有雌激素的避孕药，以免促进滋养细胞的生长。

七、护理评价

（1）患者及家属理解清宫术的重要性，积极配合治疗。

（2）患者及家属情绪稳定，焦虑减轻，治愈疾病的信心增强。

（3）患者生命体征稳定，未发生感染。

第 2 节　滋养细胞肿瘤

案例 18-2

刘某确诊为"葡萄胎"后行清宫术 2 次，病理提示滋养细胞高度增生。清宫后 13 个月，刘某出现阴道不规则流血，之后出现咳嗽、咯血。入院后实验室检查发现刘某 hCG 水平显著升高，胸部 X 线片显示肺纹理增粗，左肺可见棉絮状阴影。

问题：为什么刘某会出现这些症状？进一步应如何诊断和护理呢？

一、疾病概述

（一）概述

妊娠滋养细胞肿瘤是滋养细胞的恶性病变，主要包括侵蚀性葡萄胎和绒毛膜癌（表 18-1）。

表 18-1　侵蚀性葡萄胎和绒毛膜癌的区别

	病史	发生时间	病理
侵蚀性葡萄胎	葡萄胎	多为葡萄胎后 6 个月内	病灶内可见变性或完好的绒毛结构
绒毛膜癌	葡萄胎、流产、足月产、异位妊娠	多为葡萄胎清空后 1 年以后	病灶内绒毛结构消失

侵蚀性葡萄胎指葡萄胎组织侵入子宫肌层或转移到子宫以外，多数仅造成局部侵犯，远处转移发生率低，恶性程度不高，预后较好。

绒毛膜癌恶性程度极高，早期即可发生广泛的血行转移，破坏组织和器官，引起出血和坏死。因滋养细胞对化疗药极为敏感，绒癌患者成为少数可经化疗治愈的恶性肿瘤之一。

（二）治疗原则

以化疗为主，手术和放疗为辅的综合治疗。

二、护理评估

（一）健康史

询问患者有无葡萄胎病史，阴道流血的时间、出血量及性质，若有葡萄胎病史，仔细询问治疗及随访情况。

（二）身心状况

1. 原发灶表现

（1）不规则阴道流血：葡萄胎排空后或足月产、流产、异位妊娠后，出现持续性的不规则阴道流血，或月经恢复正常一段时间后停经，之后又出现阴道流血，长期阴道流血可导致贫血。

（2）子宫复旧不全或不均匀增大：葡萄胎排空后 4～6 周子宫仍未恢复正常大小，质软，也可表现为子宫不均匀增大。

（3）卵巢黄素化囊肿：由于 hCG 的持续作用，卵巢黄素化囊肿持续存在。

（4）腹痛：一般无腹痛，当肿瘤组织穿破子宫浆膜层时可引起急性腹痛和腹腔内出血症状。卵巢黄素化囊肿发生蒂扭转或破裂时，也可发生急性腹痛。

2. 转移灶表现　滋养细胞肿瘤主要经血行转移，症状和体征因转移部位而异。最常见的转移部位是肺，其次为阴道、盆腔、脑和肝等，其共同病理特点为组织坏死和出血。

> **考点：** 妊娠滋养细胞肿瘤最常见的转移部位

（1）肺转移：主要症状是咳嗽、咯血、胸痛及呼吸困难等。

（2）阴道转移：转移灶常位于阴道前壁及阴道穹隆，呈紫蓝色结节，破溃后可有大出血。

（3）脑转移：为主要的致死原因，可表现为突然跌倒、暂时性失语或失明，头痛、喷射性呕吐、偏瘫、抽搐直至昏迷，最终可形成脑疝而死亡。

（4）肝转移：主要表现为右上腹或肝区疼痛、黄疸，病灶穿破肝包膜时可引起腹腔内出血甚至导致死亡。

3. 心理–社会状况　患者了解病情后多有不同程度的恐惧及悲观情绪。化疗期间，因治疗费用较高及化疗的不良反应，患者常感到无助和悲哀。需做子宫切除者，因担心失去生育能力和女性特征而自尊受损。

（三）辅助检查

1. 血、尿 hCG 测定　是诊断妊娠滋养细胞肿瘤的主要依据。葡萄胎排空后 9 周以上，流产、足月产、异位妊娠后 4 周以上，患者血、尿 hCG 测定持续高水平，或一度下降后又升高，排除了妊娠物残留或再次妊娠后，可诊断为妊娠滋养细胞肿瘤。

2. 胸部 X 线摄片　早期表现为肺纹理增粗，之后出现棉絮状或团块状阴影。

3. B 超检查　子宫正常大小或不同程度增大，肌层内可见高回声团块，边界清，无包膜。

4. CT 和 MRI　用于诊断肺部有无较小转移灶及肝、脑、盆腔等部位有无转移灶。

5. 组织学检查　侵蚀性葡萄胎患者病灶中可见绒毛结构，绒毛膜癌患者病灶中无绒毛结构。

三、护理问题

1. 焦虑、恐惧 与化疗的不良反应和担心预后有关。
2. 感染的危险 与出血及化疗导致的白细胞减少有关。
3. 潜在并发症 大出血、肺、阴道或脑转移。

四、护理目标

（1）患者情绪稳定，主动参与治疗与护理。
（2）患者未发生感染。
（3）患者的并发症被及时发现并得到相应处理。

五、护理措施

（一）一般护理

嘱患者进食高蛋白、高维生素且易消化的饮食，保证充足的休息与睡眠，有转移灶症状的患者应卧床休息，保持外阴清洁，避免感染。

（二）心理护理

向患者和家属提供疾病及护理信息，介绍化疗方案，告知患者滋养细胞肿瘤对化疗药十分敏感，治愈的可能性大，消除其焦虑和恐惧情绪，树立战胜疾病的信心。

（三）病情观察

严密观察腹痛、阴道流血情况及生命体征的变化，观察患者有无咳嗽、咯血、头痛等转移灶症状，出现异常情况时及时通知医生并配合处理。

（四）治疗护理

1. 治疗配合 以化疗为主，手术和放疗为辅的综合治疗。接受化疗的患者按化疗常规护理进行（见本章第3节），手术患者按手术常规做好术前准备和术后护理。放疗应用较少，有肝、脑转移或肺部耐药病灶者可采用。

2. 转移灶的护理

（1）肺转移患者的护理：卧床休息，有呼吸困难者取半卧位并吸氧。注意观察咳嗽、咯血情况，发生大量咯血时应立即报告医生，同时将患者取头低侧卧位，保证呼吸道通畅，轻轻拍背促进积血排出。协助医生做好进一步的抢救和治疗。

（2）阴道转移患者的护理：卧床休息，密切观察有无阴道内病灶破溃出血，禁止做不必要的阴道检查。配血备用，一旦发生转移灶破溃大出血，立即通知医生，同时用无菌纱布条填塞阴道压迫止血，24～48小时取出或更换，遵医嘱使用抗生素，保持患者外阴清洁，密切观察生命体征。

（3）脑转移患者的护理：密切观察病情与生命体征，做好治疗和检查配合，遵医嘱补液、吸氧及用药，协助医生做好各项检查，标本及时送检。积极预防患者跌倒、舌咬伤、吸入性肺炎、压疮等的发生，必要时专人护理。

六、健康指导

指导患者高蛋白、高维生素、易消化饮食，注意劳逸结合，保持外阴清洁，预防感染。治疗结束后严密随访，第一次在出院后 3 个月，然后每 6 个月 1 次至 3 年，之后每年 1 次直至 5 年，以后可每 2 年 1 次。随访内容同葡萄胎，随访期间节制性生活，严格避孕，一般化疗停止 12 个月以后方可妊娠。

七、护理评价

(1) 患者能坚持进食，保证摄入量，未发生水电解质紊乱。
(2) 患者的体力能满足自理的需求。
(3) 患者并发症被及时发现，并得到相应处理。

案例 18-2 分析

刘某清宫术后滋养细胞高度增生恶度，通过血行转移到肺。通过子宫内膜检查可确诊。按绒毛膜癌化疗病人进行护理。

第 3 节　化疗患者的护理

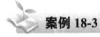

案例 18-3

刘某被诊断为"绒毛膜癌"，医生为其制订了化疗方案，那么刘某在化疗时可能会出现哪些不良反应呢？我们又该怎样对她进行护理呢？

一、概　述

化学药物治疗（简称化疗）已经成为治疗恶性肿瘤的重要方法，许多恶性肿瘤在化疗后可明显缓解甚至治愈。而滋养细胞肿瘤是所有恶性肿瘤中对化疗最敏感的，是治疗滋养细胞肿瘤的首选方法。

化疗药物在抑制肿瘤细胞生长的同时，还会影响正常细胞的代谢，引起一系列不良反应：①骨髓抑制：是化疗药物常见的不良反应，主要表现为白细胞和血小板减少，患者易发生感染和出血。②胃肠道反应：最常见的反应为恶心、呕吐、食欲减退，部分患者出现消化性溃疡，以口腔溃疡较常见，还有部分患者出现腹泻、便秘、麻痹性肠梗阻、胃肠出血等症状。停药后能自行缓解。③神经毒性作用：常由长春新碱造成，表现为指端麻木、感觉异常、便秘、麻痹性肠梗阻等，停药后可自行缓解。④中毒性肝炎：表现为氨基转移酶升高，偶尔可见黄疸、肝大等症状，停药一段时间可恢复正常，恢复前不能继续化疗。⑤泌尿系统损伤：环磷酰胺可损伤膀胱，顺铂、甲氨蝶呤可损伤肾脏，患者可有尿频、尿急、尿痛、肾区疼痛等症状。⑥皮疹和脱发：皮疹常见于甲氨蝶呤，严重者可发生剥脱性皮炎；脱发常见于放线菌素 D，但停药后可长出新发。

考点：化疗药物的不良反应

二、护理评估

（一）健康史

询问患者病史，了解发病时间、治疗经过、疗效及目前的身体状况。询问既往用药史，了解化疗过程中出现的不良反应及应对措施。

（二）身心状况

1. 身体状况 监测生命体征，了解患者的意识状态、营养等一般情况，了解患者饮食、排泄等日常生活规律，检查患者听力、步态、皮肤黏膜、淋巴结等有无异常，准确测量患者体重，以计算化疗药物用量，了解原发肿瘤的症状和体征，用药期间观察每日饮食情况和不良反应。

2. 心理－社会状况 患者往往对化疗产生恐惧心理，因担心预后、化疗不良反应、医疗费用高等情况产生焦虑、悲观、烦躁等情绪，甚至丧失治疗信心，拒不配合治疗。

（三）辅助检查

血常规、尿常规、粪便常规，肝肾功能检查，B超、心电图、胸部X线片等，为能否实施化疗提供依据。化疗期间密切观察血常规和肝肾功能变化，为能否继续用药提供依据。

三、护理问题

1. 恐惧 与担心疾病预后有关。

2. 营养失调（低于机体需要量） 与肿瘤慢性消耗和化疗引起的消化道反应有关。

3. 有感染的危险 与化疗引起的白细胞减少有关。

4. 自我形象紊乱 与长时间住院及化疗导致的脱发有关。

四、护理措施

（一）一般护理

指导患者进食高蛋白、高维生素、易消化饮食，不能进食者遵医嘱静脉补充营养，保证充足的营养和液体摄入。指导患者进食前后漱口，保证衣物和皮肤清洁干燥。保证充足的睡眠，适当活动，室内定时开窗通风，避免交叉感染。

（二）心理护理

向患者及家属介绍化疗药的效果和不良反应，并列举治疗成功的案例，让患者有充分的心理准备，鼓励患者克服化疗的不良反应，积极配合治疗。

（三）病情观察

（1）密切观察患者体温，判断是否有感染。

（2）观察有无牙龈出血、鼻出血、皮下淤血等出血倾向。

（3）观察有无上腹疼痛、恶心、腹泻、黄疸等肝功能损害征象，有无尿频、尿急、血尿等肾功能损害征象。

（4）观察患者有无皮疹、肢体麻木、肌肉软弱、脱发等其他不良反应。

（四）治疗护理

1. 用药护理

（1）准确测量体重并记录：以精确计算化疗药物的用量，用药前和用药中各测1次，一般选择早晨，空腹并排空大小便后测量，酌情减去衣物重量，体重测量是否精确与化疗药物的不良反应有关。

（2）正确使用药物：严格做好"三查七对"，正确稀释和溶解药物，现配现用，合理安排用药顺序，使用两种以上化疗药时，中间应用引导液间隔10～30分钟。遵医嘱正确调节滴速。腹腔化疗者让其经常变动体位，保证疗效。

考点：有效保护血管的护理

（3）有效保护血管：合理使用静脉，用药前和用药后用生理盐水冲管。如发现药液外渗，立即停止输液，立即给予局部冷敷，并用生理盐水或普鲁卡因局部封闭，然后用50%硫酸镁或金黄散外敷，防止局部组织坏死。由于化疗药对血管的刺激性大，最好选用深静脉置管进行化疗。

2. 化疗不良反应的护理

（1）骨髓抑制：遵医嘱定期复查血常规，若发现患者白细胞计数低于$3.0×10^9$/L应及时报告医生并停药。对于白细胞计数低的患者应采取防感染措施，严格无菌操作，对于白细胞计数低于$1.0×10^9$/L的患者要进行保护性隔离，减少探视，禁止带菌者探视，净化室内空气，遵医嘱使用抗生素和白细胞刺激因子，输新鲜血浆或白细胞。

考点：化疗不良反应的护理

（2）消化道反应：恶心、呕吐者，鼓励患者进食，给予清淡、易消化饮食，少量多餐，可在进食前半小时给予止吐药，呕吐后嘱患者漱口，呕吐严重者暂时禁食，经静脉补充营养和液体。口腔溃疡的患者，应保持口腔清洁，使用软毛牙刷刷牙或漱口，避免进食刺激性食物，可给予药物减轻疼痛。腹痛、腹泻的患者，密切观察大便次数、性状和量，及时将大便送检，注意有无水电解质紊乱。

（3）药物中毒性肝炎：遵医嘱给予保肝药物，定期复查肝功能，氨基转移酶恢复正常后方可继续化疗。

（4）泌尿系统损伤：嘱患者多饮水，保证每日尿量大于3000ml，必要时给予利尿剂。

（5）皮疹和脱发：皮疹患者可用温水清洗，涂抹适当的药物。脱发者向其解释脱发是化疗的常见不良反应，化疗结束后能长出新发，向患者提供帽子或指导其戴假发，保持其自尊心。

护考链接

患者，女，40岁。侵蚀性葡萄胎。给予氟尿嘧啶和放线菌素D联合化疗8天。该患者可能出现的最严重不良反应是

A. 恶心、呕吐　B. 脱发
C. 骨髓抑制　　D. 出血性膀胱炎
E. 口腔溃疡

分析：记忆题。骨髓抑制是化疗药最严重的副反应，主要表现为外周血白细胞和血小板减少，停药后可恢复。故选C。

案例18-3分析

刘某化疗后可能出现骨髓抑制，消化道反应及脱发等，应对病人实施对症护理、化疗用药及不良反应护理、心理护理等。

小结

妊娠滋养细胞疾病是一组来源于胎盘绒毛滋养细胞的疾病,是由滋养细胞过度增生形成的,包括良性病变葡萄胎和恶性病变妊娠滋养细胞肿瘤,后者主要包括侵蚀性葡萄胎和绒毛膜癌。葡萄胎一经确诊应尽快清宫,高危患者可给予预防性化疗,清宫后密切随访以早期发现滋养细胞肿瘤。妊娠滋养细胞肿瘤的治疗原则是化疗为主,手术和放疗为辅的综合治疗。

自测题

选择题

A₁型题

1. 下列描述不符合葡萄胎表现的是( )

    A. 早孕反应较轻　　　B. 停经后阴道流血

    C. 子宫大于停经月份　D. 卵巢黄素化囊肿

    E. 血 hCG 水平升高

2. 葡萄胎患者确诊后首选的治疗方法是( )

    A. 化疗　　　　B. 清宫

    C. 止血　　　　D. 使用抗生素

    E. 子宫切除

3. 葡萄胎随访最重要的检查项目是( )

    A. CT　　　　　B. 胸部 X 线片

    C. B 超　　　　D. hCG 测定

    E. 诊断性刮宫

4. 侵蚀性葡萄胎和绒毛膜癌的区别描述正确的是( )

    A. 血 hCG 水平高者为绒毛膜癌

    B. 有远处转移者为绒毛膜癌

    C. 镜下绒毛结构消失的是侵蚀性葡萄胎

    D. 前次妊娠是足月产的为绒毛膜癌

    E. 发生在葡萄胎清空后 4 个月的为绒毛膜癌肺

5. 妊娠滋养细胞肿瘤最常见的转移部位是( )

    A. 肝　　　　B. 脑

    C. 阴道　　　D. 肾

    E. 肺

6. 化疗患者应考虑停药的白细胞计数为( )

    A. $1.0×10^9/L$　　　B. $2.0×10^9/L$

    C. $3.0×10^9/L$　　　D. $4.0×10^9/L$

    E. $5.0×10^9/L$

A₂型题

7. 患者,女,27 岁,停经 9 周,阴道流血 2 日,

妇科检查:子宫如孕 16 周大小,双侧卵巢可触及直径约 5cm 包块,最可能的诊断为( )

    A. 子宫肌瘤　　　B. 先兆流产

    C. 葡萄胎　　　　D. 双胎

    E. 羊水过多

8. 患者,女,33 岁,葡萄胎清宫术后 4 个月,近 10 日出现咯血,血 hCG 显著升高,胸部 X 线片示肺部有棉絮状阴影,最可能的诊断是( )

    A. 葡萄胎　　　　B. 侵蚀性葡萄胎

    C. 绒毛膜癌　　　D. 子宫内膜癌

    E. 卵巢癌

A₃/A₄型题

(9 ~ 11 题共用题干)

患者,女,28 岁,2 个月前因葡萄胎行清宫术,术后 2 周尿 hCG 弱阳性,术后 5 周月经复潮,目前情况良好。

9. 葡萄胎清空后尿 hCG 转阴的时间最长不超过( )

    A. 4 周　　　　B. 6 周

    C. 9 周　　　　D. 12 周

    E. 14 周

10. 患者出院时询问避孕方法,正确的回答是( )

    A. 口服避孕药　　B. 长效避孕药

    C. 宫内节育器　　D. 避孕套

    E. 安全期避孕

11. 告知患者最重要的随访项目是( )

    A. 妇科检查　　　B. 自觉症状

    C. 胸部 X 线片　　D. B 超

    E. hCG 测定

(12 ~ 14 题共用题干)

患者,女,34 岁,葡萄胎清宫术后 4 个月,

少量阴道流血2周，入院检查：阴道右侧壁可见直径1cm紫蓝色结节，子宫略大，双侧附件可扪及直径约4cm包块。

12. 该患者最可能的诊断是（　　）

A. 卵巢囊肿　　　　　B. 多囊卵巢综合征

C. 先兆流产　　　　　D. 侵蚀性葡萄胎

E. 绒毛膜癌

13. 为了确诊，首选的辅助检查是（　　）

A. 血hCG测定　　　　B. B超

C. 腹腔镜检查　　　　D. 阴道结节活检

E. 诊断性刮宫

14. 确诊后，该患者首选的治疗方法为（　　）

A. 卵巢囊肿切除术

B. 子宫切除术

C. 保胎治疗

D. 化疗

E. 激素替代疗法

（15～16题共用题干）

患者，女，34岁，因绒毛膜癌进行化疗，化疗过程中不慎发生药液外渗。

15. 此时护士应采取的护理措施正确的是（　　）

A. 立即拔针，不需特殊处理

B. 局部热敷

C. 继续化疗

D. 拔针后局部按摩

E. 停止滴注，局部冷敷，并用普鲁卡因局部封闭

16. 经处理患者继续化疗，5日后出现严重恶心、呕吐等消化道反应，且口腔内有散在溃疡，其护理措施正确的是（　　）

A. 不需处理

B. 普通饮食

C. 禁食

D. 生理盐水漱口，冰硼散涂抹患处

E. 口服抗生素

（邓　婕）

19

第十九章 生殖内分泌异常妇女的护理

月经伴随女性度过青春期、生育期及绝经过渡期，在这漫长的岁月中，可能出现月经失调，那什么是月经失调？月经失调可以表现在哪些方面呢？这正是本章我们要共同学习的问题。

正常月经的建立是受下丘脑-垂体-卵巢轴的神经内分泌调节而呈现出规律的周期、恒定的行经时间、合适的经量及适度的经期伴随症状。若受内部和各种外界因素的影响月经失去以上特点就属月经失调的范畴，它包括功能失调性子宫出血、闭经、痛经、绝经综合征等疾病。

第 1 节 功能失调性子宫出血

案例 19-1

张阿姨，48岁，近1年来月经不规律，周期为 28～45 天1次，经期6～11天不等，经量多少不定，本次月经来潮已经10天，至今尚未干净，做了B超等辅助检查，没有发现有器质性病变，张阿姨目前情绪有些焦虑，十分担心自己是否得了重病，前往医院就诊。

问题：

1. 同学们，我们要更好地帮助张阿姨，需完成哪些工作任务呢？

2. 复习女性生殖系统生理有关月经的相关知识。

3. 张阿姨可能发生了什么问题呢？

4. 针对张阿姨可能出现的问题，我们应如何进行护理？

一、疾 病 概 述

（一）概念及分类

考点：功能失调性子宫出血的概念及分类

功能失调性子宫出血简称为功血，是由于调节生殖的神经内分泌功能失调引起的异常子宫出血，而全身及内外生殖器官无器质性病变存在。本病属妇科常见疾病，可发生于月经初潮至绝经间的任何年龄。功血可分为无排卵性功血和排卵性功血两类。

1. 无排卵性功血 临床多见，约占功血85%，多见于青春期女子及绝经过渡期妇女；青春期由于下丘脑-垂体-卵巢轴的调节功能未完全成熟，对雌激素的反馈作用存在缺陷，不能形成月经中期黄体生成激素的高峰，故无排卵。此外，青春期少女正处于生理与心理变化期，发育不成熟的下丘脑-垂体-卵巢轴容易受到内、外部各种因素（如过度劳累、精神过度紧张、恐惧、忧伤、环境和气候骤变、肥胖及全身性疾病）的影响，导致排卵障碍，引发功血。

214

2. 排卵性功血　多见于生育期妇女，分为黄体功能不足和子宫内膜不规则脱落。前者是黄体过早萎缩，子宫内膜因缺乏雌激素、孕激素的支持，腺体分泌不良而提前脱落，表现为月经周期缩短。后者黄体发育良好，但由于黄体萎缩不全，内膜持续受少量雌激素、孕激素的影响不能如期脱落，表现为经期延长。

（二）临床表现

1. 症状

（1）无排卵性功血：最常见的症状是子宫不规则出血，月经周期紊乱，经期长短不一，经量多少不定，有的患者可表现为停经数周或数月后有大量出血（月经过多），持续2～3周甚至更长时间，也可表现为长时间少量出血、淋漓不尽（经期延长，＞7天），失血多者可出现贫血或休克。

（2）排卵性功血：主要表现为月经周期和经期异常。

1）黄体功能不足：月经周期缩短（常短于21日），月经频发。有时月经周期虽然在正常范围内，但因黄体期缩短，以致患者不易受孕或在孕早期易发生流产。

2）子宫内膜不规则脱落：多表现为周期正常，而经期延长（可达9～10天），初期出血量较多，数天后多为淋漓不断的出血。

> 考点：各种类型功血的临床特点

2. 体征　观察患者精神及营养状态，有无贫血貌，测量生命体征，评估有无贫血征象。

（三）治疗原则

青春期及生育年龄无排卵性功血以止血、调整周期、促排卵为主，绝经过渡期功血以止血、调整周期、预防子宫内膜病变为原则；排卵性功血以调整黄体功能为原则。

二、护 理 评 估

（一）健康史

询问患者年龄、月经史、婚育史、避孕措施；了解发病前有无过度劳累、精神紧张、情绪激动等诱因；详细了解本次发病经过，如发病时间、目前流血情况及诊治经过；询问患者既往健康情况，有无慢性疾病史（肝炎、血液病），有无激素类药物使用史。

（二）身心状况

1. 身体状况　观察患者的精神及营养状态，有无贫血貌，进一步了解患者的月经情况，根据患者不同的症状、体征协助判断功能性子宫出血的类型。

无排卵性功血的典型表现为子宫不规则出血，特点是月经周期紊乱，经期长短不一，经量多少不定。

排卵性功血中黄体功能不足的典型表现为月经周期缩短，月经频发，而子宫内膜不规则脱落的典型表现为月经周期正常，经期延长。

> 考点：无排卵功血的身体状况特点

2. 心理－社会状况　青春期患者常因害羞或其他顾虑而不及时就诊，从而影响了身心健康和工作学习；生育期患者因担心影响生育而有心理压力；绝经过渡期患者常担心出血与肿瘤有关，焦虑不安。

（三）辅助检查

1. 诊断性刮宫　简称诊刮。可达到止血和明确子宫内膜病理诊断的目的，适用于

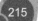

有性生活的急性大出血和绝经过渡期患者。对未婚、无性生活史的青少年不轻易选择。为确定卵巢排卵和黄体功能，应在月经来潮 6 小时内刮宫；如为不规则阴道流血或者大量出血时可随时刮宫。无排卵性功血子宫内膜病理学检查可见增生期或增生过长变化。黄体功能不足者子宫内膜病检显示分泌反应不良；子宫内膜不规则脱落者，于月经第 5～6 日刮宫，仍能见到分泌反应的内膜且与增生期内膜并存。

考点： 不同情况下诊断性刮宫的时间

护考链接

某女，29 岁，4 个月前流产一次，术后月经周期正常，经期 12～14 天，经量不多。医生考虑为子宫内膜不规则脱落，拟行诊刮术。护士告知患者诊刮的时间是

A. 月经前期　　B. 月经来潮 6 小时内　　　　C. 月经来潮 12 小时内

D. 随时诊刮　　E. 月经周期第 5～6 天

分析： 于月经周期第 5～6 日刮取子宫内膜活检，若见到分泌期内膜与增生期内膜并存可诊断为子宫内膜不规则脱落。故答案为 E。

---

2. 宫腔镜检查　直视下观察子宫内膜表面是否光滑，有无组织突起及充血；选择病变区进行活检，以排除宫腔内器质性病变。

3. 基础体温测定（BBT）　无排卵性功血 BBT 无上升改变，呈单相型曲线。排卵性功血 BBT 呈双相型曲线。①黄体功能不足者，排卵后体温上升缓慢，且上升幅度偏低，升高时间仅持续 9～10 天即下降；②子宫内膜不规则脱落者，体温下降缓慢（正常在月经来潮前 1～2 天下降）（图 19-1～图 19-3）。

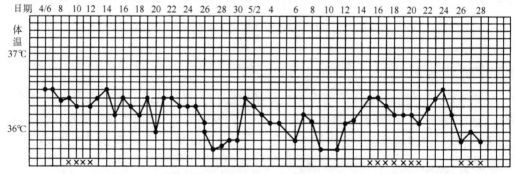

图 19-1　基础单相型（无排卵功血）

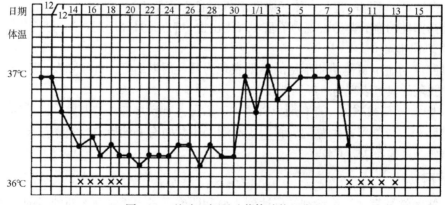

图 19-2　基础双相型（黄体功能不全）

4. 子宫颈细胞学检查　排除子宫颈癌。

5. 血清性激素测定　可测定血清孕酮水平确定有无排卵及黄体功能。测定血睾酮、催乳激素水平及甲状腺功能以排除其他内分泌疾病。

6. 盆腔 B 型超声检查　明确有无宫腔占位病变及其他生殖道器质性病变等。

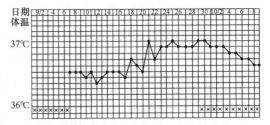

图 19-3　基础双相型（子宫内膜不规则脱落）

7. 其他　全血细胞计数，确定有无贫血及血小板减少；凝血功能检查，排除凝血和出血功能障碍性疾病

考点：功能失调性子宫出血的辅助检查

三、护理问题

1. 焦虑　与月经紊乱、担心疾病治疗效果及预后有关。

2. 知识缺乏　与缺乏性激素治疗的相关知识有关。

3. 舒适度改变　与阴道流血时间长致工作及生活不便，以及激素治疗的副反应有关。

4. 有感染的危险　与子宫不规则出血、出血量多导致贫血、机体抵抗力低下有关。

5. 潜在并发症　贫血。

四、护理目标

(1) 患者获取相关知识，正确面对疾病，焦虑减轻，积极配合医护工作。

(2) 患者能说出性激素的使用方法及注意事项。

(3) 患者出血减少或停止，舒适度得到改善。

(4) 患者无感染发生。

(5) 患者不发生贫血或贫血得到纠正。

五、护理措施

（一）一般护理

1. 饮食方面　加强营养，改善全身情况，多吃富含铁剂食物（猪肝、红枣、蛋黄、菠菜及甘蓝等）、维生素 C、蛋白质食物，按照患者的饮食习惯，为患者制订适合于个人的饮食计划，保证患者获得足够的营养。

2. 休息　出血期间卧床休息，避免过劳和剧烈运动，保证充分的睡眠和休息。

3. 卫生　注意生殖器卫生，保持会阴局部清洁、干燥，勤换会阴垫及内裤，预防感染。

（二）心理护理

鼓励患者表达出内心的感受，耐心向患者解释病情，解除其思想顾虑，缓解其焦虑心理，树立战胜疾病的信心。青春期功能失调性子宫出血大部分患者最终可以建立正常的周期，绝经过渡期功能失调性子宫出血的患者最终会绝经。

（三）病情观察

(1) 观察患者有无贫血，准确收集和估计出血量，出血多者遵医嘱做好配血、输血、止血措施以维持正常血容量。

（2）严密观察有无感染征象，如体温、脉搏及阴道流血的颜色、气味和子宫体是否压痛等，监测白细胞计数及分类，如有感染征象及时报告医生。

（3）观察治疗效果及是否有药物不良反应。

（四）治疗护理

1. 无排卵性功血

（1）止血：对大出血的患者要求在性激素治疗8小时内见效，24～48小时内出血基本停止。

1）性激素止血

A. 雌、孕激素联合用药：性激素联合用药的止血效果优于单一药物。口服避孕药在治疗青春期和生育年龄无排卵性功血时常常有效。急性大出血，病情稳定，可用复方单相口服避孕药。目前使用的是第三代短效口服避孕药，如去氧孕烯炔雌醇片、复方孕二烯酮片或炔雌醇环丙孕酮片。

B. 雌激素：适用于急性大出血的青春期功血患者。应用大剂量雌激素可迅速提高血内雌激素的浓度，促使子宫内膜生长，短期内修复创面而止血。常用药物有戊酸雌二醇。

C. 孕激素：使增生期子宫内膜转化为分泌期，停药后内膜彻底脱落，故孕激素治疗也称为"子宫内膜脱落法"或"药物刮宫"。适用于血红蛋白＞80g/L，体内有一定雌激素水平的患者。常用炔诺酮或甲羟孕酮。

2）刮宫术：可迅速止血，并且有诊断价值，可了解子宫内膜病理，除外恶性病变。对于绝经过渡期及病程长的生育年龄患者首选刮宫术。做好术前准备、术中配合和术后护理，及时送病检。

（2）调整月经周期：雌、孕激素序贯法即人工周期适用于青春期及生育年龄功血内源性雌激素水平较低的患者；雌、孕激素联合法适用于生育年龄功血内源性雌激素水平较高的患者或绝经过渡期功血的患者；孕激素后半周期法适用于青春期或子宫内膜活检为增生期内膜的患者。

护考链接

> 李女士，45岁，已婚，既往月经规律，近1年来月经周期25～45天，经期8～10天，本次月经量多且持续12天尚未干净，伴头晕、乏力。妇科检查见子宫稍大，双附件无异常。
>
> 首选下列何种止血措施
> A. 使用止血药　　B. 口服大剂量雌激素　　C. 口服大剂量雌激素
> D. 刮宫术　　　　E. 子宫内膜切除术
> 分析：45女性，周期紊乱，经量增多。首先止血措施为刮宫，故选D

（3）促排卵：功血患者经上述调整月经周期治疗后，部分患者可恢复自发排卵。青春期一般不提倡使用促排卵药物，有生育要求的无排卵患者可针对病因采取促排卵，常用药物有氯米芬（CC）、人绒毛膜促性腺激素（hCG）等，于月经第5日开始每日口服氯米芬50mg，共5日，促进卵泡发育，B超监测至卵泡发育成熟时，hCG 5000U肌内注射，诱发排卵。

2. 排卵性功血　以调整黄体功能为原则。主要是促进黄体发育和黄体替代疗法，常用药物有 hCG 和黄体酮，多在月经后半期使用。例如：月经周期的第 17 天开始隔日肌内注射 hCG 1000～2000U，共注 5 次；自排卵后每日肌内注射黄体酮 10mg，共10～14 天。

考点：功能失调性子宫出血的用药注意事项

3. 用药注意事项

(1) 遵医嘱按时按量正确使用性激素治疗，保持药物在血中的稳定水平，不得随意停服和漏服，以免因性激素使用不当引起异常阴道流血。

(2) 性激素减量必须按规定在止血后才可以开始，每 3 日减量 1 次，每次减量不超过原剂量的 1/3，直至维持量。

(3) 维持量的服用时间，通常按照停药后发生撤退性出血的时间与患者上一次行经时间相应考虑。

(4) 大量雌激素口服会引起恶性、呕吐、乏力及阴道分泌物增多等副作用，指导患者可睡前服药，反应重者可服用甲氧氯普胺及维生素 B_6 以缓解症状。

(5) 指导患者在治疗期间如出现不规则阴道流血应及时就诊。

六、健康指导

指导患者正确测量基础体温，强调在治疗时及治疗后要定期随访，对治疗无效的患者，应建议按医嘱进一步检查以排除其他疾病。出血期间禁止盆浴、性生活，避免剧烈运动，保持会阴清洁干燥以防止感染发生。

七、护理评价

(1) 患者是否情绪稳定，能配合医护人员积极治疗。

(2) 患者能否说出使用性激素的注意事项，是否按规定正确服药。

(3) 患者舒适度是否得到改善。

(4) 患者有无发生感染、贫血等

案例 19-1 分析

张阿姨，48 岁，处于绝经过渡期，出现了月经紊乱，表现为周期、经期时间长短不定，经量多少不定，从这些症状可考虑两种可能性：①器质性病变引起的月经紊乱，如子宫肌瘤等；②功血。张阿姨做了 B 超等辅助检查，并没有发现器质性病变，所以考虑为我们今天所学的疾病：功血，当然要明确诊断还需要进行激素测定等辅助检查，目前张阿姨比较焦虑，应做好心理护理，帮助张阿姨顺利度过绝经过渡期。

第 2 节　闭　　经

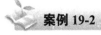

案例 19-2

张小姐，20 岁，没有结婚，因从无月经来潮而就诊。检查：营养中等，发育尚可。女性体态，外阴发育正常，肛诊子宫体积略小，双侧附件未触及异常，那么张小姐发生了什么问题呢？为什么 20 岁了都从无月经来潮呢？带着这个问题，让我们一起走进闭经这一节的学习。

一、疾病概述

（一）概念

闭经是妇科常见症状，表现为无月经或月经停止。闭经可分为原发性和继发性两类。原发性闭经是指女性年龄超过 15 岁，第二性征已发育但无月经来潮，或年龄超过 13 岁，仍无第二性征发育者。继发性闭经是指正常月经建立后，因某种病理因素而停经 6 个月以上，或以自身月经周期计算停经 3 个周期以上者。青春期前、妊娠期、哺乳期及绝经后月经不来潮属于生理现象。

闭经的原因很复杂，原发性闭经多为遗传原因或先天性发育异常引起。约 30% 伴有生殖道异常。继发性闭经原因有功能性及器质性两种，如下丘脑 - 垂体 - 卵巢轴的功能失调所致的闭经为功能性；肿瘤、创伤（过度刮宫）、慢性消耗性疾病（如结核）所致闭经为器质性。

考点：闭经的概念及分类

（二）临床表现

按生殖轴病变和功能失调的部位分为下丘脑性闭经、垂体性闭经、卵巢性闭经及子宫性闭经等。

1. 下丘脑性闭经 是最常见的类型，是指中枢神经系统及下丘脑各种功能和器质性疾病引起的闭经，多为功能性。

（1）精神应激：如突然或长期的精神压抑、紧张、焦虑、精神创伤、过度劳累、环境改变、寒冷刺激等，使机体处于紧张的应激状态，引起神经内分泌障碍而发生闭经，此种闭经多为一时性，可自行恢复。

（2）运动性闭经：长期剧烈运动如长跑、芭蕾舞、现代舞训练等易致闭经。月经初潮的发生和月经的维持依赖于一定比例的机体脂肪，长期从事剧烈运动可使肌肉 / 脂肪比率增加或总体脂肪减少，可导致月经异常，甚至闭经。

（3）体重下降和神经性厌食：中枢神经对体重下降极其敏感，1 年内体重下降 10% 左右，即使体重仍在正常范围也可引发闭经。严重的神经性厌食内在情感剧烈矛盾或为保持体型强迫节食，因过度节食，导致体重急剧下降而出现闭经。

（4）药物性闭经：长期应用某些药物（如甾体类避孕药、氯丙嗪、奋乃静等）可引起闭经，药物性闭经通常是可逆的，停药 3 ~ 6 个月后月经多能自然恢复。

考点：闭经的最常见原因

（5）颅咽管瘤：肿瘤压迫下丘脑和垂体柄导致闭经。

> **护考链接**
>
> 最常见的继发性闭经是
> A. 子宫性闭经　B. 卵巢性闭经
> C. 垂体性闭经　D. 下丘脑性闭经
> E. 其他内分泌功能异常所致的闭经
> 分析：继发性闭经又包括下丘脑性闭经、垂体性闭经、卵巢性闭经、子宫性闭经等类型，其中最常见的是下丘脑性闭经，故答案选 D。

2. 垂体性闭经 主要病变在垂体。腺垂体器质性病变或功能失调，影响了促性腺激素分泌，继而影响卵巢功能引起闭经，如垂体肿瘤、垂体梗死（常见为希恩综合征）、空蝶鞍综合征。

3. 卵巢性闭经 闭经的原因在卵巢。先天性卵巢发育不全或缺如、卵巢早衰（40 岁以前绝经者）、卵巢功能性肿瘤、多囊卵巢综合征等原因，使卵巢分泌的性激素水平低下，子宫内膜不发生周期性变化而导致闭经。

4. 子宫性闭经　闭经的原因在子宫。

（1）先天性子宫缺陷或子宫切除术后。

（2）子宫内膜炎、子宫腔内放射治疗后引起内膜损伤、Asherman综合征（人工流产刮宫过度，使子宫内膜损伤粘连而无月经产生）等使子宫内膜受到破坏或卵巢激素不能产生正常的反应，从而引起闭经。

5. 其他内分泌功能异常　甲状腺、肾上腺、胰腺等功能异常也可引起闭经。例如：甲减、甲亢、糖尿病、肾上腺皮质功能亢进等通过下丘脑影响垂体功能引起闭经。

（三）治疗原则

闭经是一个症状，要仔细查找出致病原因，针对不同原因进行相应的治疗。

二、护理评估

（一）健康史

1. 病史评估　原发性闭经：询问幼年的生长发育、营养状况及患病情况，青春期和第二性征发育进程，家族中是否有同类患者。继发性闭经：询问月经史、婚孕史、服药史、手术史及发病的可能诱因。

2. 病因评估　了解发病前有无导致闭经的诱因，如精神应激、环境改变、剧烈运动、体重下降、用药情况等；对已育者应询问有无产后大出血发生；了解有无人工流产、宫腔放射治疗、子宫内膜炎等引起内膜损伤的病史。

（二）身心状况

1. 身体状况　详细评估全身发育状况，观察患者的发育状况、精神状态、营养与健康状况；检查全身发育状况，测量体重、身高、智力发育、躯干和四肢的比例，检查有无多毛、第二性征发育情况，甲状腺有无肿大，乳房有无溢乳，皮肤色泽及毛发分布。

2. 心理 - 社会状况　闭经对患者有较大的影响，会担心对自己的健康和生育能力的影响，如病程长，治疗效果不明显时，会加重患者的心理负担，有的会表现为自卑，不愿与人交流，情绪低落，自信不足。

（三）辅助检查

1. 子宫功能检查

（1）诊断性刮宫：适用于已婚妇女，可了解宫腔的情况，刮出物送病检，以了解子宫内膜对卵巢激素的反应，还可以确定有无内膜结核。

（2）子宫输卵管碘油造影：用以诊断生殖系统发育情况、有无畸形及宫腔粘连等。

（3）宫腔镜检查：直视下观察宫腔及内膜有无粘连、可疑病变处取材送病检。

（4）药物撤退性试验（性激素试验）：①孕激素试验：口服醋酸甲羟孕酮10mg或肌内注射黄体酮20mg，连用5日，停药后3～7日观察结果。出现阴道出血为阳性反应，提示子宫内膜已接受了一定水平雌激素影响；无阴道出血者为阴性反应，进一步做雌、孕激素序贯试验。②雌、孕激素序贯试验：适用于孕激素试验阴性的患者，口服雌激素20日，最后5日加用孕激素，停药3～7日发生阴道出血为阳性，提示子宫内膜功能正常，患者体内雌激素水平低，闭经原因应找卵巢、垂体等；无阴道出血者为阴性，可重复一次，结果相同者，提示子宫内膜有异常，为子宫性闭经。

2. 卵巢功能检查 可通过 B 超监测卵泡发育、激素测定、基础体温测定、阴道脱落细胞检查、子宫颈黏液结晶检查、卵巢兴奋试验等协助鉴别病因在卵巢、垂体或下丘脑。

3. 垂体功能检查 雌、孕激素序贯试验阳性者，提示卵巢功能水平低下，为明确发病原因在卵巢、垂体还是下丘脑，需做垂体激素测定和垂体兴奋试验。

三、护 理 问 题

1. 焦虑 与担心闭经影响丧失女性形象、性生活及生育有关。

2. 功能障碍性悲哀 与闭经造成的心理障碍及治疗效果不佳,担心丧失女性形象有关。

四、护 理 措 施

（一）一般护理

健康生活方式指导，鼓励患者合理饮食，保证足够营养，适度锻炼，保持标准体重，充足休息，注意劳逸结合。避免精神紧张、过度运动。

（二）心理护理

鼓励患者建立良好的护患关系，配合治疗；鼓励患者多与同伴、亲人交往，参与力所能及的社会活动，保持心情舒畅，正确对待疾病；鼓励患者表达自己的情感，向患者提供诊疗信息，减轻其心理压力。

（三）病情观察

观察患者对诊治的信心及用药后治疗效果和副反应。

（四）治疗护理

对性激素治疗的患者，应指导其合理用药，向患者说明药物的作用、不良反应、具体用法、计量及注意事项，指导其遵医嘱正确用药。

五、健 康 指 导

（1）加强营养，调节饮食，维持正常体重。

（2）合理安排工作和生活，注意劳逸结合，避免精神紧张，保持心情舒畅，尤其是针对工作紧张而引起闭经者。

（3）加强体育锻炼，增强体质，运动性闭经者应适当减少运动量。

案例 19-2 分析

张小姐，20 岁，从无月经来潮，可能发生了原发性闭经，肛诊结果为子宫体积略小，需要进一步行 B 超、激素测定等辅助检查来查明原因。

第 3 节 痛 经

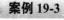 **案例 19-3**

张同学，今年 15 岁，近半年来经期小腹疼痛、坠胀，伴恶心、呕吐、腰酸等不适。月

经第 1 日最剧，持续 2～3 日后缓解。不能坚持学习，均需应用"止痛药"。B 超等检查未发现器质性疾病，为此，张同学很紧张、害怕，认为月经来潮是"倒霉"、"痛苦"的事情。我们应如何帮助张同学，如何向她做好解释呢？

一、疾病概述

（一）概念

痛经是妇科常见症状。凡在月经前后或月经期出现下腹疼痛、坠胀、腰酸或其他不适，程度较重以至严重影响生活和工作者，称为痛经。痛经分为原发性和继发性两类：原发性痛经也称功能性痛经，生殖器官无器质性病变；继发性痛经由生殖器官器质性病变（盆腔炎症或子宫内膜异位症等）引起。本节介绍原发性痛经。

考点：痛经的定义、病因

原发性痛经确切病因不清。可能与经期子宫内膜释放前列腺素（PG）含量过高，诱发子宫平滑肌过强收缩，子宫缺血缺氧，引起疼痛有关；另外，精神紧张、焦虑、恐惧、寒冷刺激、经期剧烈运动等也可导致痛经。痛经常于月经初潮不久后即出现，多能在生育后缓解。

（二）临床表现

1. 症状

（1）多见于青春期少女，常在初潮后 1～2 年内发病。

（2）疼痛多自月经来潮后开始，最早出现在经前 12 小时，以行经第 1 日疼痛最剧烈，持续 2～3 日缓解。

（3）疼痛多位于下腹耻骨联合上，可放射至腰骶部，少数患者疼痛可放射至大腿内侧。

（4）可伴有恶心、呕吐、腹泻、头晕、乏力等症状，严重时面色发白、出冷汗。

2. 体征　妇科检查无异常发现，偶有触及子宫呈过度的前倾、前屈或过度的后倾、后屈位。

> **护考链接**
>
> 痛经患者疼痛的性质是
> A. 针刺样疼痛　　B. 刀割样疼痛
> C. 坠胀痛　　　　D. 烧灼样疼痛
> E. 牵扯痛
> **分析**：原发性痛经常呈痉挛性坠痛，多位于下腹正中，常放射至腰骶部和大腿内侧。故答案选 C。

考点：痛经临床表现

（三）治疗原则

以解痉、镇痛等对症治疗为主，避免精神刺激、过度疲劳，并重视精神心理治疗。

二、护理评估

（一）健康史

1. 病史评估　年龄、月经史、婚孕史及既往史，疼痛的发生时间、特点、部位及程度，诱发的相关因素，伴随症状，缓解疼痛的方法及效果。

2. 病因评估　询问月经期前后有无精神紧张及创伤、剧烈运动、食用过生冷刺激食物，有无环境和气候骤变等。

（二）身心状况

1. 身体状况 评估疼痛发生的时间、部位、性质，有无放射痛及伴随症状，盆腔检查生殖器官有无器质性病变。

2. 心理－社会状况 反复发生的痛经使患者惧怕月经来潮，甚至怨恨自己是女性，认为月经来潮是"倒霉"的事情，出现烦躁、易怒、忧郁等情绪。

（三）辅助检查

排除子宫器质性病变。常采用 B 超检查，必要时可通过腹腔镜检查、宫腔镜检查帮助诊断。

三、护 理 问 题

1. 疼痛 与经期子宫收缩，组织缺血、缺氧刺激疼痛神经元有关。

2. 恐惧 与长期痛经造成的精神紧张有关。

四、护 理 措 施

（一）一般护理

生活指导及经期保健知识宣教，如合理饮食，加强营养，不吃冷饮及辛辣刺激性食物，保持良好心态，情绪稳定。经期避免过度劳累，注意保暖等。

（二）心理护理

考点：痛经的护理措施

向患者讲解痛经有关的知识及缓解疼痛的方法，使患者了解月经期下腹痛、腰酸等轻度不适症状是正常的生理反应，消除患者对痛经的紧张、恐惧心理，解除其思想顾虑，放松心情。

（三）病情观察

观察月经期下腹痛发生的时间、部位、性质及月经的颜色、量、气味，是否有放射痛及恶心、呕吐、腹泻、乏力等伴随症状。

（四）治疗护理

（1）腹部局部热敷或进食热的汤饮，有助于减轻症状，使身体放松缓解疼痛。

（2）遵医嘱指导患者服用缓解疼痛的中西药物

1）前列腺素合成酶抑制剂：通过抑制前列腺素合成酶的活性，减少前列腺素的产生，缓解过强的子宫收缩和痉挛，从而减轻疼痛，如布洛芬、酮洛芬等。

2）口服避孕药：通过抑制排卵减少月经血前列腺素含量，达到避孕和治疗痛经的双重效果，适用于要求避孕的痛经妇女。

五、健 康 指 导

（1）经期保健知识宣教，平时多参加体育锻炼，尤其是体质虚弱者，注意保暖，防止受寒。

（2）均衡营养，少吃生冷、辛辣的食物，多吃蔬菜、水果，多食高蛋白、高维生素、富含铁剂的食物。

（3）经期注意卫生，每天清洗外阴，勤换内裤和会阴垫，保持外阴的清洁干燥，经期禁止盆浴、游泳、性生活，预防感染。

案例 19-3 分析

张同学，15 岁，近半年来，出现痛经症状，B 超等检查未发现器质性疾病，所以考虑为原发性痛经，应按照痛经的护理措施对张同学进行护理。张同学认为月经来潮是"倒霉"、"痛苦"的事情，所以护理时尤其要重视心理护理，向她讲解痛经有关的知识及缓解疼痛的方法，使她了解月经期下腹痛、腰酸等轻度不适症状是正常的生理反应，消除患者对痛经的紧张、恐惧心理，放松心情。

第 4 节 绝经综合征

 案例 19-4

王大姐，45 岁，近半年来月经紊乱，表现为周期 20 天至 3 个月不等，经量时多时少，经期后有时淋漓不尽，而且近期面部皮肤常出现阵阵发热，出汗，夜间出现失眠多梦，与他人在交流时易烦躁、发怒，严重影响了生活和工作，对此王大姐很烦恼，前往医院做了 B 超等检查，并没有发现器质性的问题，那么王大姐发生了什么问题呢？我们应该如何帮助她呢？

一、疾病概述

（一）概念

绝经综合征是指妇女绝经前后由于卵巢功能减退，出现性激素波动或者减少所致的一系列躯体及心理症状。多发生在 45～55 岁。症状是否发生及其轻、重程度，与个体的体质、人格特征、文化水平、精神神经因素及社会环境等因素密切相关，情绪不稳定型妇女本病的发生率明显增高。绝经是妇女生命进程中必然发生的生理过程，绝经提示卵巢功能衰退，生殖功能终止。

（二）临床表现

1. 近期症状

（1）月经紊乱：约半数以上妇女在绝经前会出现月经改变，有以下四种表现。

1）月经频发：月经周期短于 21 天。

2）月经稀发：月经周期超过 35 天。

3）不规则子宫出血：月经周期无规律可循。

4）闭经：子宫内膜不再增生和脱落。

（2）血管舒缩症状：主要表现为潮热，为血管舒缩功能不稳定所致，是雌激素降低的特征性症状。其特点是反复出现短暂的面部和颈部及胸部皮肤阵阵发红，伴有轰热，继之出汗，一般持续 1～3 分钟，每日发作数次，严重者十余次或更多，夜间或应激状态易促发，症状严重时可影响妇女的工作和生活，是需要激素治疗的主要原因。该

考点： 绝经综合征的病因、临床表现。

症状可持续 1～2 年，有时长达 5 年或更长。

（3）自主神经失调症状：常出现心悸、眩晕、头痛、失眠、耳鸣等自主神经调节症状。

（4）精神神经症状

1）兴奋型：表现为烦躁、易怒、注意力不集中、失眠、多言多语等症状。

2）抑郁型：表现为焦虑不安、缺乏自信、记忆力减退、对外界冷淡等症状。

2. 远期症状

（1）泌尿生殖道症状：主要表现为泌尿生殖道萎缩症状，出现阴道干燥、性交困难及反复阴道炎症，排尿困难、尿急、尿痛等反复发生尿路感染症状。

（2）骨质疏松：绝经后妇女雌激素缺乏使骨质吸收增加，导致骨量快速丢失而出现骨质疏松，可引起腰酸背痛、骨骼压缩、身材变矮，严重者可导致骨折。

（3）心血管病变：绝经后妇女糖脂代谢异常，动脉硬化、冠心病的发病风险较绝经前明显增加。

（三）治疗原则

> **护考链接**
>
> 对围绝经期患者进行性激素替代治疗，关键是补充（　　）
>
> A. 雄激素　　　　B. 孕激素
>
> C. 雌激素　　　　D. CC
>
> E. hCG
>
> **分析**：绝经综合征是由于卵巢功能衰退，雌激素水平下降引起的以自主神经功能失调为主的一组综合征，所以治疗上关键是补充雌激素。故选 C

缓解近期症状，早发现、早预防骨质疏松、动脉硬化等远期症状。

1. 一般治疗　加强体育锻炼，补充钙剂，增加日晒时间，多食含钙丰富的食物，预防骨质疏松；对有精神神经症状的患者积极进行心理疏导，使患者正确认识绝经过渡期是生理过程，鼓励以乐观的心态面对。

2. 激素补充治疗　补充雌激素是关键，可有效改善相关症状，提高生活质量，剂量和用药方案应个体化，以最小剂量且有效为佳。

链接

激素补充治疗（HRT）

激素补充治疗（HRT）是针对绝经相关健康问题而采取的一种治疗措施，可有效缓解绝经综合征中的相关症状，从而改善生活质量。妊娠、乳腺癌、原因不明阴道出血、严重肝肾功能异常、最近 6 个月有血栓性疾病活动、患有性激素依赖性恶性肿瘤等为禁忌证，用药前应先排除。主要药物为雌激素，可辅以孕激素。应在专科医生指导下使用，用药期间注意随访。

二、护理评估

（一）健康史

（1）了解年龄、生育史，详细询问月经史，月经的周期、经期、经量，有无伴随症状等。

（2）了解有无高血压、冠心病等心血管疾病病史，有无糖尿病、甲状腺疾病等内分泌疾病病史。

（3）了解妇女在家庭和社会中的角色状况、地位、心情，家庭是否和睦，工作是否顺利等。

（二）身心状况

1. 身体状况　评估患者是否有卵巢功能减退，雌激素不足引起的近期及远期症状，如是否有月经改变，是否有潮热、出汗血管舒缩症状及失眠多梦、烦躁易怒等精神神经症状，是否有骨质疏松等远期症状。

2. 心理－社会状况　由于身体及心理上的变化和不适，出现烦躁、失眠、焦虑、自信心下降等。加上家庭和社会环境等因素的变化，如子女长大离家、父母年老或去世、自己健康与容貌改变、工作压力增大等，患者易滋生多疑、孤独、失落等不良情绪的。严重地影响了此期妇女的健康和生活。

（三）辅助检查

1. 激素测定　通过测量血 FSH、LH 等激素，了解卵巢功能状况。

2. B 超　可以全面了解内生殖系统的生理病理情况。

3. 血生化检查　了解钙、磷代谢及脂代谢、肝肾功能情况。

三、护理问题

1. 焦虑　与不适应绝经过渡期内分泌变化及家庭、社会环境的改变、个性特点、精神因素等有关。

2. 自我形象紊乱　与月经紊乱、出现精神和神经症状等有关。

3. 有感染的危险　与泌尿生殖道萎缩，黏膜变薄，反复发作阴道及尿路感染有关。

4. 知识缺乏　缺乏绝经过渡期的保健知识。

四、护理措施

（一）一般护理

指导患者合理饮食，多摄入含蛋白质与钙的食物，少食动物脂肪，多吃蔬菜水果。补充钙剂，增加日晒时间。改善睡眠，保证休息，坚持力所能及的体力和脑力劳动。

（二）心理护理

与患者建立良好的护患关系，为患者提供绝经过渡期的有关生理知识；加强家庭、单位及社会对绝经过渡期妇女生理与心理反应的理解，疏泄这一时期妇女的负性情绪，多给予精神鼓励，使患者从心理上能接受绝经过渡期的到来。

考点： 绝经综合征的护理措施

（三）病情观察

观察患者生命体征，观察阴道流血情况，有无潮热、出汗、烦躁易怒等自觉症状，观察患者治疗的疗效及有无药物副反应等。

（四）用药护理

（1）帮助患者了解性激素治疗的适应证与禁忌证。

（2）帮助患者了解用药的目的、用药的方法、剂量及给药方式，要严格遵医嘱用药，不可随意增加药量或减少药量。

（3）告知患者药物的副反应（雌激素可引起乳房胀痛、白带增多、头痛、水肿、色素沉着等；孕激素可引起抑郁、易怒、乳房痛、水肿等），监测有无副反应的发生，发现异常及时就诊。

五、健康指导

考点：绝经综合征健康指导

定期开展普查，及早发现妇女绝经过渡期症状，及早治疗。普及绝经过渡期保健知识宣教，宣传雌激素补充疗法的有关知识。加强防癌检查意识，重点是女性生殖器官和乳腺的肿瘤，每 3 ～ 6 个月进行一次妇科全面检查。鼓励其坚持力所能及的体力和脑力劳动。充实生活内容，陶冶情操，如旅游、烹调、种花、编织、跳舞等。以保持心情舒畅及心理、精神上的平静状态。培养开朗、乐观的性格，顺利度过绝经过渡期。

案例 19-4 分析

王大姐，45 岁，出现月经紊乱，失眠多梦、烦躁易怒等症状，B 超检查，未发现器质性问题，根据王大姐的年龄、症状及辅助检查结果，结合我们学习的本节知识，考虑王大姐为绝经综合征，目前王大姐很烦恼，应做好心理护理，消除紧张、恐惧心理，放松心情，并且要求她要严格遵医嘱进行治疗。

小结

本章重点讨论临床常见月经失调。功血是由于调节生殖的神经内分泌机制失调引起的异常子宫出血，无器质性病变存在。功血分无排卵性功血和排卵性功血两类。闭经是常见的一种妇科症状，有原发性闭经和继发性闭经两种类型，按解剖部位不同分为子宫性闭经、卵巢性闭经、垂体及下丘脑性闭经等。下丘脑性闭经最常见。痛经主要表现为月经前或月经初潮后，下腹阵发性疼痛。痛经分原发性、继发性两种。绝经综合征是由于卵巢功能衰退，雌激素水平下降引起的以自主神经功能失调为主的一组综合征。主要表现为月经紊乱、潮热、出汗、生殖泌尿道萎缩、情绪不稳定、心血管症状、骨质疏松等。

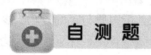

自 测 题

选择题

A₁ 型题

1. 关于功血，错误的是（ ）

    A. 调节生殖的神经内分泌机制失常引起的子宫出血

    B. 全身及生殖器官无器质性病变

    C. 可发生于月经初潮至绝经前的任何年龄

    D. 分为无排卵性和排卵性功血两类

    E. 如不及时治疗极易恶变为子宫内膜癌

2. 为闭经患者提供的护理中不恰当的是（ ）

    A. 向患者解释有关检查的意义，以取得合作

    B. 指导合理用药

    C. 向患者讲述闭经的原因，澄清错误观念

    D. 注意卧床休息，尽量避免到公共场所

    E. 建立良好的护患关系，鼓励患者表达自己的情绪

3. 发生原发性痛经的主要原因是（ ）

    A. 身体虚弱   B. 精神紧张

    C. 内在或外在应激   D. 不良刺激

    E. 月经时子宫内膜合成和释放过多的前列腺素

4. 原发性闭经是指（ ）

    A. 年龄已满 14 周岁，第二性征已发育，月经尚未来潮女性

    B. 年龄已满 15 周岁，第二性征已发育，月经

尚未来潮女性

C. 年龄已满 16 周岁，第二性征已发育，月经
尚未来潮女性

D. 年龄已满 17 周岁，第二性征已发育，而月
经尚未来潮女性

E. 年龄已满 18 周岁，第二性征已发育，而月
经尚未来潮女性

5. 关于绝经综合征错误的是（　　）

A. 与卵巢功能衰退有关

B. 与雌激素水平波动或下降有关

C. 多发生于 45～55 岁

D. 促进卵巢功能恢复是治疗关键

E. 表现为以自主神经功能紊乱为主，伴有神经
心理症状的一组综合征

6. 在指导患者服用性激素时，错误的护理是（　　）

A. 药物减量必须按规定在止血后开始，逐渐减
至维持量

B. 严格遵医嘱用药

C. 按时按量服用

D. 可能引起恶心、呕吐等肠胃反应

E. 用性激素止血后即可停服

A₂ 型题

7. 某女，48 岁，孕 2 产 1。月经紊乱 1 年，此次
因闭经 3 个月余，阴道淋漓出血半个月入院。
妇科检查子宫正常大小，附件未见异常。对该
患者的护理措施，错误的是（　　）

A. 补充含铁较多的食物

B. 注意休息，避免剧烈活动与劳累

C. 保持会阴清洁

D. 出血期间禁止盆浴及性生活

E. 采用雌激素止血，流血停止后停用

8. 49 岁妇女，半年前诊断为绝经综合征，此次入院
复诊。下列征象与绝经综合征有关，但除外（　　）

A. 易激动，喜怒无常　　　B. 潮热、出汗

C. 泌尿生殖道萎缩、感染　　D. 月经紊乱

E. 严重抑郁，多次有自杀倾向

A₃/A₄ 型题

（9～11 题共用题干）

患者，女，16 岁，未婚，15 岁初潮，经期 5～10
天，周期 20 天～2 个月不等，本次月经来潮 20 天
未净，量多，伴头晕、乏力，检查未发现器质性病变。

9. 该患者最可能的诊断为（　　）

A. 有排卵性功血　　　B. 无排卵性功血

C. 黄体功能不足　　　D. 血液系统疾病

E. 以上均不是

10. 该患者的护理措施哪项不妥（　　）

A. 按医嘱给予性激素止血

B. 纠正贫血

C. 注意阴道流血量

D. 耐心解释病情及病因

E. 做好刮宫止血的术前准备

11. 用大剂量雌激素止血，当出血量停止后雌激
素可以（　　）

A. 立即停用

B. 每天减量 1 次，每次减量 1/3

C. 每 3 天减量 1 次，每次减量 1/2

D. 每 3 天减量 1 次，每次减量 1/3

E. 不减量一直连用 20 天

（12～14 题共用题干）

患者，女，48 岁，近 1 年来月经周期不规律，
周期在 15 天～2 个月，经期 3～15 天不等，量
时多时少。本次月经持续近 20 余天，伴有乏力、
腰酸下坠感，B 超检查子宫正常大小，双侧附件
未见异常。临床诊断为无排卵性功血。

12. 为了尽快达到止血和进一步明确诊断，以下
哪项为首选的处理方法（　　）

A. 诊断性刮宫　　　B. 使用大剂量雌激素

C. 止血药　　　　　D. 子宫全切术

E. 宫腔镜检查

13. 患者近期又出现了潮热、潮红、出汗，失眠、健忘，
心情烦躁等现象。可能与下列哪项有关（　　）

A. 神经衰弱　　　　B. 感染

C. 绝经综合征　　　D. 属于正常现象

E. 以上都不对

14. 针对患者的情况，护士在护理中以下哪项措
施不恰当（　　）

A. 加强营养，保持良好心态

B. 注意保持外阴清洁

C. 注意休息

D. 提供有关疾病和治疗的信息

E. 加强锻炼，增强体质

（林春梅）

20

第二十章　妇科其他疾病妇女的护理

本章主要介绍 3 种妇科疾病，分别是不孕症、子宫内膜异位症和子宫脱垂。这 3 种疾病虽然不是致命性疾病，但是可以影响家庭和妇女个人身心健康，特别是不孕症，已成为影响夫妻双方身心健康和家庭幸福的社会问题。通过本章的学习，掌握这 3 种疾病的护理措施，以便为患者提供更高质量的护理。

第 1 节　不　孕　症

 案例 20-1

王女士，29 岁，结婚 2 年未孕，夫妻同居，性生活正常，未采取任何避孕措施，一直没有怀孕。既往身体健康，14 岁月经初潮，月经（3～7）/（25～40）天，量时多时少，无痛经，现夫妇情绪低落、焦虑，我们应如何帮助王女士呢，王女士一直未孕可能是什么原因呢?

一、疾病概述

（一）概念

凡婚后正常性生活，未避孕同居 1 年未受孕者，称不孕症。婚后未避孕从无妊娠者称原发性不孕；曾有过妊娠而后未避孕连续 1 年不孕者称继发性不孕。不孕的发病率因国家、民族和地区、经济及文化不同而存在差别。我国不孕发病率为 7%～10%，近年有上升趋势。

考点： 不孕症的定义

（二）病因

> **护考链接**
>
> 引起女性不孕最常见的原因是
> A. 排卵障碍　　B. 输卵管因素
> C. 子宫因素　　D. 子宫颈因素
> E. 阴道因素
> **分析：** 女性不孕症的原因有输卵管因素、卵巢因素、子宫因素等，其中最常见的原因是输卵管因素，故答案为 B。

不孕症的原因可能有女方因素、男方因素和男女双方因素及其他不明原因。据多项流行病学调查，不孕症属女性因素占 40%～55%，属男性因素占 25%～40%，属男女双方共同因素占 20%～30%，不明原因的约占 10%。

1. 女性不孕因素

（1）输卵管因素：是不孕症最常见的原因，输卵管具有输送精子、摄取卵子和把受精卵送进宫腔的作用，任何影响输卵管这些功能的病变都可导致不孕。

（2）卵巢因素：包括排卵因素和内分泌因素。卵巢功能紊乱引起持续不排卵的因素有：①下丘脑 - 垂体 - 卵巢轴功能紊乱；②多囊卵巢综合征等卵巢病变；③营养不良、药物不良反应、甲状腺功能亢进等全身性因素。

（3）子宫因素：子宫具有存储和输送精子、孕卵着床及孕育胎儿的功能。子宫畸形、子宫内膜炎、子宫黏膜下肌瘤、内膜结核、内膜息肉、宫腔粘连等均能影响受精卵着床，导致不孕。

（4）子宫颈因素：子宫颈管是精子上行的通道。子宫颈狭窄或先天性子宫颈发育异常、子宫颈感染等影响精子进入宫腔而造成不孕。

（5）阴道因素：外阴阴道发育异常、严重阴道炎症（改变阴道 pH，降低精子活力，缩短其存活时间甚至吞噬精子而影响受孕）均可造成不孕。

2. 男性不育因素　导致男性不育的因素主要有生精障碍和输精障碍。

（1）精液异常：先天或后天原因所致精液异常，表现为无精、弱精、少精、精子发育停滞、畸精症等。

（2）性功能异常：外生殖器发育不良或勃起障碍、不射精、逆行射精等，使精子不能正常射入阴道内导致男性不育。

3. 免疫因素　在男性生殖道免疫屏障被破坏的条件下，精子、精浆在体内产生抗精子抗体，使射出的精子产生凝集而不能穿过子宫颈黏液。

4. 男女双方因素　有缺乏性生活基本知识、夫妇双方盼孕心切造成精神过度紧张等。

5. 不明原因　指男女双方都经过不孕症的详细检查，依靠现今检查方法尚未发现明确病因的不孕症。

考点：不孕症的病因

（三）治疗原则

根据病因进行处理，对于无法查明原因或经过治疗无效者，建议选择辅助生殖技术。

二、护理评估

（一）健康史

1. 询问病史　详细询问夫妇双方结婚年龄、婚育史、有无两地分居、性生活情况，采用何种避孕措施。

2. 女方健康状况　了解女方不孕年限、月经史（初潮年龄、经期、经量、有无痛经等），了解既往有无内分泌疾病、生殖器官炎症（阴道炎、宫颈炎、盆腔炎）及慢性疾病病史。对继发性不孕者，还应了解以往流产或分娩情况，有无感染史等。

3. 男方健康状况　询问既往有无影响生育的疾病史（睾丸炎、前列腺炎、结核病等）及外生殖器外伤史、手术史（疝修补术、输精管切除术等）。

（二）身心状况

1. 身体状况　原发性不孕患者，检查时需注意第二性征的发育情况，如毛发分布、体重、体型、外生殖器官形态等。女方应进行盆腔检查，了解阴道内外生殖器情况，同时了解有无闭经和异常泌乳等；男方应检查外生殖器有无畸形或病变。

2. 心理 - 社会状况　不孕夫妇常出现紧张焦虑、情绪低落。不孕往往对婚姻是一场危机事件，引发的矛盾和责难影响夫妻关系，也影响与家人的关系，尤其女方出现一系列的情绪反应，否认、沮丧、无助、愤怒等，故需要仔细评估夫妇双方对不孕的心理反应。

（三）辅助检查

1. 男方检查　不孕夫妇初诊第一项是精液常规检查。检查条件：禁止性生活5～7天，近期无患病及饮酒。一般以三次（检查间隔至少7天，不超过3周）检查的结果综合评价。正常精液量为2～6ml，平均3～4ml；pH7.0～7.8；在室温中放置30分钟内完全液化；精子密度≥（20～200）×10^9/L；精子活率＞50%；正常形态精子占66%～88%。

2. 女方检查

（1）卵巢功能检查：B超检测卵泡发育及排卵，月经来潮前宫内膜活检，女性激素测定，子宫颈黏液涂片，基础体温测定。

（2）输卵管通畅试验：确定输卵管有无阻塞及阻塞部位。常用方法：输卵管通液术、子宫输卵管造影。时间选在月经干净后的3～7天内进行。

（3）超声检查：腹部及阴道超声检查了解子宫、卵巢及子宫内膜的情况。

（4）宫腔镜检查：了解子宫内膜情况，能发现宫腔粘连、黏膜下肌瘤、内膜息肉、子宫畸形等。

（5）腹腔镜检查：了解盆腔的情况，直接观察子宫、输卵管、卵巢有无粘连或病变。

3. 男女双方配合检查

（1）性交后精子穿透试验：上述检查未见异常时进行，选择在排卵期进行，在试验前3日禁止性交，避免阴道用药或冲洗。在性交后2～8小时就诊，取阴道后穹隆液检查有无活动精子，验证性交是否成功，再取子宫颈黏液观察，每高倍视野有20个活动精子为正常。

考点：不孕症的辅助检查

（2）免疫检查：判断免疫性不孕的因素是男方的自身抗体因素还是女方的抗精子抗体因素。其包括精子抗体、抗精子抗体、抗子宫内膜抗体的检查。

三、护理问题

1. 知识缺乏　与缺乏生育及不孕的相关知识有关。

2. 焦虑　与多年不孕诊治过程中复杂的检查及治疗、治疗效果不佳有关。

3. 自尊紊乱　与自卑感和家庭社会压力有关。

四、护理措施

考点：不孕症的护理措施

1. 一般护理　合理饮食，规律生活，增进夫妻感情，和谐夫妻生活。协助患者了解受孕机制及不孕原因。

2. 心理护理　提供心理支持，对于盼子心切、精神高度紧张者，给予心理疏导，纠正因精神紧张所致的排卵障碍。帮助患者获得家人的关心，以家庭为中心的护理方式可以解决患者因不孕而引起的情绪问题。向常规治疗效果不佳的患者提供辅助生殖技术相关信息，与其讨论通过收养子女、人工授精、试管婴儿等方式拥有子女，解除消极情绪，从其他方面体现自身价值。

3. 观察病情　观察患者在诊治过程中对医疗手段的接受态度，用药效果及有无药物副反应。

4. 治疗护理　各项检查前向患者说明检查的目的、过程、意义和注意事项，根据不同治疗方案，解释检查及治疗可能引起的不适，以取得满意治疗效果。如输卵管注药：月经干净后 2～3 天开始进行，每周 2 次，直至排卵前；术后注意休息，1 周内禁止盆浴及性生活。促排卵药物（常用药物有氯米芬），必须遵医嘱用药，在月经周期特定的时间、准确剂量、正确的用药方式下使用，向患者解释随意加减或漏服、不合适的用药方式对治疗效果的影响。

五、健 康 指 导

1. 指出不良的生活习惯对生殖健康的影响

（1）影响男性生殖健康的因素：如久骑赛车；泡澡水温过高（精子必须在34～35℃的恒温环境中才能正常发育）；长期穿紧身牛仔裤；吸烟酗酒、睡眠不足；用药不当、新装修的居室通风时间不够等因素都会给男性生殖系统带来一定的危害。

（2）影响女性生殖健康的因素：嗜烟、酗酒；工作压力过大、过度减肥引起的月经紊乱；多次人工流产、不洁性生活引起的输卵管粘连等均可影响生育。

2. 指导不孕妇女提高妊娠率的技巧

（1）均衡营养，增强体质。

（2）选择适当的性交日期：在排卵前 2～3 日至排卵后 1 日性交，以增加受孕机会。

（3）在性交前、中、后勿使用阴道润滑剂及勿进行阴道灌洗。

（4）不要在性交后立即上厕所，卧床休息并抬高臀部，持续 20～30 分钟，以利于精子进入子宫颈。

3. 教会夫妇双方预测排卵期的方法　月经较规律的妇女可采用计算法，即排卵发生在下次月经来潮前 14 天；基础体温测定；排卵试纸测试；B 超监测卵泡发育；观察子宫颈黏液性状。

4. 其他　告知不孕症经药物或手术治疗失败后可采取人工辅助生殖助孕技术的适应证。

🗂 链接

人工辅助生殖助孕技术

人工辅助生殖助孕技术，是指从受精到受精卵植入子宫内膜的整个过程中，有一个或几个环节经过人为方法，产生新一代个体的技术，也称医学助孕。此类技术可在一定程度上治疗不孕不育夫妇以达到生育的目的，也是生育调节的主要组成部分。其包括人工授精、体外受精和胚胎移植、卵胞质内单精子注射、胚胎植入前遗传学诊断、精液冷冻、胚胎冷冻等技术。输卵管阻塞为首要适应证。

护考链接

患者，女，30岁，继发性不孕，月经规律。经检查基础体温双相，经前刮宫子宫内膜为分泌期改变。男方检查正常。输卵管通畅试验提示：输卵管不通畅，下列护理措施不妥的是

　　A. 解释不孕的原因

　　B. 鼓励患者积极治疗

　　C. 说明反复输卵管通液治疗可能引起的不适

　　D. 如治疗效果不佳，帮助探讨人工辅助生殖技术

　　E. 指导使用促排卵药物

分析：该孕妇为输卵管不通畅继发性不孕，所以可能要行输卵管通液术，在护理时要向患者解释不孕症的原因，鼓励患者积极配合治疗，以及告知进行输卵管通液术可能引起的不适，如果治疗效果不佳，可能要选择辅助生殖技术。而该患者基础体温双相型，说明有排卵，故E选项是不正确的。

案例20-1分析

王女士，29岁，结婚2年一直未孕，夫妻同居，性生活正常，且未采取任何避孕措施，可考虑为原发性不孕症患者，首先要帮助王女士查找出不孕症的原因，再协助进行相应的治疗，如若治疗效果不理想或者查找不出原因，也可以尝试通过辅助生殖技术来达到生育目的。

第2节　子宫内膜异位症

 案例20-2

陈女士，25岁，结婚2年一直没有怀孕，3年前人工流产术1次，既往月经正常，可最近2年来每次月经来潮时都会出现下腹部疼痛，疼痛可放射至会阴、肛门，常于月经来潮时出现，并持续整个经期，近半年来腹痛症状逐渐加剧，影响了自己的日常生活和工作，目前情绪有些焦虑，来医院就诊，那么陈女士发生了什么问题呢？为什么会出现痛经呢？和她的不孕症状有联系吗？带着这些问题，我们进入本节的学习。

一、疾病概述

（一）概念

考点：子宫内膜异位症概念及常见部位

当具有生长功能的子宫内膜组织异位于子宫腔以外的其他部位时，称为子宫内膜异位症，简称内异症。子宫内膜及腺体侵入子宫肌层，称子宫腺肌病。异位的内膜可侵犯身体的任何部位，但大多数位于盆腔脏器和腹膜壁，以卵巢及宫骶韧带最常见，其次是子宫浆膜、子宫直肠陷凹等，也可出现在手术切口、外阴、脐等部位（图20-1）。内膜异位症多见于生育年龄妇女，多发生于25～45岁，近年来发病率呈明显上升趋势。

子宫内膜异位症为良性病变，但具有类似恶性肿瘤的远处转移和种植生长能力。主要病理变化为异位内膜随卵巢激素的周期性变化而发生周期性出血，伴有周围纤维组织增生和粘连形成，最后在病变区形成大小不等的紫蓝色、实质结节或包块。病变在卵巢时因反复出血而形成单个或多个囊肿，内含暗褐色糊状陈旧血，状似巧克力液体，称为卵巢巧克力囊肿。

子宫内膜异位症的病因不清，目前主要学说有：异位种植学说（经血逆流学说）、体腔上皮化生学说、诱导学说、遗传学说和免疫调节学说。

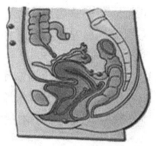

图 20-1　子宫内膜异位症的发生部位

（二）临床表现

1. 症状

（1）痛经：典型症状为继发性痛经、进行性加重。疼痛多位于下腹部和腰骶部，有时可放射至会阴部、肛门及大腿，常于月经来潮时出现，并持续整个经期。

护考链接

子宫内膜异位症的典型临床表现是

A. 月经失调

B. 继发性进行性痛经

C. 不孕

D. 膀胱或直肠压迫症状

E. 白带增多

分析：子宫内膜异位症的典型临床表现是继发性进行性加重痛经，故答案选 B。

（2）不孕：内异症不孕率可高达 40%，与内异症引起盆腔粘连、子宫后倾、输卵管粘连闭锁或蠕动减弱、卵巢功能异常导致排卵障碍和黄体形成不良等因素有关。

（3）月经异常：有 15% ～ 30% 患者经量增多、经期延长或月经淋漓不尽或经前点滴出血。可能与病灶破坏卵巢组织、影响卵巢内分泌功能有关。部分患者可能与同时合并子宫腺肌病和子宫肌瘤有关。

考点：子宫内膜异位症的症状和体征

（4）性交不适：多见于直肠子宫陷凹有异位病灶或因局部粘连使子宫后倾固定者，月经来潮前性交痛最明显。

2. 体征

双合诊检查可发现子宫多后倾固定，直肠子宫陷凹、宫骶韧带或子宫后壁下方可扪及触痛性结节，一侧或双侧附件可触及囊性偏实包块，有轻压痛，活动度差。

链接

子宫腺肌病

当子宫内膜腺体及间质侵入子宫肌层时，称为子宫腺肌病。子宫腺肌病时可表现为继发性渐进性痛经，经量增多，子宫均匀增大或有局限性结节隆起，质硬有压痛，经期明显。治疗护理与子宫内膜异位症相同。

（三）治疗原则

应根据患者年龄、症状、病变部位和范围以及对生育要求等不同情况全面考虑。

1. 非手术治疗

适用于症状轻、年轻、有生育要求者。

（1）随访观察：症状轻者可数月随访 1 次，希望生育者鼓励其尽早受孕，在妊娠期病变组织多坏死、萎缩，分娩后症状可能缓解或消失。

（2）药物治疗：包括激素抑制疗法和对症治疗。激素抑制疗法是通过抑制卵巢功能，从而抑制子宫内膜生长、减少粘连形成，一般至少连续用药 6 个月。常用药物有孕三烯酮和达那唑，也可选用口服避孕药、孕激素和米非司酮。对症治疗是使用非甾体抗炎药缓解疼痛。

2. 手术治疗 适用于重度患者。有生育要求者只行病灶切除，保留生育功能，无生育要求的年轻患者采取保留卵巢功能的手术，无生育要求的年长患者考虑根治性手术。腹腔镜是目前手术治疗本病的主要手段。

二、护理评估

（一）健康史

了解患者年龄、月经史、生育史、家族史及手术史；了解患者有无痛经、不孕、性交不适等症状；了解患者有无剖宫产、流产、刮宫史；评估患者是否有阴道闭锁、子宫颈狭窄等引起经血潴留的因素。

（二）身心状况

1. 身体状况 行双合诊检查，评估患者子宫活动度，直肠子宫陷凹、宫骶韧带或子宫后壁下方有无触痛性结节，附件区有无囊性偏实包块，活动度如何。

2. 心理－社会状况 痛经影响日常生活、工作，药物治疗疗程长、疗效不满意使患者产生恐惧、无助感；不孕使患者情绪低落、焦虑。担心手术影响生育功能、不愿意接受手术治疗。

（三）辅助检查

1. B 超检查 可确定卵巢子宫内膜异位囊肿的位置、大小和形状，偶尔可发现盆腔检查时未能扪及的包块。

2. 腹腔镜检查 是目前诊断子宫内膜异位症的最佳方法，特别是对盆腔检查和 B 超检查均无阳性发现的不孕或腹痛患者更是有效手段。

3.CA125 测定 中、重度子宫内膜异位症患者血清 CA125 值可能升高，主要用于动态检测 CA125 评估疗效和预测复发。

考点：子宫内膜异位症的辅助检查及临床用途

护考链接

目前诊断子宫内膜异位症的最佳方法是

A. 双合诊检查

B. 阴道 B 超

C. 腹腔镜检查

D. 分段诊断性刮宫

E. 盆腔 X 线摄片

分析： 腹腔镜检查是目前诊断子宫内膜异位症的最佳方法，故答案选 C。

三、护理问题

1. 疼痛 与异位的病灶周期性增生、出血，刺激周围组织神经末梢有关。

2. 焦虑 与严重的痛经、不孕、病程长及药物副作用有关。

3. 知识缺乏 缺乏性激素相关知识。

四、护理措施

（一）一般护理

合理饮食，多食易消化富含营养的食物，禁食辛辣、冰凉，油腻肥厚食物。合适的衣着，平素注意腰腹保暖，腰部按摩及热敷下腹部，经期注意休息，保持会阴部清洁，避免剧烈活动。

（二）心理护理

理解同情患者，建立良好护患关系，向患者介绍疾病的特点、治疗方法及注意事项，取得患者对治疗方案的理解和配合，增强患者及家属战胜疾病的信心。告诉患者用药过程中可能出现低热、恶心、食欲缺乏、乏力、闭经或男性化等不良反应，停药后可逐渐恢复，不必担心。

（三）病情观察

对非手术的患者观察药物疗效，有无药物不良反应出现；对手术的患者，观察生命体征、术后伤口情况、症状是否缓解等。

（四）治疗护理

药物治疗时应遵医嘱给药，观察药物的效果、有无药物不良反应，不可随意增、减药量，不可随意停药，应定期随访；对手术治疗的患者，应做好术前、术后护理。

五、健康指导

1. 防止经血逆流 经期避免剧烈运动和重体力劳动、盆浴或游泳、性生活。尽早治疗某些可能引起经血潴留或引流不畅的疾病，如无孔处女膜、阴道闭锁、子宫颈管闭锁、子宫颈粘连，以免潴留的经血倒流入腹腔。

考点：子宫内膜异位症的护理措施

2. 适龄婚育和药物避孕 妊娠可使异位的内膜退化吸收，所以有痛经症状的妇女应适龄结婚及孕育。已有子女者，可长期服用避孕药抑制排卵，促使子宫内膜萎缩和经量减少，减少内异症发生机会。

3. 防止医源性异位内膜种植 月经期避免盆腔检查，若有必要，应避免重力挤压子宫。应尽量避免多次的子宫腔手术操作。月经来潮前禁做输卵管通畅检查，经子宫颈或阴道的手术应在月经干净后3～7日内进行。

案例20-2分析

陈女士，25岁，3年前曾经做过一次人工流产术，术后出现痛经，且进行性加重，而且结婚2年未避孕一直没有怀孕，结合这些症状考虑内膜异位症的可能，需要进行妇科检查和B超等辅助检查，必要时行腹腔镜明确诊断，根据诊断情况，协助医生做好治疗。目前陈女士情绪有些焦虑，还应该做好心理护理，帮助陈女士树立信心，配合治疗。

第3节 子宫脱垂

案例20-3

张大妈，62岁，G₄P₄，最近老伴发现张大妈经常一个人发愣，心情不是很好，在女儿的追问下终于说出了原因，每当干活用力时就有异物从阴道内掉出，休息后能有所缓解，不知掉出为何物，又害怕是肿瘤，所以最近经常发愣，心情不佳。那么张大妈阴道掉出的异物是什么呢？应该如何帮助张大妈呢？带着这个问题，我们进入本节内容的学习。

一、疾 病 概 述

（一）概念

子宫脱垂系指子宫从正常位置沿阴道下降，子宫颈外口达坐骨棘水平以下，甚至子宫全部脱出于阴道口以外。常伴有阴道前后壁膨出。造成子宫脱垂最主要的原因是分娩损伤，其次还有产后过早参加体力劳动，长期腹压增加（如慢性咳嗽、便秘等）、先天性盆底组织发育不良、绝经过渡期或绝经后盆底组织退化等。

（二）临床分度

以患者平卧用力向下屏气时子宫下降的最低点为分度标准，将子宫脱垂分为 3 度（表 20-1、图 20-2）。

护考链接

子宫脱垂最主要的发病因素是

A. 盆底组织松弛

B. 慢性咳嗽

C. 便秘

D. 产后过早从事重体力劳动

E. 分娩损伤

分析： 造成子宫脱垂最主要的原因是分娩损伤，其次还有产后过早参加体力劳动，长期腹压增加等。故答案为 E。

表 20-1　子宫脱垂的临床分度

分度	标准
Ⅰ度	轻型：子宫颈外口距离处女膜缘小于 4cm；未达处女膜缘
	重型：子宫颈外口已到达但未超出处女膜缘，在阴道口可见到子宫颈
Ⅱ度	轻型：子宫颈已脱出阴道口，宫体仍在阴道内
	重型：子宫颈或部分宫体脱出阴道口
Ⅲ度	子宫颈和宫体全部脱出至阴道口外

（三）临床表现

1. 症状　Ⅰ度患者多无自觉症状，Ⅱ、Ⅲ度患者有如下表现：

（1）下坠感及腰背酸痛：由于下垂的子宫对韧带的牵拉，导致盆腔充血所致。常在走路、久站、蹲位、重体力劳动以后症状明显，卧床休息则症状减轻。

（2）肿物自阴道脱出：患者在劳动、行走、下蹲或排便等腹压增加时阴道有一肿物脱出，开始时肿物在卧床休息后可变小或消失；随着病情进展，脱出物的体积增大，休息后不能自行还纳，需用手还纳，甚至用手难以还纳。

（3）排尿及排便异常：伴有尿道、膀胱膨出的患者，可出现排尿困难、尿潴留等症状，可继发泌尿道感染，出现尿频、尿急、尿痛等症状；合并直肠膨出的患者可有排便困难、便秘等症状。

2. 体征　不能回纳的子宫脱垂常伴有阴道前后壁膨出、阴道黏膜增厚角化、子宫颈肥大并延长。

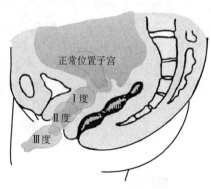

图 20-2　子宫脱垂

护考链接

子宫脱垂Ⅰ度重型是指

A. 子宫颈外口距处女膜缘＜4cm，未达处女膜缘

B. 子宫颈已达处女膜缘，阴道口可见子宫颈

C. 子宫颈脱出阴道口，宫体仍在阴道内　　D. 部分宫体脱出阴道口

E. 子宫颈及宫体全部脱出阴道口外

分析： 依子宫脱垂分度答案为B。

（三）治疗原则

子宫脱垂多为老年患者，治疗以简单、有效、安全为原则。对于脱垂程度较轻，无症状或症状不明显者不需要治疗，有症状者可以采取保守或手术治疗。

1. 保守治疗　消除诱因，加强盆底肌肉锻炼或者使用子宫托。

2. 手术治疗　根据患者年龄、生育要求、子宫脱垂程度及全身情况选择手术方式，如阴道前后壁修补术、经阴道子宫切除术、阴道前后壁修补术加主韧带缩短及子宫颈部分切除术（Manchester 手术）等。

二、护理评估

（一）健康史

询问患者的孕产分娩史，有无难产、手术助产、阴道撕裂伤等病史；有无产后过早从事体力劳动或者腹压增加的慢性病史，如慢性咳嗽、便秘等。

（二）身心状况

1. 身体状况　了解患者有无下腹部坠胀、腰背酸痛、肿物脱出、大小便异常等症状；让患者平卧嘱用力做屏气向下或蹲位向下用力增加腹压观察子宫脱垂的最低点，以评估其子宫脱垂的程度。

2. 心理-社会状况　因行动不便、排便异常及性生活受到影响，患者出现情绪低落，缺乏自信，自卑，焦虑，不愿与人交流，病程长者甚至失去生活的勇气。

（三）辅助检查

张力性尿失禁检查：让患者先憋尿，取膀胱截石位，用力咳嗽观察有无尿液溢出，如有，检查者将示、中二指置于尿道口两侧，稍加压嘱患者再咳嗽，如无尿液溢出证明有张力性尿失禁。

三、护理问题

1. 焦虑　与长期的子宫脱出影响正常生活有关。

2. 慢性疼痛　与子宫下垂牵拉韧带、盆腔充血有关。

四、护理措施

考点：子宫脱垂的护理措施

（一）一般护理

加强营养，多食含纤维蔬菜，保持大便通畅；多卧床休息，勿长期蹲位、站立、

过度负重或者做超负荷动作。讲究外阴部卫生，预防泌尿生殖道感染。指导患者积极治疗长期增加腹压的疾病。

（二）心理护理

引导患者正确对待疾病，提供有效治疗信息，增强患者及家属积极接受治疗的信心，消除顾虑，恢复自尊。

（三）病情观察

观察患者子宫脱垂程度，有无大小便异常，注意观察阴道分泌物的性状、颜色、气味等。

（四）治疗护理

1. 非手术治疗

（1）教会患者做盆底肌肉的运动锻炼，做缩肛运动，每天 2～3 次，每次 10～15 分钟。

（2）教会患者正确熟练使用子宫托，遵医嘱为患者选用合适型号及大小的子宫托。放置子宫托应注意：①根据不同材质、形状子宫托使用说明取出、放入；②保持外阴阴道清洁；③月经期和妊娠停止使用；④放置后 1、3、6 个月各到医院复查 1 次，以便及时更换合适大小的子宫托。

2. 手术治疗　做好手术前及手术后的护理。

五、健康指导

（1）加强产时监护，提高产科技术，正确处理异常产程，防止产程延长。

（2）指导产妇做产后保健操。适度锻炼，避免超负荷运动，避免产后过早体力劳动及蹲位。

（3）积极治疗慢性咳嗽、便秘等长期增加腹压的疾病。

（4）加强营养，增强体质，调节饮食。重视外阴部清洁卫生，防止发生泌尿生殖道感染。

考点：子宫脱垂的健康指导

> **案例 20-3 分析**
> 张大妈，62 岁，年轻时生了 4 个小孩，先出现了阴道肿物掉出的症状，且常在腹压增加时（用力干活）时出现，休息后有所缓解，从上述症状，考虑有子宫脱垂的可能，应做妇科检查明确诊断。

小结

本章讨论了子宫内膜异位症、不孕症及子宫脱垂。子宫内膜异位症是指具有生长功能的子宫内膜组织异位在子宫腔以外的身体其他部位。其中以侵犯卵巢、子宫骶骨韧带者最常见。不孕症是一涉及多学科的疑难杂症。其病因：女性因素以输卵管因素最常见；男性主要是生精障碍与输精障碍。仔细查找原因，规范诊治，重视生殖知识宣教及心理疏导，对治疗效果意义重大。子宫脱垂主要是由于分娩损伤，产后过早重体力劳动或长期腹压增加致使子宫沿阴道下降，甚至全部脱出于阴道口外。主要症状是阴道脱出肿物，坠胀不适及大小便异常。患者的年龄、脱垂的程度不同，可选择非手术（支持、子宫托）或手术治疗。

240

自测题

选择题

A₁型题

1. 子宫内膜异位症最常见的侵犯部位是（　　）

   A. 子宫肌层　　　　　　B. 卵巢

   C. 阴道后穹隆　　　　　D. 盆腔腹膜

   E. 子宫直肠陷凹

2. 某夫妇，婚后不孕就诊，医生询问情况后诊断为原发不孕症，那么他们的情况是（　　）

   A. 未避孕，1年未孕者

   B. 未避孕，3年未孕者

   C. 曾有过妊娠，而后未避孕连续1年未孕

   D. 曾有过妊娠，而后未避孕连续2年未孕

   E. 1年未孕，一方有无法纠正的解剖生理缺陷者

3. 引起女性不孕最常见的原因是（　　）

   A. 排卵障碍　　　　　　B. 输卵管因素

   C. 子宫因素　　　　　　D. 子宫颈因素

   E. 阴道因素

4. 子宫脱垂使用子宫托的原则，下列哪项是错误的（　　）

   A. 放置子宫托前阴道应有一定水平的雌激素作用

   B. 生殖道急、慢性炎症或子宫颈有恶变可疑者禁用

   C. 子宫托的大小应适宜

   D. 子宫托只需在月经期取出

   E. 上托定期复查

A₂型题

5. 患者，女，30岁，继发性不孕，月经规律。经检查基础体温双相，经前刮宫子宫内膜为分泌期改变。男方检查正常。经检查证实不孕的原因为输卵管不通畅，下列护理措施不妥的是（　　）

   A. 解释不孕的原因

   B. 鼓励患者积极治疗

   C. 说明反复输卵管通液治疗可能引起的不适

   D. 如治疗效果不佳，帮助探讨人工辅助生殖技术

   E. 指导使用促排卵药物

6. 患者，女，60岁。自诉腰骶部酸痛，劳累后尤其明显。嘱患者平卧用力向下屏气时，发现子宫颈外口距处女膜缘＜4cm，未达处女膜缘。该患者属于（　　）

   A. 子宫脱垂Ⅰ度轻型　　B. 子宫脱垂Ⅰ度重型

   C. 子宫脱垂Ⅱ度轻型　　D. 子宫脱垂Ⅱ度重型

   E. 子宫脱垂Ⅲ度

A₃/A₄型题

（7～8题共用题干）

   某女，32岁，结婚两年不孕，夫妇双方经初步检查未找到明显的病因，医生给患者开了维生素类药物，嘱咐夫妇双方合理安排生活，调整心态。

7. 为夫妇双方提供的护理措施中，下列哪项不合适（　　）

   A. 指导合理用药

   B. 告知夫妇要戒烟、戒酒，规律生活

   C. 帮助患者了解受孕机制及不孕原因

   D. 告知患者及家属精神高度紧张与不孕的关系

   E. 以医院为中心的护理方式可以帮助患者获得家人的关心

8. 护士为夫妇双方提供的关于最易受孕的时间中，下列哪项正确（　　）

   A. 排卵前2～3日至排卵后24小时内

   B. 排卵前3～5日至排卵后2日内

   C. 排卵前5～7日至排卵后3日内

   D. 排卵前2～3日至排卵后2日内

   E. 排卵前3～5日至排卵后24小时内

（9～10题共用题干）

   35岁妇女，婚后5年未孕，3年来经血量增多，且痛经加重。妇科检查：宫底韧带处可及黄豆大结节2个，触痛明显，右侧附件区可扪及一5cm×6cm大小包块，质偏实性，部分囊性感，活动差。

9. 下列何种疾病可能性大（　　）

   A. 附件结核　　　　　　B. 卵巢恶性肿瘤

   C. 子宫内膜异位症　　　D. 重度慢性盆腔炎

   E. 侵蚀性葡萄胎

10. 为确定诊断应采取最有效的辅助检查方法是（　　）

   A. 测定基础体温　　　　B. 诊断性刮宫

   C. 宫腔镜检查　　　　　D. 子宫输卵管碘油造影

   E. 腹腔镜检查

（林春梅）

21

第二十一章　妇产科局部护理技术

露西准备怀二胎，就去医院体检，取回报告单一看，检查结果显示：细菌性阴道炎。露西很担心，医生建议她先行阴道上药治疗，治愈后便可考虑怀孕。那么该如何进行阴道上药，争取良好的预后？妇产科局部护理技术都有哪些？我们通过本章内容的学习来解开这些疑问。

第 1 节　会阴擦洗 / 冲洗

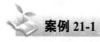
案例 21-1

某产妇，30 岁，孕 1 产 1，经阴道正常分娩。产妇分娩过程顺利，会阴无裂伤，无缝合。产后第 1 天，护士遵医嘱给予会阴擦洗。护士会阴擦洗前对该产妇会阴的评估是会阴轻度水肿。

问题：

1. 护士应如何进行会阴擦洗？
2. 会阴擦洗的注意事项有哪些？

会阴擦洗 / 冲洗是利用消毒液对会阴部进行擦洗 / 冲洗的技术。常用于局部清洁，是妇产科临床护理工作中最常用的护理技术之一。

一、适应证与目的

(1) 妇产科手术后留置导尿管者。
(2) 会阴及阴道手术后患者。
(3) 产后会阴有伤口者、产后 1 周内的产妇。
(4) 长期卧床患者。
(5) 急性外阴炎患者。
(6) 长期阴道流血的患者。

二、评　　估

1. 患者身体状况　外阴部发育，有无炎症、赘生物或肿块等异常。会阴部有无伤口，伤口有无红肿、痛，有无阴道流血情况，有无留置导尿管，有无长期卧床，月经史等情况。患者既往有无妇科疾病、手术史与诊疗情况等。

2. 患者心理状况　对会阴擦洗 / 冲洗该项操作的认知与合作程度。

三、准　　备

1. 护士准备　着装整洁，修剪指甲，戴口罩、洗手。

2. 患者准备　患者了解会阴擦洗／冲洗的方法、目的、注意事项及配合要点。操作前排空膀胱，脱去一侧裤腿，取膀胱截石位暴露外阴，臀下垫橡胶单、一次性会阴垫巾。

3. 用物准备

（1）一次性会阴垫巾或橡胶单和中单 1 块，一次性治疗巾 1 块，一次性手套1 副，冲洗壶 1 个，便盆 1 只。

（2）会阴擦洗盘 1 只，盘内放置消毒弯盘 2 只，无菌镊子或无菌卵圆钳 2 把，无菌干纱布或消毒干棉球若干（图 21-1）。

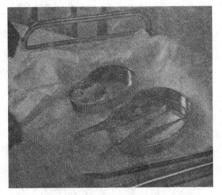

图 21-1　会阴擦洗的物品准备

（3）擦洗或冲洗消毒液 500ml，如 0.02% 碘伏溶液，1 ：5000 高锰酸钾溶液、0.1% 苯扎溴铵溶液等。

（4）妇科检查床、妇科检查模型。

4. 环境准备　清洁明亮的妇科实训室、多媒体资料等。

四、实　　施

1. 操作步骤　见表 21-1。

表 21-1　会阴擦洗／冲洗技术

操作流程	步骤说明
核对解释	核对患者的姓名、床号，以取得患者的理解和配合
选择体位	操作前患者排空膀胱，脱去一侧裤腿，取膀胱截石位暴露外阴，臀下垫橡胶单、一次性会阴垫巾
正确擦洗／冲洗	（1）擦洗：护士戴一次性手套，将会阴擦洗盘放置床边，夹消毒药液棉球于无菌盘内。用一把镊子或卵圆钳夹取干净的消毒药液棉球，用另一把镊子或卵圆钳从下方夹取棉球进行擦洗。一般擦洗 3 遍。擦洗的顺序为：第 1 遍自上而下、自外向内，即阴阜→两大腿内侧上 1/3 →大阴唇→小阴唇→会阴→肛周→肛门，初步擦净会阴部的分泌物、污垢及血迹等（图 21-2）；第 2 遍为自上而下，由内向外，顺序为小阴唇→大阴唇→阴阜→两大腿内侧上 1/3 →会阴→肛周→肛门（图 21-3）；第 3 遍顺序同第 2 遍。1 个棉球限用一次，直至擦洗干净，最后用干棉球或干纱布擦干，擦干的顺序同第 2 遍 （2）冲洗：将便盆置于患者臀下，先将消毒干棉球置于阴道口，然后左手拿冲洗壶，右手持镊子夹住消毒棉球，按会阴擦洗第 1 遍的顺序，边冲边擦洗，冲洗完毕取出阴道口棉球，最后用干棉球或干纱布擦干会阴 （3）有伤口的擦洗／冲洗：擦洗第 1 遍的顺序同会阴擦洗第 1 遍，第 2、3 遍以伤口为中心向外擦洗。可根据患者伤口情况决定擦洗次数，直至擦洗干净。冲洗同（2），注意最后用干棉球或干纱布以伤口为中心向外擦干会阴即可
擦洗／冲洗后处理	擦洗结束后，撤去一次性垫单，协助患者整理衣裤及床单位。冲洗完后将便盆撤掉，更换消毒治疗巾
整理用物	协助患者整理衣裤及用物，清洗双手

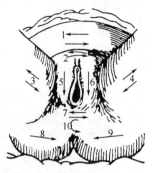

图 21-2 会阴擦洗第 1 遍

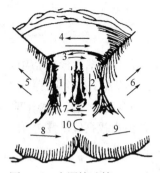

图 21-3 会阴擦洗第 2、3 遍

考点：会阴擦洗及冲洗的顺序

2. 注意事项

（1）会阴擦洗 / 冲洗时，应注意观察会阴部及会阴伤口周围组织有无红肿、异常分泌物和伤口愈合情况，发现异常及时记录并向医师汇报，配合处理。

（2）会阴擦洗 / 冲洗 2 次 / 天，产后及会阴部手术患者，每次排便后应及时擦洗会阴。行会阴擦洗时，注意最后擦洗有伤口感染的患者，预防感染。

（3）对有留置导尿管者，应注意观察导尿管是否通畅，避免脱落、扭曲。

（4）每次擦洗 / 冲洗前后，护士需洗净双手，避免交叉感染。

（5）会阴冲洗时，应用消毒干棉球堵住阴道口，防止污水进入阴道，引起上行感染。

第 2 节　阴 道 擦 洗

案例 21-2

余女士，40 岁，已婚已育，因"经量增多、经期延长 5 个月"就诊。查体：贫血貌，妇科检查：外阴、阴道正常，子宫颈光滑、肥大；子宫如孕 4 个月大小，表面凹凸不平，质硬，无压痛；双附件区未触及明显异常。诊断为"子宫肌瘤"。准备择期行全子宫切除术。术前遵医嘱给予阴道擦洗，1 次 / 天。

问题：

1. 护士应如何进行阴道擦洗？

2. 阴道擦洗的注意事项有哪些？

阴道擦洗是利用消毒液对阴道各壁及穹隆部进行擦洗的技术。因此，阴道擦洗常用于局部清洁，是妇产科临床护理工作中常用的护理技术之一。

一、适应证与目的

（1）适用于妇科手术前患者、计划生育手术术前准备者。

（2）改变阴道环境，抑制病原菌生长，提高疗效。

（3）防止生殖系统的逆行感染。

（4）保持患者阴道及穹隆部清洁，预防感染、促进舒适。

二、评　　估

1. 患者身体状况　阴道壁黏膜色泽，有无水肿、溃疡、赘生物、囊肿等，白带量、色泽、性状、气味。分娩方式、有无难产史、有无阴道流血等情况。患者既往有无妇科疾病、手术史与诊疗情况等。

2. 患者心理状况　对阴道擦洗该项操作的认知与合作程度。

三、准　　备

1. 护士准备　着装整洁，修剪指甲，戴口罩、洗手。

2. 患者准备　患者了解阴道擦洗的方法、目的、注意事项及配合要点。操作前排空膀胱，脱去一侧裤腿，取膀胱截石位暴露外阴，臀下垫橡胶垫、一次性会阴垫巾。

3. 用物准备

（1）橡胶垫 1 块，一次性会阴垫巾 1 块，一次性手套 1 副。

（2）消毒弯盘 2 只，窥阴器 1 个、无菌镊子或无菌卵圆钳 1 把，无菌干纱布或消毒干棉球若干。

（3）擦洗消毒液 0.02% 碘伏溶液，1∶5000 高锰酸钾溶液、0.1% 苯扎溴铵溶液等。

（4）妇科检查模型、多媒体资料。

4. 环境准备　清洁明亮的妇科实训室、多媒体资料等。

四、实　　施

1. 操作步骤　见表 21-2。

表 21-2　阴道擦洗技术

操作流程	步骤说明
核对解释	核对患者的姓名、床号，以取得患者的理解和配合
选择体位	操作前患者排空膀胱，脱去一侧裤腿，取膀胱截石位暴露外阴，臀下垫橡胶垫、一次性会阴垫巾
正确擦洗	将窥阴器两叶合拢，护士左手戴手套，示指和拇指轻轻分开小阴唇，右手将窥阴器斜行放入阴道口，沿阴道后壁缓慢插入阴道，边旋转边向上向后推进，并将两叶转平，张开，直到充分暴露子宫颈；右手持无菌镊子或无菌卵圆钳夹取浸透药液的无菌棉球，依次擦洗子宫颈、阴道穹隆部及阴道各个壁，注意边擦洗边旋转窥阴器，由里到外擦净；每个部位擦洗 3 遍。最后用无菌干棉球擦干阴道穹隆部的药液，之后退出窥阴器
擦洗后处理	用干纱布擦干外阴，去除臀垫
整理用物	协助患者整理衣裤，处理窥阴器等，清洗双手

2. 注意事项

（1）阴道擦洗时做到一人一物，防止交叉感染。

（2）阴道擦洗时动作轻柔，避免损伤阴道黏膜。

（3）严格掌握禁忌证：未婚女性、月经期、产后 10 日或人工流产术后宫口未闭者、阴道不规则流血者均不宜进行阴道擦洗。

（4）擦洗过程中注意观察阴道分泌物的性状、颜色、气味等，发现异常及时报告，配合处理。

第 3 节　会阴湿热敷

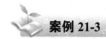

案例 21-3

　　张女士，30 岁，孕 1 产 1，孕 39 周经阴道分娩，分娩过程中行会阴侧切。产后 2 天感外阴不适，害怕排尿。护士查房发现患者会阴侧切口水肿，报告医生，遵医嘱给予局部湿热敷。

问题：

1. 护士应如何进行该项操作？
2. 会阴湿热敷时有哪些注意事项？

　　会阴湿热敷是通过应用热原理和药物，直接作用于患病部位，以促进局部血液循环，增强局部白细胞的吞噬作用和组织活力，达到消炎、消肿、止痛，促进伤口愈合的效果。

一、适应证与目的

　　(1) 用于会阴部水肿、会阴血肿的吸收期的患者。
　　(2) 用于会阴伤口硬结及早期感染等患者。

二、评　　估

　　1. 患者身体状况　外阴部发育、有无炎症、赘生物或肿块、有无伤口，伤口有无红肿、痛、出血等异常情况。分娩方式、有无难产史、有无阴道流血等情况。患者既往有无妇科疾病、手术史与诊疗情况等。

　　2. 患者心理状况　对会阴湿热敷该项操作的认知与合作程度。

三、准　　备

　　1. 护士准备　着装整洁，修剪指甲，戴口罩、洗手。

　　2. 患者准备　患者了解会阴湿热敷的方法、目的、注意事项及配合要点。操作前排空膀胱，脱去一侧裤腿，取膀胱截石位暴露外阴，臀下垫橡胶垫、一次性会阴垫巾。

　　3. 用物准备

　　(1) 橡胶垫 1 块、一次性会阴垫 1 块、棉垫 1 块、红外线灯或热水袋或电热包。

考点：会阴湿热敷常用的药物

　　(2) 会阴擦洗包 1 个、无菌棉签 1 包、无菌纱布数块、医用凡士林适量。

　　(3) 热敷溶液：煮沸的 50% 硫酸镁溶液、95% 乙醇溶液。

　　(4) 妇科检查模型、多媒体资料。

　　4. 环境准备　清洁明亮的妇科实训室、多媒体资料等。

四、实　　施

　　1. 操作步骤　见表 21-3。

表 21-3　会阴湿热敷技术

操作流程	步骤说明
核对解释	核对患者的姓名、床号，以取得患者的理解和配合
选择体位	操作前患者排空膀胱，脱去一侧裤腿，取膀胱截石位暴露外阴，臀下垫橡胶垫、一次性会阴垫巾
热敷过程	护士先给患者进行会阴擦洗，清除会阴局部污垢。然后再进行会阴湿热敷。在热敷部位先用无菌棉签涂一薄层凡士林，盖上纱布，也可以先盖一层凡士林纱布，再敷上浸有热敷溶液的湿纱布，一般 3～5 块为宜，最后在外面盖上棉垫保温（图 21-4）。每 3～5 分钟更换 1 次热敷垫，也可以用热源袋放在棉垫外或用红外线灯照射，以减少热敷的更换次数。1 次热敷 15～30 分钟为宜，每日 2～3 次
热敷后处理	热敷完毕，移去敷布，观察热敷部位皮肤
整理用物	帮助患者整理衣裤，并整理好床单位，清洗双手

护考链接

初产妇，30 岁，会阴侧切分娩。产后 2 天会阴侧切口红肿。给予患者局部湿热敷，宜选择

A. 1% 乳酸溶液

B. 5% 碘伏

C. 2% 碳酸氢钠溶液

D. 50% 硫酸镁溶液

E. 1 : 5 000 高锰酸钾溶液

分析：常用的会阴湿热敷药品：有 50% 硫酸镁溶液、95% 乙醇溶液。故本题答案为 D。

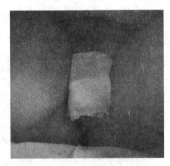

图 21-4　会阴湿热敷 - 铺湿热敷料

2. 注意事项

（1）会阴湿热敷溶液的温度一般为 41～48℃。

（2）会阴湿热敷的面积应是病损范围的 2 倍。

（3）确保热源袋的完好性，防止皮肤烫伤，应注意观察休克、虚脱、昏迷及术后感觉不灵敏的患者。

（4）会阴湿热敷过程中，护理人员应随时评价热敷的效果，并为患者提供生活护理。

考点：会阴湿热敷的时间、面积、温度

第 4 节　阴道 / 子宫颈上药

阴道 / 子宫颈上药可使药物直接作用于阴道或子宫颈黏膜上，达到局部治疗的效果，在妇产科护理应用较为广泛。因操作方法较为简单，既可以在医院妇产科门诊进行，也可以教会患者在家进行局部上药。

一、适应证与目的

（1）用于各种阴道炎、宫颈炎患者。

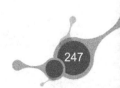

（2）用于全子宫切除术后阴道残端炎症患者。

二、评　估

1. 患者身体状况　阴道壁黏膜色泽，有无水肿、溃疡、赘生物、囊肿等，白带量、色泽、性状、气味。子宫颈大小、硬度、表面是否光滑，有无糜烂、息肉、腺囊肿等，患者既往有无妇科疾病、手术史与诊疗情况等。

2. 患者心理状况　对阴道及子宫颈上药该项操作的认知与合作程度。

三、准　备

1. 护士准备　着装整洁，修剪指甲，戴口罩、洗手。

2. 患者准备　患者了解阴道及子宫颈上药的方法、目的、注意事项及配合要点。操作前排空膀胱，脱去一侧裤腿，取膀胱截石位暴露外阴，臀下垫橡胶单、一次性会阴垫巾。

3. 用物准备

（1）阴道灌洗用品1套、窥阴器1个、喷雾器1个（图21-5）、长镊子1把、一次性手套1副、橡胶垫1块、一次性会阴垫1块、消毒长棉签1包、消毒干棉球若干、带尾线的无菌大棉球2～3个（图21-6）。

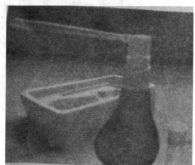

图21-5　阴道喷雾器

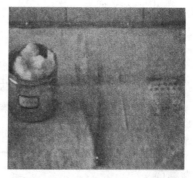

图21-6　阴道/子宫颈上药的物品准备

（2）根据患者病情准备常用药液、药粉、药片、药栓、药膏等，如甲硝唑阴道泡腾片、制霉菌素栓剂、1%甲紫、新霉素、氯霉素及20%～50%硝酸银溶液等。

（3）妇科检查模型。

4. 环境准备　清洁明亮的妇科实训室等。

四、实　施

1. 操作步骤　该操作根据患者情况可先行阴道冲洗或擦洗，之后进行阴道或子宫颈上药，见表21-4。

表21-4　阴道/子宫颈上药技术

操作流程	步骤说明
核对解释	核对患者的姓名、床号，以取得患者的理解和配合
选择体位	操作前患者排空膀胱，脱去一侧裤腿，取膀胱截石位暴露外阴，臀下垫橡胶单、一次性会阴垫巾

续表

操作流程	步骤说明
给药过程	放置窥阴器，充分暴露阴道、子宫颈，用长镊子夹取消毒干棉球拭净子宫颈黏液和阴道异常分泌物。根据患者的病情及药物的不同剂型，选择： (1) 涂擦法：用长棉签蘸药液后，均匀涂布于阴道或子宫颈病变处。一般适用于液体、软膏状药物 (2) 喷洒法：将内装有药物的喷雾器，直接将药物均匀喷洒于阴道或宫颈炎性组织表面上（图 21-7）。一般适用于粉末状药物 (3) 阴道后穹隆塞药：可用长镊子夹取药物直接放于阴道后穹隆处。也可指导患者在家自行放置，于每晚临睡前洗净双手，右手示指戴清洁指套，将药物向阴道后壁推进直至示指完全伸入 (4) 子宫颈棉球上药：用长镊子将带尾线的蘸有药液的无菌棉球塞至子宫颈处，按压片刻后轻轻退出窥阴器，再取出长镊子，将尾线露于阴道口外。嘱患者放药 12 ～ 24 小时后，自行牵引尾线取出棉球。常用药物有止血粉剂或抗生素药液
上药后处理	协助患者穿好衣裤
整理用物	整理好床单位。清洗双手

2. 注意事项

(1) 上非腐蚀性药物时应转动窥阴器，以便阴道各个壁均能涂布药物。

(2) 涂擦具有腐蚀性的药物时，要特别注意保护阴道壁及正常子宫颈组织。上药前可用长镊子夹取小棉球垫于阴道后壁及后穹隆部，避免药液流下灼伤正常组织。药物涂好后用棉球吸干，准确取出所垫的棉球。子宫颈腺体囊肿，应先刺破，并挤出黏液后再上药。

(3) 给禁止使用窥阴器未婚女性患者上药时，可用长棉签涂抹，但要注意棉签上的棉花必须捻紧，涂药时顺同一方向转动，避免棉花落入阴道难以取出。

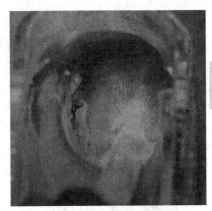

考点：阴道子宫颈上药的方法

图 21-7 子宫颈上药 - 喷洒法

(4) 避免在月经期或阴道出血时阴道给药，上药后禁止性生活。

(5) 阴道片剂或栓剂最好晚上睡前使用，以免起床后脱出，影响疗效。

第 5 节 坐 浴

案例 21-4

小红 25 岁，5 天前和朋友去泡温泉后发现白带增多，并伴有外阴瘙痒，就去找妇科医生看病。妇科医生检查后发现：小红阴道黏膜充血，有散在红色斑点，白带呈黄色泡沫状，质地稀薄。考虑是患了：滴虫性阴道炎。建议小红：全身、局部用甲硝唑治疗，辅助坐浴。护士执行医嘱，前来指导小红。

问题：

1. 护士应如何指导小红坐浴呢？

2. 小红在坐浴时要注意什么？

坐浴可借助药液和水温的作用，促进局部血液循环、增强抵抗力，促进炎症吸收、利于组织修复、减轻疼痛。在临床上应用较为广泛。患者也可在家自行坐浴，操作方法简单。

一、适应证与目的

（1）用于各种外阴炎、阴道炎患者。

（2）用于外阴、阴道手术前准备的患者。

（3）用于分娩 7～10 日后的产妇。

链接

坐浴的种类

根据水温不同将坐浴分为三种。

1. 热浴　水温在 41～43℃，适用于急性炎性浸润并有渗出性病变患者，可采用先熏后坐，持续 20 分钟左右。

2. 温浴　水温在 35～37℃，适用于慢性盆腔炎、手术前准备患者。

3. 冷浴　水温在 14～15℃，刺激神经肌肉，增加其张力，改善血液循环，适用于膀胱阴道松弛、性功能障碍及功能性无月经患者等。持续 2～5 分钟。

二、评　估

1. 患者身体状况　外阴部发育、有无炎症、赘生物或肿块等异常。阴道壁黏膜色泽，有无水肿、溃疡、赘生物、囊肿等，白带量、色泽、性状、气味。分娩方式、有无难产史、有无阴道流血等情况。患者既往有无妇科疾病、手术史与诊疗情况等。

2. 患者心理状况　对坐浴该项操作的认知与合作程度。

三、准　备

1. 护士准备　着装整洁，修剪指甲，戴口罩、洗手。

2. 患者准备　患者了解坐浴的方法、目的、注意事项及配合要点。操作前排空膀胱。

考点：坐浴液的温度、坐浴时间

3. 用物准备

（1）坐浴架 1 个（30cm 高）（图 21-8）、消毒坐浴盆 1 个、坐浴溶液 2000ml、无菌纱布若干。

（2）坐浴溶液的准备：41～43℃ 坐浴溶液 2000ml。常用溶液：0.5% 乙酸溶液、1% 乳酸溶液、2%～4% 碳酸氢钠溶液、1∶5000 高锰酸钾溶液、10% 洁尔阴溶液、0.05% 碘伏溶液、1∶2000 苯扎溴铵溶液等。以上溶液可根据不同疾病的需要分别选择。

4. 环境准备　清洁明亮的妇科实训室、妇科检查床、护理操作模型、电教设备等。

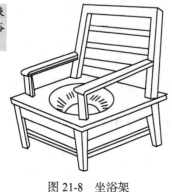
图 21-8　坐浴架

四、实　施

1. 操作步骤　见表 21-5。

表 21-5　坐浴技术

操作流程	步骤说明
核对解释	核对患者的姓名、床号，以取得患者的理解和配合，并学会自我护理
坐浴过程	护理人员将消毒坐浴盆放置于坐浴架上，按比例配制好坐浴液 2000ml，水温控制在 41～43℃。嘱患者排空膀胱后，将全臀及外阴部浸泡于溶液中，持续 20 分钟左右。最后用无菌干纱布擦干臀部及外阴部的溶液
坐浴后处理	协助患者卧床休息，整理用物

2. 注意事项

（1）坐浴溶液需严格按比例配制，浓度太高容易灼伤黏膜，浓度太低达不到治疗效果。坐浴溶液水温适中，以 41～43℃为宜，避免烫伤皮肤黏膜。

（2）月经期、阴道流血、妊娠期及产褥 7 日内的妇女禁止坐浴，避免引起宫腔感染。

（3）坐浴时，必须将全臀与外阴全部浸在药液中。注意保暖，避免着凉。

（4）在家自行坐浴时，坐浴盆应专用。

护考链接

患者，女，52 岁。外阴瘙痒 5 年。双侧大、小阴唇及其外周皮肤充血肿胀，局部呈点片状湿疹样变；阴道分泌物无异常。医嘱高锰酸钾液坐浴，其浓度应是

A.1 : 20　　　　　B.1 : 100　　　　　C.1 : 500

D.1 : 1000　　　　E.1 : 5000

分析：坐浴常用溶液：有 0.5% 乙酸溶液、1% 乳酸溶液、2%～4% 碳酸氢钠溶液、10% 洁尔阴溶液、0.05% 碘伏溶液、1 : 2000 苯扎溴铵溶液、1 : 5000 高锰酸钾溶液等，而高锰酸钾溶液为浓度为 1 : 5000。本题故选 E。

小结

本章是妇产科护理实训技能的重点。同学们通过对本章的理论与实践的学习，要求大家牢记以下几点：会阴擦洗的顺序为：第 1 遍自上而下、自外向内，即阴阜→两大腿内侧上 1/3→大阴唇→小阴唇→会阴→肛周→肛门，第 2 遍为自上而下，由内向外，以伤口、阴道口为中心，顺序为小阴唇→大阴唇→阴阜→两大腿内侧上 1/3→会阴→肛周→肛门，第 3 遍顺序同第 2 遍；会阴湿热敷常用的药有 50% 硫酸镁溶液、95% 乙醇溶液，湿热敷的温度一般为 41～48℃，湿热敷的面积应是病损范围的 2 倍，1 次热敷 15～30 分钟；阴道子宫颈上药的方法有涂擦法、喷洒法、阴道后穹隆塞药、子宫颈棉球上药；热浴：水温以 41～43℃为宜，时间 20 分钟左右，温浴：水温以 35～37℃为宜，冷浴：水温以 14～15℃为宜，时间 2～5 分钟。

自测题

选择题

A₁ 型题

1. 阴道子宫颈上药方法不包括（ ）
   A. 涂擦法
   B. 喷雾法
   C. 纳入法
   D. 子宫颈棉球上药
   E. 凡上药者必须先作阴道灌洗

2. 会阴擦洗不包括（ ）
   A. 妇科腹部手术后留置导尿管的患者
   B. 会阴、阴道手术后的患者
   C. 产后 1 周和会阴有侧切、裂伤的产妇
   D. 月经过多
   E. 昏迷的患者

3. 会阴擦洗液不包括（ ）
   A. 1 : 5000 高锰酸钾液
   B. 1 : 5000 呋喃西林液
   C. 1 : 1000 苯扎溴铵溶液
   D. 1 : 25 碘伏液
   E. 1 : 2000 苯扎溴铵溶液

4. 会阴湿热敷最常用的药液是（ ）
   A. 50% 硫酸镁
   B. 2%～4%的碳酸氢钠
   C. 1 : 5000 高锰酸钾液
   D. 75% 乙醇溶液
   E. 1 : 2000 苯扎溴铵溶液

A₂ 型题

5. 李女士，50 岁，因外阴肿物 1 个月而就诊，考虑为子宫脱垂，并行手术治疗，现术后 2 天，护士为其会阴擦洗，正确的擦洗次数为（ ）
   A. 1～2 次／日
   B. 3～4 次／日
   C. 1～2 次／3 日
   D. 1～2 次／2 日
   E. 1 次／2 日

6. 刘女士，外出骑自行车时，不慎摔倒致外阴疼痛。前来就诊，医生检查后告诉她会阴部血肿形成，需进行会阴湿热敷。下面有关会阴湿热敷的描述，错误的是（ ）
   A. 热敷面积是病损面积的 1 倍
   B. 用于会阴部水肿、会阴血肿的吸收期的患者
   C. 溶液可用 50% 硫酸镁溶液、95% 乙醇溶液。
   D. 湿热敷的温度一般为 41～48℃。
   E. 1 次热敷 15～30 分钟，每日 2～3 次。

7. 初产妇，30 岁，顺产。产后 2 天会阴侧切口红

肿。给予患者局部湿热敷，宜选择（ ）
   A. 1% 乳酸溶液
   B. 5% 碘伏
   C. 2% 碳酸氢钠溶液
   D. 50% 硫酸镁溶液
   E. 1 : 5 000 高锰酸钾溶液

8. 患者，女，52 岁。外阴瘙痒 5 年。双侧大、小阴唇及其外周皮肤充血肿胀，局部呈点片状湿疹样变；阴道分泌物无异常。医嘱高锰酸钾液坐浴，其浓度应是（ ）
   A. 1 : 20
   B. 1 : 100
   C. 1 : 500
   D. 1 : 1000
   E. 1 : 5000

9. 患者，女，28 岁。分娩时行会阴侧切，分娩后用 25% 硫酸镁湿热敷，护士在操作过程中应特别注意的是（ ）
   A. 热敷局部皮肤涂凡士林
   B. 保持合适的水温
   C. 敷料拧至不滴水为止
   D. 严格执行无菌操作
   E. 操作完毕后及时更换敷料

A₃/A₄ 型题

（10～12 题共用题干）

患者，女，35 岁。外阴瘙痒 2 周。妇科检查：双侧大、小阴唇及其外周皮肤充血肿胀，局部呈湿疹样变；阴道分泌物无明显异常。医嘱高锰酸钾液坐浴。

10. 高锰酸钾液溶液的浓度是（ ）
    A. 1 : 50
    B. 1 : 100
    C. 1 : 500
    D. 1 : 1000
    E. 1 : 5000

11. 坐浴时溶液要配制多少（ ）
    A. 500ml
    B. 1000ml
    C. 1500ml
    D. 2000ml
    E. 2500ml

12. 关于坐浴以下描述不正确的是
    A. 用于各种外阴炎、阴道炎患者
    B. 月经期的妇女为保持外阴清洁，可以坐浴
    C. 用于外阴、阴道手术前准备的患者
    D. 坐浴时，必须将全臀与外阴全部浸在药液中
    E. 坐浴溶液需严格按比例配制，浓度太高容易灼伤黏膜，浓度太低达不到治疗效果

（危祝平）

22

第二十二章　计划生育与妇女保健

　　生育一个聪明健康的宝宝是每一个家庭的期望，于是越来越多的夫妻投入到"优生优育"的行列，为孕育健康新生命做好准备。但计划注注没有变化快，小生命总会不期而至。这种意外并不都是惊喜，更多的时候，却徒增了育龄期女性许多烦恼和痛苦。孩子来得不是时候，怎么办才好？选择何种方式才能避免女性受到更大的伤害？为避免意外怀孕，需要做好哪些防范措施呢？带着这些问题，我们共同来学习本章——计划生育与妇女保健。

第1节　计划生育

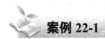

案例 22-1

　　王某，女，26岁，新婚，欲打算1年后要孩子，夫妻二人来计划生育门诊咨询相关避孕事宜。要帮助这夫妻俩解决问题，在学习中应完成哪些任务呢？

　　问题：

　　1.复习妊娠的条件、受精与着床相关知识，以明确避孕的原理。

　　2.学习各种避孕方法的适应证、不良反应及可能的并发症，以及应对的方法。

　　3.进行相关知识的宣教，帮助其选择合适的避孕方法。

　　计划生育是采用科学的方法，有计划地生育子女，目的是有效地控制人口增长，提高人口素质。实行计划生育是我国的一项基本国策，人口与计划生育问题是我国可持续发展的关键问题，实行避孕节育知情选择，既要适应社会经济及人口按比例发展的要求，又要符合广大人民少生、优生的愿望。

链接

计划生育政策变革

　　1978年10月，提出一对夫妻生育孩子的数量"最好一个，最多两个"。

　　1979年1月，贯彻一对夫妻生育孩子的数量中把"最多两个"去掉，变成了"最好一个"，独生子女政策至此正式开始。

　　1980年9月，提倡一对夫妻只生一个孩子。

　　2014年1～6月，全国各省陆续实施单独二孩政策。

　　2015年10月29日，十八届五中全会公布，一对夫妻可生两个孩子。这是中国生育政策史上一次重大的历史性改革，也意味着实行了36年的独生子女政策自此终结。

一、避　孕

避孕是用科学的方法，采用药物、器具及利用妇女的生殖生理自然规律，使育龄妇女暂不受孕。避孕的方法有：药物避孕、工具避孕、紧急避孕和安全期避孕等。

（一）药物避孕

药物避孕是应用人工合成的甾体激素避孕，由雌、孕激素配伍组成，原理是抑制排卵、阻碍受精及受精卵着床。药物避孕的优点为安全、有效、经济、方便。如能规律服药，避孕成功率可达 99% 以上。

考点：药物避孕的原理

1. 护理评估

（1）健康史：了解以往月经情况及所采用的避孕方法。评估有无下述药物避孕的禁忌证：①严重全身性疾病：如心血管疾病、肝炎、肾炎、血液病或血栓性疾病、内分泌疾病；②恶性肿瘤、癌前病变、子宫或乳房肿块；③月经稀少或年龄大于 45 岁；④年龄大于 35 岁的吸烟妇女；⑤哺乳期、产后未满 6 个月或月经未来潮者；⑥精神病生活不能自理者。

考点：药物避孕的禁忌证

（2）身心状况

1）身体状况：询问末次月经时间，评估体温、血压是否正常，妇科检查明确有无生殖器肿瘤。

2）心理 - 社会状况：评估避孕妇女及其丈夫对药物避孕的了解程度及态度，是否担心避孕药对身体的影响，如发胖、色素沉着等。

（3）辅助检查：重点评估血常规、出凝血时间，血糖，肝、肾功能及甲状腺功能等检查。

2. 护理措施

（1）严格掌握药物避孕的适应证和禁忌证，对不能应用避孕药的妇女，应说明情况，帮助其选择其他适合的避孕方法。

（2）耐心解答用药者提出的各种问题，解除其思想顾虑，树立信心。

（3）详细解释药物使用方法及注意事项：

1）短效口服避孕药：应用最广。①常用制剂有复方炔诺酮片（避孕片 1 号）、复方甲地孕酮片（避孕片 2 号）、复方去氧孕烯炔雌醇片（妈富隆）。服药方法：月经周期第 5 日开始，每晚 1 片，连服 22 日。②三相片：将 1 个周期用药日数按雌、孕激素剂量不同分为第一相（第 1～6 片）、第二相（第 7～11 片）、第三相（第 12～21 片），自月经周期第 1 日开始，按顺序服用，每晚 1 片，连服 21 日；第 2 周期及以后改为月经周期第 3 日开始服药。

用药时注意：①若漏服须于次晨（12 小时内）补服，以免发生突破性出血或避孕失败。②停药后 7 日内发生撤药性出血即月经，如停药 7 日尚无出血，于次日晚开始服用第 2 周期药物。

三相片配方合理，控制月经周期作用良好，突破出血和闭经发生率显著低于单相片，且恶心、呕吐等副反应少，目前三相片应用渐趋广泛。

2）长效口服避孕药：首次于月经周期第 5 日服第 1 片，第 10 日服第 2 片；以后按第 1 次服药时间每月服 1 片。常用制剂有复方炔诺孕酮 2 号片（复甲 2 号）、复方炔雌醚片、三合一炔雌醚片。但目前长效片将被逐渐淘汰。

3）长效避孕针：首次于月经周期第 5 日和第 12 日各肌内注射 1 支，以后每次于月经周期第 10 ～ 12 日肌内注射 1 支。用药前 3 个月可能发生月经不规则，可用止血药或短效口服避孕药调整。目前国内有单纯孕激素类和雌、孕激素复合制剂类。

4）速效避孕药（探亲避孕药）：用药时间不受月经周期限制，适用于夫妇分居两地短期探亲时避孕。

5）缓释系统避孕药：将避孕药（主要是孕激素）与具备缓释性能的高分子化合物制成各种剂型，在体内持续恒定进行微量释放，起长效避孕作用。类型有皮下埋置剂、缓释阴道避孕环、微球和微囊避孕针。

（4）药物的不良反应及护理

1）类早孕反应：避孕药刺激胃黏膜引起恶心、食欲缺乏、困倦、头晕等。轻者不需处理，坚持服药数日后减轻或消失，重者可考虑更换制剂。

2）月经改变：①漏服、迟服引起服药期间出血（突破性出血），如出血量多，如同月经量时，可停止服药，将此次流血当做月经，在流血第 5 日再开始重新服药。②停经或月经过少：若停药后月经仍不来潮，应在停药第 7 日后服下一个周期避孕药。若连续停经 3 个月，应停用避孕药并到医院就诊。

3）其他：个别妇女用药后可出现体重增加，但不会导致肥胖而影响健康；少数妇女颜面皮肤可出现色素沉着，停药后可自行减轻或消退；偶可出现头痛、乳房胀痛、食欲增强、皮疹、瘙痒等，必要时停药。

考点： 避孕药的不良反应有哪些

（5）健康指导

1）避孕药应存放于阴凉干燥处，受潮后不宜再使用以防影响避孕效果。

2）按时服药，漏服后 12 小时内及时补服；注射长效避孕针剂时，应注意将药液抽吸干净，并做深部肌内注射；停用长效避孕药者，停药后改用短效口服避孕药 3 个月，防止月经紊乱。

3）要求生育者在停用避孕药 6 个月后再计划怀孕。

（二）工具避孕

利用工具阻止精子进入阴道和子宫腔或改变宫腔内环境而达到避孕的目的。目前常用的有阴茎套和宫内节育器。

1. 阴茎套（避孕套） 是世界上最常用的男用避孕工具，为筒状优质薄乳胶制品，顶端呈小囊状，筒径有 29mm、31mm、33mm、35mm 四种（图 22-1）。其作用是排精时将精液潴留于小囊内，使精子不能进入宫腔以达到避孕目的。每次性交时均应更换新的阴茎套，选择合适的阴茎套，排去小囊内的空气方可应用。正确使用阴茎套避孕有效率达 93% ～ 95%，既可达到避孕目的，又能防止性传播疾病的感染。

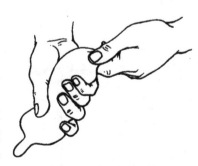

图 22-1 男用避孕套

 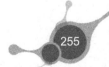

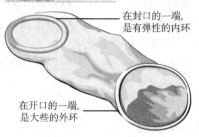

在封口的一端,是有弹性的内环

在开口的一端,是大些的外环

女用避孕套

女用避孕套简称阴道套,是一种由聚氨酯(或乳胶)制成的柔软、宽松带状物,长15～17cm。开口处连一直径为7cm的柔韧"外环",套内有一直径为6.5cm的游离"内环"(图22-2)。女用避孕套既能避孕,又能预防艾滋病等性传播性疾病。

图22-2　女用避孕套

护考链接

产妇,28岁,产后2个月,母乳喂养,产妇要求对避孕方式进行指导,最适宜的避孕方法是

A.长效口服避孕药　　　B.短效口服避孕药　　　C.安全期避孕

D.避孕套　　　　　　　E.探亲避孕药

分析:由于避孕药中的雌激素可使乳汁分泌减少、质量降低,还能进入乳汁对婴儿产生不良影响,所以不宜选用避孕药避孕,而安全期避孕也并不十分可靠,易受外界因素影响,可能导致意外怀孕。故最适宜选D。

2.宫内节育器(IUD)　是一种安全、有效、简便、经济、可逆的节育方法,是我国育龄妇女主要的避孕措施。

(1)种类:活性宫内节育器为第二代宫内节育器,内含活性物质如铜离子、激素、药物等,既可提高避孕效果,又可减少副反应。常用的有:①带铜IUD:是我国目前应用最广泛的IUD,有T形、伞形(母体乐)、V形等多种。②药物缓释IUD:含孕激素T形IUD(曼月乐)、含消炎痛的带铜IUD(图22-3)。

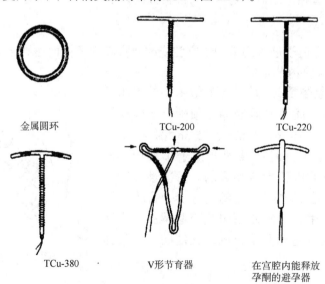

金属圆环　　　　　　TCu-200　　　　　　TCu-220

TCu-380　　　　　V形节育器　　　　在宫腔内能释放孕酮的避孕器

图22-3　常用宫内节育器

(2)避孕原理:IUD可改变宫腔环境,有干扰孕卵着床、毒害胚胎、杀伤精子等作用。

（3）护理评估

1）健康史：了解既往月经史、生育史、健康史及避孕措施，放置的时间、取器的原因及 IUD 的类型。

考点：宫内节育器避孕的原理

2）身心状况：询问末次月经时间，评估体温、血压是否正常。确定术前 3 日内确无性交史，妇科检查确定无急性炎症、肿瘤等。个别妇女会对手术产生恐惧或因担心避孕效果而产生焦虑。

3）辅助检查：必要时评估心电图、肝肾功能及阴道分泌物检查结果，以排除严重全身疾患或生殖器炎症，取器前应做 B 超或 X 线检查以确定 IUD 的位置及类型。

（4）护理措施

1）向受术者解释避孕的原理、手术的简要过程及术后注意事项，解除其恐惧心理，以取得其配合。

2）术前嘱受术者排空膀胱，帮助取膀胱截石位，协助外阴清洁、消毒；术中严格无菌操作并注意倾听其主诉，有异常情况及时报告医生。

3）详细解释 IUD 放置术和取出术的相关知识。

考点：宫内节育器放置术的禁忌证、放置时间

4）手术过程详见实践 10 部分。

5）IUD 放置术的护理配合：①适应证：凡育龄妇女要求放置 IUD 而无禁忌证者均可放置。②禁忌证：妊娠或妊娠可疑者、生殖道急性炎症、生殖器官肿瘤、月经过多过频、子宫颈口松弛、子宫脱垂或畸形、严重的慢性全身性疾病。③放置时间：一般选择月经干净后 3～7 日放置、产后 42 天子宫复旧正常、剖宫产术后 6 个月、哺乳期闭经排除早孕者、人工流产术后且宫腔深度＜10cm 可即刻放置。

> **护考链接**
>
> 放置 IUD 的时间是月经干净后
>
> A. 11 天 　　　　 B. 10 天
> C. 9 天 　　　　　 D. 8 天
> E. 7 天
>
> **分析：**考查放置 IUD 的时间，应是月经干净后 3～7 天。故选 E。

6）IUD 取出术的护理配合：①适应证：放置期限已满需更换、绝经半年后或月经紊乱、更改其他避孕方法、因不良反应治疗无效或出现并发症、计划再生育者。②取器时间：月经干净后 3～7 日、出血多者随时可取。

考点：宫内节育器取出时间

7）不良反应及护理：①出血：表现为经量增多或不规则出血，多发生于放置术后半年内。轻者不需处理，重者遵医嘱用止血药处理。②腰腹坠胀感：一般在数月后好转，轻者不需处理，重者给予解痉药。

8）并发症及护理：术中及术后可能出现感染、子宫穿孔、节育器脱落、带器妊娠或节育器异位、嵌顿、断裂等并发症。应做好术前准备；术中严格无菌操作，做好手术配合；术后观察体温变化、腹痛及阴道流血情况，发现异常及时处理。

考点：宫内节育器的不良反应、并发症

（5）健康指导

1）术后保持外阴清洁，如有腹痛、发热、出血多等症状，应随时就诊，以便及时得到处理。

2）放置术后应休息 3 日，取出术后应休息 1 日，1 周内应避免重体力劳动，2 周内禁性交及盆浴，3 个月内月经期和排便时注意有无节育器脱落。

3）放置术后分别于 1、3、6 个月及 1 年到医院复查，以后每年 1 次，复查应安排在月经干净后进行。

考点：宫内节育器放取术的健康指导

4）惰性IUD一般放置15～20年，活性IUD一般放置5～7年，到期应及时更换，以免影响避孕效果。

（三）其他避孕方法

1. 紧急避孕　又称房事后避孕，是指在无保护性生活后或避孕失败后的3～5日内，妇女为防止非意愿妊娠的发生而采取的避孕方法。①紧急避孕药：在无保护性生活后72小时内口服。左炔诺孕酮片首剂1片，12小时后再服1片。该方法只能对这一次无保护性生活起作用，且不良反应大，可导致不规则流血及月经紊乱。②紧急放置IUD：性生活后的5日内放置，特别适合希望长期避孕且符合放环的妇女。

2. 安全期避孕　是指通过避开易怀孕期性交，不用其他药具而达到避孕目的方法，又称自然避孕法。卵子自卵巢排出后可存活1～2日，而受精能力最强时间是排卵后24小时内；精子进入女性生殖道可存活3～5日。因此排卵前后4～5日为易孕期，其余时间视为安全期。使用安全期避孕需事先确定排卵日期，月经规律的女性，排卵多发生在下次月经前14日左右。但排卵受到情绪、健康、外界环境等因素的影响，因此安全期避孕并不十分可靠，失败率达20%。

（四）知情选择

育龄妇女有对避孕节育方法的知情选择权，医务人员和计划生育工作者要耐心指导，帮助其选择适合自己的避孕方法：①新婚夫妇短期避孕可选择避孕套或口服短效避孕药。②有一个子女的夫妇，需长期避孕者首选IUD，也可选用男用避孕套或口服短效避孕药。③哺乳期可选用避孕套或IUD，不宜选用药物避孕。④有两个或多个子女夫妇最好选择绝育措施，也可用IUD。⑤围绝经期妇女首选避孕套或外用避孕药，也可选用IUD，45岁以后禁用口服避孕药或避孕针。

> ### 案例 22-1 分析
>
> 新婚夫妇短期避孕，应选择使用方便，不良反应小，不影响生育的方法，男用避孕套或口服短效避孕药均为理想的避孕方法。而宫内节育器可引起月经异常、白带增多等不良反应，由于尚未生育，故不选。而安全期避孕易受环境、情绪等影响失败率也很高，也不选。

二、人工终止妊娠

 案例 22-2

张女士，30岁，育有一子，2岁，产后一直采用避孕套避孕，近日因月经延期来医院就诊，经询问明确现已停经58天，经检查确诊早孕，张女士和丈夫商议后决定终止此次妊娠。在下面的学习中，要完成哪些任务呢？

问题：

1. 请问最适合张女士的终止妊娠的方法是什么？

2. 如何指导张女士做好术前准备？

3. 妊娠终止后，应怎样对张女士进行健康指导？

人工终止妊娠是避孕失败的补救措施，包括药物流产、人工流产术、乳酸依沙吖啶引产术和水囊引产。本节主要讲述前两种补救措施。

（一）药物流产

药物流产也称药物抗早孕，是一种非手术终止早期妊娠的方法。其优点是方法简便、不需宫内操作，为无创性。

1. 适应证 ①妊娠＜ 49 日，年龄＜ 40 岁的宫内妊娠者；②手术流产的高危对象，如瘢痕子宫、多次人工流产等。

2. 禁忌证 ①各种疾病的急性期；②生殖器官急性炎症者；③带器妊娠者；④疑为异位妊娠者。

3. 药物及用法 米非司酮 25mg，口服，每日 2 次，连续 3 日；于第 4 日上午服米索前列醇 600μg。空腹温水服药。

4. 注意事项

（1）服用米索前列醇需入院观察，通常服药 1 小时内出现宫缩及少量阴道出血，胚胎于服药后 6 小时内排出。注意观察生命体征、腹痛及阴道流血情况，注意阴道排出物有无绒毛，必要时送病理检查。

（2）不良反应：出血时间长和出血量多，必要时清宫，同时预防感染。

（3）服药前需确诊是宫内妊娠，流产后按时随访，必须在有正规抢救条件的医疗机构进行。

考点：药物流产的适应证

（二）人工流产术

人工流产术是采用人工方法终止妊娠的手术，主要有负压吸引术和钳刮术。妊娠 10 周内采用负压吸引术（图 22-4），妊娠 11 ～ 14 周采用钳刮术（图 22-5）。

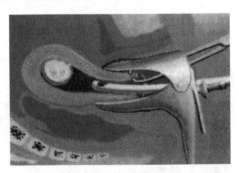

图 22-4 负压吸引术

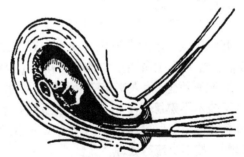

图 22-5 钳刮术

1. 护理评估

（1）健康史：了解孕妇的年龄、月经史、生育史、既往史和本次妊娠经过及诊疗过程，有无妊娠合并症等。

（2）身心状况：测体温，做全身体格检查，产科检查了解子宫大小和胎儿情况，以选择合适的终止妊娠方法。个别孕妇害怕手术时疼痛、担心术后影响月经及下次生育，常表现为焦虑、紧张。

（3）辅助检查：术前须了解血常规、尿常规、血小板计数、肝肾功能、出凝血时间及 B 超等检查。

2. 护理措施

（1）知情选择：将终止妊娠的方法、过程、适应证、禁忌证、注意事项等解释清楚，以取得患者的配合。指导患者术前 3 天禁止性生活。

（2）术前嘱受术者排空膀胱，帮助取膀胱截石位，协助外阴清洁、消毒；术中严格无菌操作，注意观察生命体征、流血及腹痛情况，认真听取患者的倾诉，耐心解答其提出的问题，以解除其紧张恐惧的心理。

（3）详细解释负压吸引术和钳刮术的相关知识

1）适应证：①因避孕失败要求终止妊娠者；②因各种疾病不宜继续妊娠者。

2）禁忌证：①各种疾病的急性期；②生殖器急性炎症；③术前两次体温在 37.5℃以上。

3）负压吸引术手术过程详见实践 11 部分。

4）钳刮术手术过程：为保证钳刮术顺利进行，需充分扩张子宫颈管。术前 12 小时将已消毒好的导尿管插入子宫颈管内，并于术前取出，或者术前应用扩张子宫颈的药物。子宫颈扩张后，卵圆钳入宫腔夹破胎膜，羊水流尽后夹取胎盘与胎儿组织，必要时搔刮宫腔一周。

> **考点：**人工流产术的适应证、并发症

（4）术后嘱患者在观察室休息 1～2 小时，注意观察阴道流血和腹痛情况，无异常方可离开。应检查吸出物是否完整，有异常情况应送病理检查。

（5）并发症及处理

1）人工流产综合反应：患者在术中或术后出现心动过缓、血压下降、面色苍白、出冷汗、头晕、胸闷甚至晕厥等症状。主要是由机械性刺激引起迷走神经兴奋所致，同时与患者精神紧张有关。发现上述情况立即停止操作，给予吸氧，静脉注射阿托品 0.5～1mg，可缓解。因此术前应给予精神安慰，术中动作轻柔，扩子宫颈管不可暴力，吸宫避免负压过高。

2）子宫穿孔：是严重的并发症。手术者操作不熟练、哺乳期子宫、瘢痕子宫、子宫过度倾屈或畸形时易发生。如术中疑有穿孔者应立即停止手术，用子宫收缩剂和抗生素，严密观察生命体征、腹痛及有无出血情况，必要时剖腹探查。

3）吸宫不全：为人工流产术常见并发症，多由于技术不熟练或子宫位置异常造成。术后流血超过 10 日，有活动性出血。B 超有助于诊断，按不全流产处理。

> **考点：**人流术后的健康指导

4）感染：多因吸宫不全、流产后过早性生活、器械及敷料消毒不严、无菌操作不严格引起。主要表现为子宫内膜炎、盆腔炎。患者应卧床休息，给予支持疗法，及时抗感染处理。

5）其他：漏吸、术中出血、羊水栓塞。

（6）健康指导：指导患者注意休息，加强营养。吸宫术后休息 2～3 周，钳刮术后休息 2～4 周。保持外阴清洁，使用消毒会阴垫，1 个月内禁止盆浴和性生活，预防感染。人工流产术后，如出现明显腹痛、发

热、阴道流血量多或持续流血超过 10 日，应及时到医院就诊。术后 1 个月到医院复查并提供避孕指导。

 链接

无痛人流

无痛人流是指在静脉麻醉或气体吸入全身麻醉下进行的人工流产。流产的女性在睡眠中接受手术，无任何痛苦。手术的麻醉约 10 分钟即可完成，当醒来时，手术已经结束。术后 30 分钟即可离开医院。这种方法适用于妊娠 10 周以内者。特别是初次妊娠、剖宫产再孕、多次流产后恐惧疼痛、精神因素难以配合手术，高血压心脏病不能耐受疼痛刺激者。多数女性对于器械性人工流产十分恐惧，但又不适宜做药物流产，这时可选择无痛流产。

案例 22-2 分析

根据张女士停经天数，建议其行负压吸引术终止此次妊娠。术前应做好身心状况的评估，指导其术前 3 天禁止性生活，介绍手术过程及可能出现的情况，以解除其思想顾虑，积极配合手术。告知术后休息时间、禁止性生活和盆浴的时间、如何加强营养以防感染等。

第 2 节 妇 女 保 健

妇女保健是以维护和促进妇女健康为目的，以群体为服务对象，以社区为重点，以预防为主，以保健为中心，开展以保障生殖健康为核心的妇女保健工作。妇女保健工作的目的是通过积极的预防、普查、监护和保健措施，做好妇女各期保健，降低孕产妇和围生儿患病率、死亡率，控制和消灭某些疾病及遗传病的发生，阻断性传播疾病的传播，从而促进妇女的身心健康。

一、妇女保健工作任务

(1) 定期进行妇女病及恶性肿瘤的普查普治工作，一般 30 岁以上已婚妇女每 1～2 年普查 1 次。

(2) 进行计划生育指导。

(3) 根据国家劳动保护法规，保证女职工在劳动中的生理、心理健康，对妇女进行劳动保护。

(4) 做好妇女各期保健工作。

(5) 做好妇女保健统计工作。

二、妇女保健机构

1. 行政机构 ①国家卫生和计划生育委员会内设妇幼健康服务司并下设妇女卫生处和计划生育技术服务处；②省（直辖市、自治区）卫生和计划生育委员会设妇幼健康服务处；③市（地）级卫生和计划生育委员会设妇幼健康服务处；④县（市）级卫生和计划生育局设预防保健科。

2. 专业机构

（1）妇幼卫生专业机构：包括各级妇幼保健机构，各级妇产科医院、儿童医院，综合医院的妇产科、儿科、计划生育科、预防保健科，中医医疗机构中医妇科、儿科，妇产科、儿科诊所及各级妇幼保健机构。

（2）各级妇幼保健机构：①国家级：国家级妇幼保健机构与各省、市、县妇幼保健机构构成我国妇幼保健体系；②省级：省妇幼保健院；③市（地）级妇幼保健院（所）；④县级：县级妇幼保健院（所）。

三、妇女各期保健

1. 青春期保健 培养良好的个人生活习惯，合理营养，适当的体格锻炼和劳动，普及月经生理和经期卫生知识，进行性知识教育；定期体格检查，及早发现青春期少女常见疾病如月经失调、原发及继发性闭经等，及时发现行为偏差，减少危险因素；对女性青春期疾病的治疗与康复。

2. 围婚期保健 围婚期保健的重点在婚前保健。婚前保健的主要内容包括：①婚前卫生指导；②婚前医学检查；③婚前卫生咨询。对于医学上认为"不宜结婚"、"暂缓结婚"、"不宜生育"或"建议采取医学措施，尊重受检双方意见"的服务对象，应耐心讲明科学道理，提出医学预防、治疗及采取医学措施的意见，进行重点咨询指导。

3. 生育期保健 做好计划生育指导，加强疾病普查和宣传，降低妇科疾病的发生，以促进此期妇女生理和心理的健康。

4. 围生期保健 是指一次妊娠从妊娠前、妊娠期、产时、产褥期、哺乳期、新生儿期为孕母和胎婴儿的健康所进行的一系列保健措施。

（1）孕前期保健：是为了选择最佳的受孕时机。内容包括选择适当的生育年龄、避免接触对妊娠有害的物质、预防遗传性疾病，同时保持良好的精神状态。

（2）孕期保健：详见第6章。

（3）产时保健：指产妇分娩时的各种保健及处理，此期是整个妊娠安全的关键。要抓好"五防、一加强"："五防"是防感染、防滞产、防产伤、防出血、防窒息；"一加强"是加强对高危妊娠的产时监护和产程处理。

（4）产褥期保健：产后访视注意产妇子宫复旧、手术伤口情况、有无乳腺感染及生殖道感染等。注意合理饮食，加强休息以及心理护理等。

（5）哺乳期保健：宣讲母乳喂养的好处，预防和处理哺乳期常出现的问题，指导哺乳期避孕。

（6）新生儿期保健：详见第九章。

5. 围绝经期妇女保健 合理饮食，保持心情舒畅，坚持身体锻炼；定期体检，做好防癌普查，此期是妇科肿瘤的好发年龄，每1～2年定期进行1次妇科常见疾病和肿瘤的筛查；预防围绝经期综合征、心血管疾病等；补充钙剂，防治骨质疏松；指导避孕至绝经1年以上，宫内节育器应于绝经1年后取出。

6. 老年期保健 指导老年人定期体格检查，加强身体锻炼，保持生活规律，心情舒畅，提高其生活质量，以达到健康长寿。

小结

　　避孕是用科学的方法，采用药物、器具及利用妇女的生殖生理自然规律，使育龄妇女暂不受孕。药物避孕的原理是抑制排卵、阻碍受精及受精卵着床，不良反应有类早孕反应、月经改变、体重增加、色素沉着等。避孕套的优点是既能达到避孕目的，又能防止性传播疾病的感染。宫内节育器的避孕原理是改变宫腔环境，干扰孕卵着床、毒害胚胎、杀伤精子等作用，放置时间：一般选择月经干净后 3 ～ 7 日放置，不良反应有出血、腰腹坠胀感，并发症可有感染、子宫穿孔、节育器脱落、带器妊娠或节育器异位、嵌顿、断裂等。人工终止妊娠是避孕失败的补救措施，妊娠 49 天内可选用药物流产；妊娠 10 周内行负压吸引术；妊娠 11 ～ 14 周行钳刮术；妊娠 15 ～ 24 周选用乳酸依沙吖啶引产术。围绝经期妇女应每 1 ～ 2 年定期进行 1 次妇科常见疾病和肿瘤的筛查。

自测题

选择题

A₁ 型题

1. IUD 的避孕原理主要是（　　）
   - A. 抑制卵巢排卵
   - B. 影响精子获能
   - C. 阻止精子与卵子相遇
   - D. 阻止精子进入宫腔
   - E. 干扰受精卵着床

2. 下列避孕方法中失败率较高的是（　　）
   - A. IUD
   - B. 按期口服避孕药
   - C. 安全期避孕
   - D. 避孕针
   - E. 使用避孕套

3. 人工流产吸宫术适用于妊娠（　　）
   - A. 12 周内
   - B. 14 周内
   - C. 6 周内
   - D. 10 周内
   - E. 8 周内

4. 服用短效避孕药期间如漏服，补服的时间应在（　　）
   - A. 4 小时内
   - B. 8 小时内
   - C. 12 小时内
   - D. 24 小时内
   - E. 6 小时内

5. 避孕及防止性传播疾病最好的措施是（　　）
   - A. 短效口服避孕药
   - B. IUD
   - C. 长效口服避孕药
   - D. 安全期避孕法
   - E. 避孕套

6. 有关药物避孕的药物副反应的陈述，无关的是（　　）
   - A. 体重增加
   - B. 色素沉着
   - C. 类似早孕反应
   - D. 性欲下降
   - E. 月经改变

7. 关于放置 IUD 术中和术后的处理哪项不对（　　）
   - A. 术中随时观察受术者的情况
   - B. 术后于第 1、3、6 个月及 1 年分别复查 1 次
   - C. 嘱受术者如有出血多、腹痛、发热等情况随时就诊
   - D. 1 周内禁止性生活
   - E. 术后休息 3 天

8. 组织某医院新参加工作的护士到附近小学，给高年级女学生讲授饮食营养知识，属妇女保健工作中的哪项（　　）
   - A. 妇女各期保健
   - B. 计划生育
   - C. 卫生宣教
   - D. 常见病普查
   - E. 资料积累

A₂ 型题

9. 李女士，45 岁。近年月经紊乱，咨询避孕措施。应指导其选用（　　）
   - A. 口服避孕药
   - B. 注射避孕针
   - C. 安全期避孕
   - D. 阴茎套
   - E. IUD

10. 刘某，女，新婚，进行孕前咨询，为提高受孕概率，护士建议在排卵日前后同房即在月

经来潮前（　　）

A.14 天左右　　　　B.7 天左右

C.20 天左右　　　　D.23 天左右

E.10 天左右

11. 患者张某，行人工流产术，关于术后护理措施错误的是（　　）

A. 术后 6 个月内禁止性生活

B. 保持外阴清洁

C. 术后 1 个月内禁止盆浴

D. 若有明显腹痛持续 10 天以上，应随时到医院就诊

E. 术后休息 1～2 小时，无异常即可离院

A₃/A₄ 型题

12. 王某，27 岁，剖宫产术后 7 个月，打算长

期避孕，来医院咨询采取何种避孕方法更合适（　　）

A. 短效口服避孕药　　　B. 长效口服避孕药

C. IUD　　　　　　　　D. 避孕套

E. 安全期避孕

13. 如王某来医院放置 IUD 时，计划生育室护士向王某介绍术后健康指导，不正确的是（　　）

A. 术后休息 3 周

B. 术后 2 周内禁性交、盆浴

C.1 个月内禁止重体力劳动

D. 术后 1、3、6 个月复查

E. 术后可有阴道出血

（刘　红）

实践指导

实践1　妇科患者入院护理评估

妇科患者就诊时应进行妇科病史采集与盆腔检查。盆腔检查是妇科特有的检查，可了解女性内外生殖器官的基本情况、是诊断妇科疾病最常用、简单、经济的身体评估方法。

 案例设计

张女士，48岁，已婚，患者8年来反复发生阴道炎，进行阴道清洗及用药，但均未能彻底治愈。近日白带增多，外阴瘙痒加剧伴灼痛1周，无法正常工作。患者近2个月还伴有性生活后阴道少量出血表现，精神压力很大，感觉痛苦不堪。

问题：

1. 为做好护理评估首先要了解患者病史，怎样采集病史？

2. 针对患者疾病表现常规行何种检查明确病因？

讨论：根据以上病史及问题进行讨论，张女士可能患何种疾病，如何围绕问题完成工作任务。工作任务提示：以白带增多为主诉采集完整病史。学会为患者进行盆腔检查。

【实训目的】

(1) 熟悉妇科病史评估内容，能正确运用沟通技巧采集妇科病史。

(2) 学会妇科检查的物品准备，掌握盆腔检查的方法和步骤及护理配合。

(3) 培养学生关心、体贴、尊重患者的良好职业素养和心理沟通技巧。

【实训准备】

1. 用物准备　照明灯、无菌手套、窥阴器、长镊子、无菌持物钳、子宫颈刮板、载玻片、棉拭子、生理盐水、消毒敷料、臀垫、污物桶、遮挡屏风、盆腔检查模型、多媒体教学视听资料等。

2. 操作者准备　洗手、戴口罩、戴帽子、穿工作服、戴无菌手套。

3. 患者准备　排空膀胱，心理放松。

【操作流程及护理配合】

观看多媒体教学资料；教师运用模型进行盆腔检查的示教。学生分组角色扮演（护士与患者）练习。

病史采集见实践表1-1。

实践表 1-1　病史采集

操作流程	护理配合
1. 操作评估	◆①患者身体状况：评估有无危重病情需紧急处理等情况 ◆②患者心理状况：对病史采集的认知与合作程度
2. 核对：核对患者并解释	◆确认患者，告之病史采集目的、要求，取得合作
3. 体位：舒适体位	◆护士面向患者，距离适当
4. 一般资料	◆了解患者基本信息，做好详细记录
5. 病史采集	◆详细了解患者的主诉、现病史、月经史、婚育史、既往史、个人史及家族史
6. 体格检查	◆对患者进行必要的体格检查，重点进行妇科盆腔检查
7. 压疮危险因素评估	◆对老年及长期卧床患者进行感知能力、皮肤潮湿度、活动能力等情况，评估有无压疮风险，做好皮肤护理

盆腔检查见实践表 1-2。

实践表 1-2　盆腔检查

操作流程	护理配合
1. 操作评估	◆①患者身体状况：评估有无阴道流血、畸形等情况，了解患者婚否、是否月经期等情况 ◆②患者心理状况：对盆腔检查的认知与合作程度
2. 核对：备齐用物，核对患者并解释	◆确认患者，解释检查目的、方法和注意事项，取得合作
3. 体位：排空膀胱，协助患者取膀胱截石位（尿瘘患者取胸膝位）	◆清洁臀垫铺于检查床上。做好屏风遮挡，保护患者隐私
4. 外阴检查	◆由外阴表面到阴唇内观察，最后让患者向下屏气，观察有无阴道壁膨出等异常情况
5. 阴道窥器检查：将阴道窥器两叶合拢，前端蘸涂润滑剂，左手拇指和示指分开小阴唇，右手持窥阴器轻轻沿阴道后壁斜行插入阴道，边插进边将两叶转平后缓慢张开，至完全暴露子宫颈后固定窥阴器	◆放置窥阴器会有不适，嘱咐患者身体放松配合。根据患者体形和阴道大小选用合适型号的窥阴器。若需行宫颈刮片及阴道分泌物检查，此时采集标本并及时送检
6. 双合诊检查：检查者一手示指和中指涂润滑剂后伸入阴道内向上推顶，另一手置于腹部向下按压配合检查	◆戴无菌手套，两侧附件分别检查。检查时有不适或疼痛，嘱咐患者张口呼吸，身体放松配合
7. 三合诊检查：检查时，一手示指放在阴道内、中指放在直肠内，其余检查步骤同双合诊	◆弥补双合诊检查不足。护理配合同双合诊
8. 直肠-腹部诊检查：检查者一手示指伸入直肠，另一手放置，腹部配合检查	◆未婚或阴道闭锁患者用此方法检查
9. 整理器械、用物，洗手	◆处理用物、有效沟通，进行健康教育
10. 填写检查记录	◆将检查情况按解剖顺序依次记录：外阴、阴道、子宫颈、宫体、附件（左右两侧情况分别记录）

【实训练习】

学生相互模拟患者练习采集病史；利用盆腔检查模型，分组练习物品准备、操作过程及检查中配合情况；教师巡回指导。

【注意事项】

（1）采集病史时注意运用沟通及问诊技巧，采集病史全面。

（2）评估时态度和蔼、亲切，操作轻柔，注意保护患者隐私。

（3）未婚者禁作双合诊及窥器检查，月经期或有阴道出血时避免做盆腔检查。

（4）宫颈刮片及阴道分泌物检查前 2～3 日禁止性生活，禁止阴道冲洗和阴道上药。检查一般在月经后 3～7 日进行。

【实训作业】

（1）填写一份盆腔检查记录。

(2) 总结本次实践课的体会。

（肖　苹）

实践 2　产科患者入院护理评估

对产科入院患者进行健康评估，特别是对患者躯体状况、生活自理能力和胎儿健康情况的评估是做好产科护理工作的基础。

 案例设计

王女士，38 岁，因停经 32^{+5} 周，头痛、头晕 1 周、加重 2 天入院。停经 28 周时产前检查，发现血压 140/90mmHg，下肢水肿 (+)。因担心药物对胎儿有不利影响，未服药治疗。由于工作忙，也未能很好休息。近 2 天感头痛、视物模糊、睡眠不佳、水肿加重而再次就诊。患者既担心药物影响胎儿健康，又因工作忙，对住院治疗顾虑重重，心神不安。

问题：
1. 对王女士的入院护理评估还有哪些内容？
2. 王女士的身体状况和生活自理能力如何评估？
讨论： 学生针对以上案例与问题进行讨论，如何完成以下工作任务。工作任务提示：产科入院患者评估。

【实训目的】
(1) 学会对产科患者常见躯体健康和生活自理能力的评估方法。
(2) 熟悉产科病史评估内容，能正确运用沟通技巧采集产科病史。
(3) 培养学生关心、体贴、尊重患者的良好职业素养和心理沟通技巧。
【实训准备】
1. 用物、环境准备　产科入院患者评估表，病例资料、生活自理能力评定量表、病历夹、笔等；环境安静，光线适宜，必要时使用屏风。

2. 操作者准备　角色准备，针对病例患者情况，做好相关知识和技能的复习。要求操作者仪表端庄、衣帽整洁。

3. 患者准备　可提前联系 1 ～ 2 个患者或择选语言表达能力强、专业知识较扎实的同学作为患者角色，提前进行标准化培训。

【操作流程及护理配合】

观看多媒体教学资料。教师介绍实践目的和要求，并简要示范对产科患者健康状况的评估方法和技巧。学生每 5 ～ 6 人为一组，每组同学对 1 位产科患者进行护理评估，或在实训室由小组同学分别角色扮演患者、家属、护士，实施具体操作（实践表 2-1）。

实践表 2-1　产科患者入院护理评估

操作流程	护理配合
1. 操作评估	同妇科病史评估
2. 核对：备齐用物，核对患者并解释	◆确认患者，解释评估目的、方法和注意事项，取得合作
3. 体位：根据检查需要采取适当体位	◆必要时做好屏风遮挡，保护患者隐私
4. 病史采集	◆了解患者基本信息（同妇科病史评估），以及入院诊断等。妊娠诊断为入院诊断的第一排序
5. 基础评估	◆检查 T、P、R、BP、体重、身高、意识等身体基本情况（同妇科病史评估）

续表

操作流程	护理配合
6. 专科评估	◆详细了解孕产史、末次月经时间、胎心、胎方位、胎动、宫缩、羊水等孕妇和胎儿健康情况。注意室温舒适，避免着凉
7. 生活自理能力评估	◆通过观察、交谈及运用评定量表评估患者的生活和自理能力，要正确理解评分的标准
8. 疼痛评估	◆运用数字等级或笑脸表情图量化疼痛，评估患者疼痛程度，并帮助患者减轻疼痛
9. 营养筛查评估	◆了解饮食情况，筛查有无营养异常风险。予以合理膳食指导
10. 整理器械、用物，洗手	◆处理用物、有效沟通，进行健康教育
11. 填写检查记录	◆将检查情况填入护理评估表中

【实训练习】

根据产科入院患者护理评估表内容，练习对产科患者的入院护理评估，边练习，边讨论、分析。教师进行巡回指导。

【注意事项】

(1) 评估时注意运用沟通及问诊技巧，采集病史全面。

(2) 护士扮演者做到评估时态度和蔼、亲切，操作轻柔，注意保护患者隐私。

(3) 患者扮演者应提前熟悉病例，认真扮演角色。

(4) 使用 MORSE 跌倒危险评估量表等进行评估时，要正确理解评分的标准。

【实训作业】

(1) 填写一份《产科患者入院评估表》。

(2) 总结本次实践课的体会。

（肖 苹）

实践3 妊娠期系统管理

妊娠期系统管理包括适时为孕妇建立孕产妇系统保健卡、定期进行产前各项检查，根据孕妇个体进行针对性的健康教育指导。

 案例设计

李女士，27岁，初孕妇，停经32周，孕期经过顺利，今来院产检，要求评价胎儿发育是否正常，能否经阴道自然分娩。

讨论： 学生分组讨论孕期需要检查的项目，并核对李女士是否逐项完成，此后的孕周中还应进行哪些检查，李女士是否具备经阴道自然分娩的条件。

【实训目的】

(1) 学会与前来产前检查的孕妇进行良好的沟通。

(2) 学会按孕产妇系统管理手册收集资料，填写记录。

(3) 熟悉腹部四步触诊及胎心听诊的操作过程与内容。

【实训准备】

1. 用物准备 孕妇人体模型、骨盆模型、检查床、骨盆外测量器、软尺、多普勒胎心听诊仪或木制胎心听筒、耦合剂、手表、"孕产妇系统保健手册"学生人手一册。

2. 人员准备 医护人员着装整齐；孕妇排空膀胱。

【操作流程与护理配合】

1. 孕妇建卡 通过角色扮演逐项填写"孕产妇保健手册"中首次产前检查的内容。（实践表3-1）。

实践表 3-1 产前检查记录单

建卡日期：　　　　　建卡单位：　　　　　产科编号：

姓名		实足年龄	岁	籍贯	文化程度	职业
工作单位		家庭住址		县（区） 乡 村		电话
月经史		末次月经		预产期	胎次	产次
婚姻史：结婚年龄		亲缘结婚	爱人：姓名	年龄	工作单位	健康情况

现孕史　妊娠反应：无、有　初感胎动（孕　月）　未感　病毒感染　刷吐　阴道出血　接触有害物质　服避孕药　服药　发热

妊娠史

胎次	日期	足月	早产	引产	人流	自然流产	异位妊娠	葡萄胎	死胎	死产	男	女	新生儿死亡	存	亡	畸形	顺产	胎吸	产钳	臂助	剖宫产	其他	产后出血	其他

既往史　心　肺　肝　肾　癫痫　高血压　糖尿病

家庭史

	过敏史	精神病	血液病	高血压	糖尿病	遗传病	精神病	痴呆	畸形	甲亢	其他
本人											
爱人											

手术史

体检

基础血压	mmHg	血压	mmHg	身高 cm	体重 kg	体重指数
甲状腺	心	肺	肝	脾	肾	乳头
脊柱四肢	水肿	腱反射	静脉曲张	宫体	其他	

妇检

外阴	阴道	子宫颈			附件	

续表

骨盆测量	髂棘间径		髂嵴间径		骶耻外径		坐骨结节间径	
辅助检查	血常规 Hb G/L		尿常规	白带常规	血型	RHD	RPR	
	HIV HBsAg		HCV	产前筛查				
	肾功 肝功		75g糖耐量试验	B超	心电图		其他	
高危评分	孕周	高危因素		评分			保健指导:	
					初诊诊断	1. G P 周宫内妊娠		
						2.		
入院	日期	主诉	诊断	处理:		病史询问者 转诊 无 有（原因： ）	检查者	

签名：

2. 产科腹部检查示教　见实践表 3-2。

实践表 3-2　产科腹部检查示教

操作流程	护理配合
1. 操作评估	◆孕妇建卡已完成
2. 核对：备齐用物，核对孕妇信息并解释	◆确认孕妇，解释评估目的、方法和注意事项，取得合作
3. 体位：孕妇排空膀胱，取仰卧位，双腿屈曲外展，检查者站在孕妇右侧	◆必要时做好屏风遮挡，保护患者隐私
4. 视诊	◆注意腹部外形及大小，有无妊娠纹、手术瘢痕及水肿等
5. 测量子宫底的高度和腹围	◆软尺测量从宫底到耻骨联合上缘的距离为子宫底的高度。软尺平脐绕腹一周的数值为腹围
6. 触诊：行前三步检查时，检查者面向孕妇头端，行第四步检查时，检查者面向孕妇足端 第一步：检查者双手置于孕妇子宫底部，摸清子宫底高度。然后以两手指腹相对交替轻推，感觉子宫底胎儿部分软硬度，是胎头或胎臀 第二步：两手置于腹部左右两侧，一手固定，另一手轻轻按压，两手交替进行 第三步：右手拇指与其余四指分开，置于耻骨联合上方握住胎先露部并左右摇动 第四步：两手分别置于胎先露部的两侧，沿骨盆入口方向向下深按检查	◆检查子宫大小、胎产式、胎先露、胎方位、胎先露部是否衔接及羊水情况，估计胎儿的体重 ◆估计胎儿大小与妊娠周数是否相符，判断宫底部 ◆分辨胎背及胎儿四肢的位置确定胎心音听诊位置的胎儿部分 ◆判断胎先露的形状、大小、软硬及胎先露是否衔接 ◆进一步核实胎先露部及胎先露入盆的程度
7. 听诊：①胎心听诊器听诊：先确定听诊的部位，将胎心听诊器置于听诊部位，计时 1 分钟，并计数；②多普勒胎心听诊仪听诊：先确定听诊的部位，涂适量耦合剂，将多普勒胎心听诊仪探头充分接触听诊部位计时 1 分钟，并计数	◆胎心音在靠近胎背上方的孕妇腹壁上听得最清楚。根据胎方位选择听诊部位 ◆注意观察有无异常情况
8. 整理记录	◆协助孕妇拭净听诊部位腹壁耦合剂、整理衣物，清洁监护探头 ◆整理用物，洗手，脱口罩，记录 ◆告知注意事项，预约下次产检时间

3. 骨盆外测量示教　请一位同学志愿者进行角色扮演，穿宽松裤子平卧于检查床上（实践表 3-3）。

实践表 3-3　骨盆外测量操作流程

操作流程	护理配合
1～3 同腹部四步触诊	◆1～3 同腹部四步触诊
4. 髂棘间径：孕妇伸腿仰卧位，检查者双手分别持骨盆测量器左右两柄，测量两髂前上棘外缘间的距离	◆协助孕妇摆好体位，正常值为 23～26cm
5. 髂峰间径：孕妇伸腿仰卧位，检查者双手分别持骨盆测量器左右两柄，测量两髂峰外缘间最宽的距离	◆协助孕妇摆好体位，正常值为 25～28cm
6. 骶耻外径：孕妇取左侧卧位，右腿伸直，左腿屈曲。检查者双手分别持骨盆测量器左右两柄，测量第 5 腰椎棘突下至耻骨联合上缘中点的距离	◆协助孕妇摆好体位，进行第 5 腰椎棘突下取点：取米氏菱形窝的顶点，或沿两侧髂峰连线中点达腰椎下 1.5cm。正常值为 18～20cm
7. 坐骨结节间径：孕妇仰卧位，两腿弯曲，双手抱膝。测量两坐骨结节内侧缘的距离	◆协助孕妇摆好体位，正常值为 8.5～9.5cm
8. 耻骨弓角度：检查者两手拇指尖斜对拢，放置在孕妇耻骨联合下缘，左右两拇指平放于耻骨降支，测量两拇指间的角度	◆协助孕妇摆好体位，正常值为 90°

续表

操作流程	护理配合
9.整理记录	◆协助孕妇下床，将检查情况填入产前检查记录单中
	◆告知注意事项，预约下次产检时间

【注意事项】

(1) 检查者应尽量温暖双手，手腹部四步触诊时动作应轻柔。

(2) 注意观察有无异常情况，若胎心＜110次/分或＞160次/分，应立即报告医生，同时测量孕妇脉搏，遵医嘱左侧卧位、氧气吸入。

(3) 使用胎心听诊器听诊时，避免手扶持胎心听诊器，以免影响声音传导。

(4) 骨盆外测量时应找准解剖标识。

【实训作业】

完成孕产妇系统管理手册相应栏项目填写。

（周　清　韩改番）

实践4　分娩期产妇的护理

　　妊娠满28周以后，胎儿及其附属物从母体全部娩出的过程称为分娩。分娩期产妇的护理是妇产科护理常用技术中最重要的环节，其目标是母婴健康平安。

案例设计

　　小红，25岁，妊娠38⁺⁶周，阵发性下腹痛6小时于2014年9月15日入院生产。平素月经规律，末次月经2013年12月15日，预产期为2014年9月22日。停经后8周出现晨起恶心、呕吐等早孕反应。持续1个月自行缓解，停经4个月余自觉胎动至今，定期门诊产前检查，无明显异常。6小时前出现阵发性腹痛，持续40秒，间歇5～6分钟。

　　查体：T 36.2℃，P 78次/分，R 22次/分，BP 120/70 mm Hg，心肺听诊无异常。产科检查：宫高32cm，腹围110cm，已入盆，胎位枕左前位，胎心率146次/分，子宫有规则宫缩，持续40秒，间歇5～6分钟；肛查：宫口开大1指，胎头坐骨棘上1cm，胎膜未破；骨盆外测量：髂棘间径24cm，髂嵴间径27cm，骶耻外径19cm，出口横径9cm。

　　很快就要当妈妈了，小红既高兴又紧张。小张作为责任助产士，应如何对小红进行产程观察以了解产程进展？

　　讨论：请同学们结合案例讨论小红当前的状况，接下来可能出现怎样的进展，如何对小红进行产程观察，分析小红的产程进展情况，及时与小红及家人沟通。

【实训目的】

(1) 能进行接产前的准备，如外阴清洗和消毒。

(2) 掌握协助胎头娩出的步骤、方法。

(3) 能进行平产接生，掌握三个产程处理的护理配合。

(4) 学会与产妇良好沟通，取得产妇的配合。

【实训准备】
1. 用物准备

（1）外阴消毒用物：卵圆钳、大棉球、消毒肥皂液、温水（39～41℃）、0.5%碘伏溶液。

（2）分娩用物：产时记录单、产包、一次性臀垫、胎心听诊器、吸痰管、2.5%碘酊、75%乙醇溶液、产床及产妇分娩模型。

2. 操作者准备　着装整洁、修剪指甲、戴口罩、帽子、洗手（六步洗手法）。

3. 产妇准备　初产妇宫口开大 10cm，经产妇宫口开大 3～4cm，做好接产准备。

【操作流程及护理配合】

（1）统一观看分娩期处理视频，教师示教。

（2）学生分组，分别扮演护士和助产士。

（3）教师提供产妇相关资料。

（4）学生对三个产程产妇进行护理。角色互换，纪录观察和处理情况。

具体流程如实践表 4-1 所示（以枕左前位分娩为例）。

实践表 4-1　分娩期产妇护理操作流程

操作流程	护理配合
1. 护士准备：戴口罩、帽子，洗手（六步洗手法）。外阴常规消毒：用一无菌卵圆钳夹持消毒棉球蘸肥皂水擦洗外阴部，顺序为小阴唇→大阴唇→阴阜→左右腹股沟→大腿内上 1/3→会阴及肛门周围，用温水冲净肥皂水液。取消毒干棉球拭干外阴部，顺序如上。再用 0.5% 碘伏溶液如上顺序消毒 2～3 遍，取下一次性臀垫，铺无菌巾于臀下	产妇准备：产妇排空膀胱，协助产妇上产床，脱去双侧裤腿，双屈曲分开，尽量外展，暴露外阴，臀下铺一次性臀垫；覆盖其余暴露部分，防止产妇受凉 冬季预热红外线抢救平台 备好新生儿窒息抢救用物，如电动吸引器等
2. 助产士准备：按外科无菌手术洗手，戴无菌手套、穿手术衣、铺消毒巾，操作者站产妇右侧。整理及清点器械、纱布	将产包放于器械台上，检查标记，注意名称、消毒日期
3. 折叠消毒巾同手掌宽准备保护会阴	当胎头拨露 3～4cm 会阴张力较紧时开始保护
4. 于胎头着冠时右肘支撑于产床上、手掌内垫折叠的消毒巾，拇指与其他四指分开抵住会阴上托	指导产妇正确使用腹压，勿移动臀部
5. 左手持纱布轻压胎头使其俯屈	宫缩间歇期右手放松，但不移开
6. 枕骨从耻骨弓下露出时，右手保护会阴	嘱产妇宫缩时张口哈气，间歇期使用腹压
7. 左手拇指与其余四指分开，掌心向上帮助胎头仰伸	使胎头在宫缩间歇期缓缓娩出
8. 左手四指托住下颏，拇指从鼻根轻轻挤出口鼻内分泌物、羊水	做好新生儿的抢救准备
9. 左手下压胎头，协助胎头外旋转	注意有无脐带绕颈
10. 左手轻轻下压胎头前肩娩出	备好宫缩剂，预防产后出血
11. 上托胎头后肩娩出	此时右手方可松开
12. 双手扶胎体及胎肢娩出	娩出胎儿时看时间
13. 常规清理呼吸道	新生儿仰卧头偏向一侧
14. 断脐：两血管钳夹脐带中段并剪断	必须扎紧防止出血，避免用力造成脐带断裂，消毒时注意避免药液灼伤皮肤，注意新生儿保暖
15. 置弯盘于产妇臀下测出血量	注意是否有产后出血
16. 处理新生儿：处理脐带，消毒脐根部后，结扎、剪断脐带。常规检查新生儿、Apgar 评分、交台下护士	注意新生儿保暖，擦净足底胎脂，打新生儿足印及产妇拇指印于新生儿病历上，称体重，系手标

续表

操作流程	护理配合
17. 协助胎盘娩出	检查胎盘是否剥离，尚未剥离前禁止用力按揉，下压宫底或牵拉脐带 若发现胎膜部分断裂，用血管钳夹住断裂上端的胎膜，继续原方向旋转直至胎膜娩出。胎盘娩出后注意观察出血量
18. 检查胎盘胎膜：将胎盘铺平检查胎盘母体面，将胎盘提起检查胎膜和胎盘胎儿面	协助检查胎盘、胎膜是否完整，形状、大小、重量，是否有副胎盘等
19. 检查软产道损伤情况，仔细检查会阴、小阴唇内侧、尿道口周围、阴道、子宫颈有无裂伤；肛查	如有裂伤备好会阴缝合用物，协助及时行缝合术。清点器械及纱布
20. 整理用物	一次性用物、器械用物等分别处理
21. 产妇留产房观察 2 小时	按摩子宫观察宫缩、宫底高度、膀胱充盈与否、阴道出血量、会阴及阴道有无血肿
22. 送回病房	用平车推产妇回病房，并嘱其 4 小时内应排尿，起身下床时注意防跌倒

【注意事项】

(1) 注意保护会阴的时机与方法是否正确。

(2) 是否熟知分娩机制，协助胎儿娩出的操作流程是否正确。

(3) 是否注意与产妇的沟通、交流，态度是否和蔼。

(4) 是否注意保暖，是否注意尊重、关爱、体贴产妇。

【实训作业】

撰写实践报告，并回答以下问题：什么时候开始保护会阴？协助胎儿娩出应遵循什么原则？如何判断胎盘已经剥离。助产士什么时候应开始接产准备？

（韩小燕）

实践 5　新生儿沐浴、游泳

新生儿沐浴、游泳是指新生儿以水为介质的皮肤接触运动。游泳时水的刺激及新生儿的主动和被动活动，可使婴儿的视、温、触及平衡觉得到同步刺激与适应，引发新生儿全身一系列良性反应，促进新生儿健康成长。

案例设计

新生儿，女，宫内妊娠 39 周，出生后 2 天，出生体重 3600g。出生 Apgar 评分 9 分，无先天性心脏病、脑积水等疾病，无皮肤破损，感染。

讨论： 针对以上案例讨论沐浴、游泳前应如何对新生儿进行护理评估。明确新生儿沐浴、游泳对新生儿的积极影响。列出新生儿沐浴、游泳的注意事项。工作任务：独立完成流畅的新生儿沐浴、游泳操作。

【实训目的】

(1) 了解新生儿沐浴、游泳对婴儿的积极影响。

（2）熟悉新生儿游泳的禁忌证。

（3）掌握新生儿沐浴及游泳的步骤与方法。

【实训准备】

1. 用物准备　消毒脐带用物（新生儿脐带未掉落之前）、预换的婴儿包被、衣服、尿片，以及小毛巾，大浴巾、澡盆、冷水、热水、婴儿爽身粉、防水护脐贴、不同型号的游泳圈等物。

2. 操作者准备　操作前应该取下手表、戒指和其他饰品，以避免沐浴时伤及新生儿；用肥皂在流动水下七部洗手。

3. 婴儿准备　新生儿出生24小时后便可给新生儿洗澡，洗澡时间应选择在吃奶前。

【操作流程及护理配合】

新生儿沐浴、游泳操作流程及护理配合见实践表5-1。

实践表 5-1　新生儿沐浴、游泳操作流程及护理配合

操作流程	护理配合
1. 评估环境和新生儿	◆调节室温 26～28℃，调水温：38～42℃ ◆评估宝宝身体状况及喂奶时间，确认是否可以洗澡
2. 核对：备齐洗澡用物，携至洗浴台	◆和新生儿母亲核对手腕标记，床头卡和包被标记 ◆抱婴儿到沐浴室的沐浴台，打开睡袋，撤去尿布，再次核对睡袋标记和手腕标记
3. 洗澡前准备	◆要先和宝宝进行交流，不少于半分钟。洗澡时给宝宝一个对水的逐渐适应过程，如可先让宝宝的小脚或小手接触水流再逐渐延至小脚、胳膊再到全身
4. 洗头面部	◆左前臂托婴儿背部，左手拇指与四指分开托头颈部，左手中、拇指将双耳郭折向前方堵住外耳道，用水湿润头部，右手用少许婴儿香波清洗头发，用水冲洗干净 ◆用小毛巾擦洗面部，由眼睛内眦向外，口鼻和面部
5. 双上肢	◆用婴儿专用沐浴露从手、小臂、大臂、腋窝顺序清洗，然后用水冲干净
6. 前胸后背	◆用婴儿专用沐浴露按前胸后背顺序清洗，然后用水冲干净
7. 双下肢	◆用婴儿专用沐浴露从大腿、小腿、脚趾顺序清洗，然后用水冲干净
8. 臀部、肛门	◆用清水清洗外阴、臀部、肛门
9. 冲洗、擦干	◆全身再次清水冲洗后擦干
10. 戴游泳圈，游泳 	◆选择合适的泳圈，将泳圈充好气，并检查有无破损和漏气，将泳圈套在新生儿脖子上 ◆再次检查保险粘贴是否粘牢，然后把新生儿缓慢放入水中，让其借助泳圈的浮力泡在水中自由活动，并注意防止耳道进水和鼻部呛水 ◆贴防水护脐贴 ◆游泳时间：15～20分钟
11. 面部，脐部护理	◆游泳完毕，迅速用浴巾包裹，将身体上的水迅速擦干，注意保暖 ◆腋下、腹股沟等处涂少许爽身粉，取下护脐贴，脐部消毒，脐带卷包扎
12. 穿好衣服、包裹好宝宝查对宝宝姓名，交给家长	◆穿好新生儿衣服，垫上尿布，包被包裹后，与家长核对手腕和睡袋标记、交给家长
13. 整理操作台、洗手、填写记录	◆处理用物、填写记录

【实训练习】

学生利用新生儿模型，分组练习物品准备、沐浴及游泳过程，教师进行巡回指导。

【实训评价】

评价方式为自评、他评、师评。评价内容如下：

（1）学生在案例讨论过程中态度是否认真，是否全员参与，小组合作是否融洽，讨论结果是否有价值。

（2）学生是否明确实训目的，是否学会了分析问题、解决问题的临床思维方法。

（3）实训用物是否准备齐全，操作者是否完成准备工作。

（4）操作过程中是否规范、熟练、体现人文关怀。

（5）操作结束是否将注意事项告知婴儿家长，用物处置是否正确。

【注意事项】

（1）新生儿游泳时，必须有专人全程监护。

（2）出生10天内的新生儿脐部必须贴防水护脐贴，游泳完毕后要将新生儿防水护脐贴取下，脐部消毒，并用护脐带包扎。

（3）新生儿游泳圈使用前必须进行安全检测（如泳圈的型号、保险按扣、是否漏气等）。

（4）依据新生儿颈围选用泳圈型号和调整泳圈大小。

（5）游泳时新生儿要逐渐且缓慢入水，游泳完毕后要迅速擦干婴儿身上的水，注意保温。

【实训作业】

（1）写出新生儿沐浴及游泳的操作流程。

（2）说出新生儿沐浴、游泳对新生儿的积极影响。

（皇甫俊惠）

实践6 新生儿抚触

新生儿抚触是护理专业人员或母亲对新生儿身体进行直接抚摸或者接触按摩，是近几年新兴的一种新生儿护理技术。

 案例设计

新生儿，女，出生3天，体重3500g，出生后新生儿评分10分，现呼吸、心率正常，家长要求做新生儿抚触训练。

讨论：对新生儿进行护理评估。说出新生儿抚触的适用范围及对新生儿的积极影响。说出新生儿抚触过程中的注意事项。工作任务：独立完成流畅的新生儿抚触操作。

【实训目的】

（1）了解新生儿抚触对母婴的积极影响。

（2）熟悉新生儿抚触过程。

（3）掌握新生儿抚触的操作手法。

【实训准备】

1. 用物准备 毛巾、尿片、替换的衣物和婴儿的护肤产品。

2. 操作者准备 抚触前应该取下手表、戒指和其他饰品，以避免抚触时伤及新生儿；用肥皂在流动水下七部洗手。

3. 新生儿的准备 新生儿清醒、安静，不太饱或不太饿时进行，最好是沐浴后，也可在午睡醒后或晚上睡前。

【实训方法】

1. 多媒体演示 学生观看新生儿抚触教学视频和操作要求课件。

2. 模拟示教 老师在新生儿模型上规范示教。

3. 分组练习 学生每 4～6 人一组，分成若干小组，利用模型进行操作练习，教师进行巡回指导。要求边操作边叙述，以便学生间相互补充或教师随时抽查。

4. 抽查评价 每组随机抽 1 人操作，由学生评价、师生共同评价、教师总结。

【操作流程及护理配合】

新生儿抚触操作流程及护理配合见实践表 6-1。

实践表 6-1 新生儿抚触操作流程及护理配合

操作流程	护理配合
1. 评估环境和新生儿	◆ 调节室温 26～28℃，调节抚触台温度 36℃ ◆ 评估宝宝身体状况及喂奶时间，确认是否可以抚触
2. 核对：备齐抚触用物，携至抚触台	◆ 和新生儿母亲核对手腕标记，床头卡和包被标记 ◆ 抱婴儿到抚触台，打开睡袋，撤去尿布，再次核对睡袋标记和手腕标记。或者是沐浴后抱至抚触台
3. 头部抚触 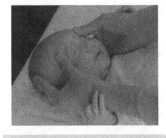	◆ 抚触者在手掌中倒适量婴儿油，将手搓热，婴儿仰卧从前额中心处开始，用双手拇指轻轻往外推压，然后依次是眉心、眼窝、人中，最后在上下唇间用拇指轮流画一个笑脸。这些动作可以舒缓脸部因吸吮、啼哭所造成的紧绷
4. 胸部抚触	◆ 双手放在新生儿的两侧肋缘，先用右手向上滑向新生儿的右肩，然后滑回原处；左手以同样的方法向上滑向新生儿的左肩。这个动作可以顺畅呼吸循环
5. 腹部抚触 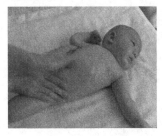	◆ 在新生儿脐部以顺时针方向抚触，抚触动作要在新生儿左下腹结束，这样可以加强新生儿的排泄功能，但脐痂未脱落前不能按摩此区域
6. 上肢的抚触	◆ 用一只手捏住新生儿的一只胳膊，从上臂到手腕轻轻挤捏，然后用手指按摩手腕、手掌、手指；换另一只手，以同样的方法进行。这个动作，可以增进手臂和手的灵活反应，增加运动协调功能

续表

操作流程	护理配合
7. 下肢的抚触	◆轻轻捏挤新生儿的大腿、膝、小腿，然后按摩脚踝、足部，最后用拇指从脚后跟按摩至足趾。这个动作是增强腿和足的灵活反应，增加运动协调能力
8. 背部抚触	◆将新生儿趴在床上，注意婴儿脸部，使其呼吸顺畅，双手平放背部从颈部向下按摩，再用双手指尖轻轻按摩脊柱两边的肌肉，再次从颈部向底部迂回运动。这个动作可以舒缓背部肌肉
9. 穿好衣服、包裹好宝宝查对宝宝姓名，交给家长	◆穿好新生儿衣服，垫上尿布，包被包裹后，与家长核对手腕和睡袋标记、交给家长
10. 整理操作台、洗手、填写记录	◆处理用物、填写记录

【实训练习】

学生利用新生儿模型，分组练习物品准备、新生儿抚触练习，教师进行巡回指导。

【实训评价】

评价方式为自评、他评、师评。评价内容如下：

（1）学生在案例讨论过程中态度是否认真，是否全员参与，小组合作是否融洽，讨论结果是否有价值。

（2）学生是否明确实训目的，是否学会了分析问题、解决问题的临床思维方法。

（3）实训用物是否准备齐全，操作者是否完成准备工作。

（4）操作过程中是否规范、熟练、体现人文关怀。

（5）操作结束是否将注意事项告知婴儿家长，用物处置是否正确。

【注意事项】

（1）抚触力度要轻，根据新生儿的反应逐渐增加力度，不要强迫新生儿保持固定的姿势。

（2）抚触过程中要注意观察新生儿的反应，如果有哭闹，应设法让其安静下来，再继续按摩，如果哭闹得厉害，可能是饥饿或想睡觉，应停止抚触。

（3）如果脐部结痂未脱落，不能抚触腹部。

（4）婴儿润肤油不能接触新生儿的眼睛。

（5）抚触者保持情绪愉快、平和。

【实训作业】

（1）写出新生儿抚触的操作流程。

（2）说出新生儿抚触对母婴的积极影响。

（皇甫俊惠）

实践 7　妇产科手术患者的护理

妇产科手术是妇产科常用的治疗手段之一，手术既是重要的治疗手段，又是创伤过程，我们要处理好哪些问题才能让患者顺利康复呢？通过本次实践学习，希望大家掌握妇产科手术患者的护理。

案例设计 1

黄某，女，48 岁，因"经期延长，经量增多 4 年，加重 3 个月"入院。患者 4 年前无明显诱因出现经量增多及经期延长，每次经期由原来的 4 天增至 7～8 天，经量稍多，未就诊。近 3 个月来症状加重，经量约为平日 2 倍，常伴有头晕，遂就诊。

查体：一般情况可，轻度贫血貌。妇科检查：外阴、阴道正常，子宫颈光滑、肥大、子宫体如孕 3 个月大小，表面凹凸不平，质地硬，无压痛，活动度稍差，双附件区未见明显异常。辅助检查：B 超提示子宫肌瘤（6cm×5cm×5cm）。诊断为"子宫肌瘤"。遂入院要求手术治疗。

问题：

1. 对该患者应做哪些护理评估，有哪些护理诊断？

2. 结合该患者的情况，拟定术前主要的护理措施有哪些？

3. 如何做好术后护理？

 案例设计 2

李某，女，68 岁，丧夫多年。患"子宫脱垂"多年，近几日感觉有肿物从阴道口脱出，行走困难，腰骶部疼痛，自知病情加重，遂由子女陪同就诊。接诊医师检查后收住院拟行全子宫切除术。

问题：

1. 对该患者应做哪些护理评估，有哪些护理诊断？

2. 结合该患者的情况，请写出可能的手术名称和术前的护理措施？

3. 术后患者应采取何种体位？主要护理措施有哪些？

【**实训目标**】

（1）培养学生具备对手术患者护理的业务技能、职业素养和与患者沟通交流的能力。

（2）学会妇产科手术患者的术前准备和术后护理。

【**实训准备**】

1. 实践场地 医院、模拟病房（实训室）或多媒体教室。

2. 器材准备 典型病例资料，相关多媒体资料，或联系病房，组织学生到临床见习。

【**操作流程**】

（1）教师提供需手术的妇产科疾病案例（或到医院病房见习典型病例）。

（2）学生分组对病例中提出的问题进行讨论，对每个病例进行护理评估、列出护理问题并制订相应的护理措施。

（3）每组选出学生代表进行发言，汇报讨论结果。

（4）教师点评各小组的讨论结果。

（5）组织学生观看术前准备、术后护理的各种护理操作示教或电教片。

【实训作业】

(1) 整理所讨论病例的护理评估、护理问题和护理措施。

(2) 完成实践报告。

（张佩勉）

实践 8　化疗患者的护理

妇娠滋养细胞肿瘤患者首选化疗，其他的妇科恶性肿瘤如子宫颈癌、子宫内膜癌等患者往注也需要化疗，而化疗既能抑制肿瘤生长，也会影响机体正常细胞的代谢，从而带来一系列不良反应，故化疗患者的护理有其特殊性。

 案例设计

刘某，女，28 岁，停经 12 周时因"阴道少量流血 3 日"就诊，查体：患者子宫异常增大，双侧卵巢囊肿，辅助检查：hCG 异常升高，B 超提示子宫内未见胚胎或胎儿，充满弥漫光点和小囊样无回声，呈"落雪状"，遂诊断为"葡萄胎"，行清宫术 2 次清除宫腔内容物，病理提示滋养细胞高度增生。清宫术后 13 个月，刘某出现阴道不规则流血，之后出现咳嗽、咯血，遂就诊。入院后实验室检查发现刘某 hCG 水平显著升高，胸部 X 线片显示肺纹理增粗，左肺可见棉絮状阴影，病灶组织学检查见大量滋养细胞出血坏死，绒毛结构消失，诊断为"绒毛膜癌"，入院进行化疗。

问题：

1. 刘某化疗的过程中可能出现哪些不良反应？

2. 刘某进行化疗时应做哪些护理评估？可能的护理问题有哪些？主要的护理措施有哪些？

【实训目标】

(1) 掌握化疗药物常见的不良反应。

(2) 掌握化疗患者的护理评估、护理问题与护理措施。

【实训准备】

准备病例，让学生进行分组，安排学生复习相关知识。

【操作流程】

(1) 教师提供妊娠滋养细胞案例。

(2) 学生分组针对病例进行讨论，列举化疗可能出现的不良反应，提出患者需要做的护理评估、可能护理问题并制订相应的护理措施。

(3) 每组选出学生代表进行发言。

(4) 教师评价并总结。

【实践作业】

(1) 化疗药物常见的不良反应有哪些？

(2) 化疗患者的护理评估、护理问题与护理措施有哪些？

（邓　婕）

实践9 功能失调性子宫出血患者的护理

功能失调性子宫出血是常见的妇科疾病，多发生于青春期和绝经过渡期，主要的临床表现为月经紊乱，治疗上常使用激素进行治疗。希望大家通过本次病例讨论，能够掌握功能失调性子宫出血患者的护理。

 案例设计

张同学，15岁，阴道流血10天，自述12岁月经初潮，每2～3个月来潮一次，每次持续8～13天不等，淋漓不尽，伴有头晕、乏力，患者10天前月经来潮，经量多，头晕、乏力症状有加重。入院查体：体温36.5℃、脉搏98次/分、呼吸20次/分、血压90/65mmHg，皮肤黏膜苍白，其他未见异常。B超检查示：生殖器官发育良好，双附件未见异常。实验室检查：RBC $2.5×10^{12}$/L，HB75g/L，WBC $5.0×10^9$/L，PLT $300×10^9$/L，血清铁为6μmol/L。临床诊断：无排卵性功血，中度贫血。

讨论：请完成以下工作任务：①对该患者进行护理评估时重点应关注哪些问题？②针对该患者实际情况列出护理诊断。③针对该患者制订出护理措施。

【实训目的】

（1）能运用沟通技巧，准确对患者进行问诊，收集相关病史资料，在问诊过程中体现人文关怀。

（2）熟悉功能失调性子宫出血患者的护理诊断。

（3）掌握为功能失调性子宫出血患者制订的护理措施。

【实训准备】

1. 环境准备 实训室或班级。

2. 学生准备 着装整洁，在病例讨论前应复习好本章节内容。

【实训流程】

（1）教师提供案例。学生可以通过角色扮演展示案例（一位同学扮演患者，一位同学扮演问诊护士）。

（2）根据实践需要完成任务，学生分组针对病例进行讨论。

（3）小组代表发言，阐述讨论结果。

（4）老师或其他同学对讨论结果进行点评、完善。

【注意事项】

扮演患者的同学在扮演过程中要充分表现出患者的症状，配合护士查体。

扮演护士的同学问诊要到位，查体过程操作规范，整个过程充分体现人文关怀。

老师在每个小组发言后要及时进行点评，能准确总结出该病例的护理诊断及护理措施。

【实训作业】

完成实践报告，写出所讨论案例的护理评估、护理诊断及护理措施。

（林春梅）

实践 10　宫内节育器放取术与护理配合

> 宫内节育器是我国计划生育措施的主要方法，因其简单、经济、安全被我国广大妇女使用。

 案例设计

张女士，30 岁，自然分娩后 12 个月，打算长期避孕，来医院要求放置宫内节育器。月经史 $15\dfrac{3\sim5}{28\sim30}$ 2016.3.5。经量中等，无痛经。妇科检查：未见明显异常。阴道分泌物悬滴检查：阴性。B 超：子宫、双附件未见明显异常。

问题：

1. 如何操作？需注意什么？

2. 张女士手术顺利，回家休息，5 个月后发现月经延期，到医院就诊，发现意外怀孕，遂要求手术终止妊娠并取环。如何操作？需注意什么？

讨论： 针对本病例育龄期妇女，月经规律、经量中等，妇科检查及辅助检查未见异常，无明显禁忌证、且自愿要求放环，有适应证。术后 5 个月因带器妊娠需取环，有适应证。

工作任务提示： 宫内节育器放置术和取出术。

【**实训目的**】

（1）了解宫内节育器取出术的操作方法和步骤。

（2）熟悉宫内节育器放置术的操作方法和步骤。

（3）掌握宫内节育器放置术和取出术的术前准备、术中配合。

【**实训准备**】

1. 用物准备　无菌消毒包（窥阴器、弯盘、子宫颈钳、探针、放置器、取环器、剪刀），洞巾、脚套 2 只、消毒钳 2 把、干纱布、棉球，无菌手套 1 副，节育器，消毒液，棉球，计划生育模型，一次性臀垫。

2. 操作者准备　洗手、戴口罩、戴帽子、穿工作服、戴无菌手套。

3. 患者准备　排空膀胱，测体温，签手术知情同意书。

【**操作流程及护理配合**】

教师运用模型进行宫内节育器放置术和取出术的示教。

1. 宫内节育器放置术　见实践表 10-1。

实践表 10-1　宫内节育器放置术操作流程及护理配合

操作流程	护理配合
1. 操作评估：签手术知情同意书	◆患者身体状况：评估术前体温、有无阴道异常流血情况，患者既往有无妇科急、慢性炎症，生殖器官肿瘤、子宫畸形、子宫颈口过松、重度陈旧性子宫颈裂伤或子宫脱垂病史，了解月经史、育产史、手术史与诊疗情况等 ◆患者心理状况：对该项操作的认知与合作程度
2. 核对：备齐用物，核对患者并解释	◆确认患者，告之本次检查目的、过程、注意事项，取得合作
3. 体位：排空膀胱，协助取膀胱截石位	◆清洁臀垫铺于手术床上
4. 常规消毒外阴、阴道	◆消毒外阴顺序：由内到外，由上到下，充分消毒阴道，次数至少 3 次以上

续表

操作流程	护理配合
5. 戴无菌手套，整理器械、铺巾	◆戴无菌手套方法、铺巾顺序正确，整理器械合理
6. 双合诊检查、核对子宫附件情况	◆双合诊检查手法正确、核对子宫、附件情况无误
7. 放置窥阴器，消毒阴道穹隆、子宫颈	◆放置窥阴器会有不适，希望患者配合，消毒子宫颈须将黏液拭净
8. 钳夹子宫颈	◆夹持子宫颈前唇或后唇位置正确、左手拇指、示指牵拉子宫颈钳，其余三指固定窥阴器，夹持子宫颈不可过深、过浅
9. 探针进宫腔，测量宫腔深度	◆右手以执笔式持子宫探针，顺宫腔方向探达宫底，姿势正确，测量宫腔深度。据宫腔深度选择节育器大小后方可放置
10. 放置宫内绝育器，退出放置器	◆将选好的节育器置于放置器上，顺宫腔方向轻轻送入宫腔达宫底部。带有尾丝者需在距子宫颈外口 2cm 处剪断。节育器及器械不可接触阴道壁
11. 取出子宫颈钳及窥阴器	◆取出子宫颈钳，观察子宫颈钳夹处有无出血，夹取 0.5% 碘伏棉球消毒子宫颈，同时退出窥阴器
12. 整理器械台、洗手、填写手术记录	◆处理用物、有效沟通、术后健康教育

2. 宫内节育器取出术　术前准备同放置术，可行 B 超检查确定宫内节育器的位置、类型。探针探测前的步骤同放置术。有尾丝者，用血管钳夹住后轻轻取出；金属单环用取环器钩住环下缘牵引取出，切忌粗暴用力。

【实训练习】

学生利用计划生育模型，分组练习物品准备、操作过程及术中配合情况，教师进行巡回指导。

【注意事项】

(1) 严格掌握宫内节育器放置的适应证和禁忌证，放置时间：一般选择月经干净后 3 ~ 7 日，无性生活。

(2) 放置术后应保持外阴清洁，休息 3 日，1 周内应避免重体力劳动，2 周内禁性交及盆浴，3 个月内月经期和排便时注意有无节育器脱落，并定期随访。

(3) 行节育器取出术时动作轻柔，术后应休息 1 日。

(4) 到期者应取出更换，以免影响避孕效果。

(5) 操作过程中无菌观念强、无污染、动作规范，体现人文关怀。

【实训作业】

完成实践报告，总结学习体会。

（危祝平　刘　红）

实践 11　人工终止妊娠术与护理配合

人工终止妊娠是避孕失败的补救措施，主要有药物流产、负压吸引术、钳刮术、引产术等。

案例设计

王女士，32岁，2年前育有1子，一直采取避孕套避孕，现停经8周，伴嗜睡、乏力，到医院就诊。月经史$16\dfrac{3\sim5}{28\sim30}$ 2016.4.20 经量中等，无痛经。妇科检查：子宫体增大如孕2个月，无压痛。双附件区未扪及异常。尿妊娠试验阳性，阴道分泌物检查：阴性。B超提示"宫内妊娠"。王女士得知意外怀孕，颇为震惊，与丈夫商议后遂要求手术终止妊娠。请问：选择何种终止妊娠方法？需注意什么？

讨论：针对本病例育龄期妇女，平素月经规律，现停经8周，妇科检查、妊娠试验、B超检查明确宫内妊娠。妇科检查及辅助检查未见异常，无明显禁忌证，且自愿要求终止妊娠，有适应证。工作任务提示：人工负压吸引术。

【实训目的】
(1) 了解药物流产、钳刮术、引产术的护理配合。
(2) 熟悉人工负压吸引术的操作步骤。
(3) 掌握人工负压吸引术的护理配合。

【实训准备】
1. 用物准备 无菌消毒包（窥阴器、弯盘、子宫颈钳、探针、剪刀），洞巾、脚套2只、消毒钳2把、干纱布、棉球，无菌手套1副，子宫颈扩张器1套，不同型号吸管各1个，连接胶管1个，小头卵圆钳1把，刮匙1把，人工流产负压电吸引器，一次性臀垫，计划生育模型。

2. 操作者准备 洗手、戴口罩、戴帽子、穿工作服、戴无菌手套。

3. 患者准备 排空膀胱，测体温，签手术知情同意书。

【操作流程及护理配合】
教师运用模型进行人工负压吸引术的示教。

1. 人工负压吸引术 见实践表11-1。

实践表 11-1 人工负压吸引术操作流程及护理配合

操作流程	护理配合
1～9步骤与实践10相同	1～9步骤与实践10相同
10. 扩张子宫颈	◆用子宫颈扩张器依次逐号扩张子宫颈，扩张至大于准备用的吸管半号或1号。扩张时用力均匀，切忌强行进入宫腔，以免子宫颈内口损伤或子宫穿孔
11. 吸管负压吸引	◆根据孕周选择吸管大小及调节负压，负压不超过500mmHg
12. 吸刮宫腔，再探宫腔	◆顺时针方向吸宫腔1～2周，小号刮匙轻刮宫腔1周，尤其注意宫角和宫底处，确保吸刮干净。再次探测宫腔深度
13. 取出子宫颈钳及窥阴器	◆取出子宫颈钳，观察子宫颈钳夹处有无出血，夹取0.5%碘伏棉球消毒子宫颈，同时退出窥阴器
14. 过滤吸出物，术后观察	◆检查有无绒毛及胚胎组织 ◆观察患者2小时，注意有无腹痛、阴道流血
15. 整理器械台、洗手、填写手术记录	◆处理用物、有效沟通、术后健康教育

2. 药物流产、钳刮术、引产术的护理配合

（1）药物流产：服用米索前列醇需入院观察，服药后 1 小时内出现宫缩及少量阴道出血，胚胎多于 6 小时后排出。注意检查排出物有无绒毛组织，必要时送病理。

（2）钳刮术和引产术：钳刮术时应在羊水流尽后再夹取胎儿胎盘组织，注意有无呼吸困难、发绀等羊水栓塞症状。

【实训练习】

学生利用计划生育模型，分组练习物品准备、操作过程及术中配合情况，教师进行巡回指导。

【注意事项】

（1）严格掌握人工负压吸引术的适应证和禁忌证，适用于妊娠 10 周内者。

（2）术后观察 1 ～ 2 小时，注意腹痛、阴道流血情况。

（3）保持外阴清洁，吸宫术和钳刮术术后禁止盆浴和性生活 1 个月（引产术禁止 6 周），预防感染。吸宫术后休息 3 周，钳刮术后休息 4 周。如有腹痛及阴道流血增多，嘱随时就诊。术后 1 个月到医院复查并提供避孕指导。

（4）操作过程中无菌观念强、无污染、动作规范，体现人文关怀。

【实训作业】

完成实践报告，总结学习体会。

（刘　红）

参 考 文 献

郭玉兰，谭奕华 . 2015. 母婴护理 . 北京：人民卫生出版社

姜思艳，闵晓松 . 2014. 临床护理技能实训教程 . 长春：吉林科学技术出版社

黎梅，黄爱松 . 2015. 妇产科护理 . 第 3 版 . 北京：科学出版社

黎梅 . 2010. 妇产科护理 . 北京：科学出版社

林姗，郭艳春 . 2015. 妇科护理 . 北京：人民卫生出版社

刘保江，晨储璋 . 2013. 麻醉护理学 . 北京：人民卫生出版社

刘文娜，闫瑞霞 . 2015. 妇产科护理 . 第 3 版 . 北京：人民卫生出版社

罗琼 . 2015. 妇产科护理 . 第 2 版 . 北京：科学出版社

南桂英 . 2015. 妇产科护理 . 北京：科学出版社

全国护士执业资格考试用书编写专家委员会 . 2014. 2015 全国护士执业资格考试指导同步练习题集 . 北京：人民卫生出版社

单鸿丽，刘红 . 2014. 妇产科疾病防治 . 第 2 版 . 西安：第四军医大学出版社

孙耀华 . 2012. 妇科护理 . 北京：科学出版社

谢幸，苟文丽 . 2013. 妇产科学 . 第 8 版 . 北京：人民卫生出版社

郑修霞 . 2008. 妇产科护理学 . 第 5 版 . 北京：人民卫生出版社

中华人民共和国教育部 . 2014. 中等职业学校专业教学标准（试行）医药卫生（第一辑）. 北京：高等教育出版社

朱梦照 . 2010. 妇产科护理 . 北京：科学出版社

朱梦照 . 2012. 妇产科护理 . 北京：科学出版社

妇产科护理教学大纲

一、课程性质和课程任务

妇产科护理是中等卫生职业教育护理专业的专业核心课程之一。主要内容包括非妊娠期状态下妇女生殖器官及相关系统罹患各种疾病的护理，妊娠期、分娩期、产褥期的护理等。本课程的任务是使学生树立"以人的健康为中心"的现代护理理念，在学习和实践中培养学生具有良好的职业素质及专业知识与技能，能掌握现代护理理论和技术对妇产科护理对象实施整体护理，能对个体、家庭、社区进行妇女健康保健指导，开展健康教育，全面促进妇女健康。

二、课程教学目标

（一）职业素养目标

（1）具有良好的职业道德和伦理观念，自觉尊重服务对象的人格，保护其隐私。

（2）具有良好的医疗安全与法律意识，自觉遵守医疗卫生、计划生育相关法律法规，依法实施妇产科护理措施。

（3）具有健康的心理和认真负责的职业态度，能予服务对象以人文关怀。

（4）具有勤学善思的学习习惯、细心严谨的工作作风、较强的适应能力，团队合作的职业意识及良受好的沟通能力，关心尊重爱护患者。

（5）具有终身学习的理念，在学习和实践中不断地思考问题、研究问题、解决问题。

（二）专业知识和技能

（1）掌握与妇产科护理专业相关的基础医学、临床医学和预防保健知识。

（2）掌握产科、妇科的评估方法，能进行观察评估，并能进行安全给药。

（3）具有助产的基本知识和技能，能在老师的指导下完成产前评估、产程观察、产后观察及新生儿处理。

（4）具有使用和管理常用器械、仪器设备的能力，保证患者的安全与舒适。

（5）熟悉常用护理技术，能在老师的指导下进行孕产妇和婴幼儿的日常基础护理操作。

（6）具有护理的基本知识和技能，能按照护理工作程序，发现并解决护理问题，评价护理结果。

（7）能配合医师抢救妇产科急危重症患者。

三、教学内容和要求

教学内容	了解	理解	掌握	教学活动参考	教学内容	了解	理解	掌握	教学活动参考
一、绪论				理论讲授	（三）妇产科患者的心理-社会状况评估		√		
（一）妇产科护理学的范畴		√			（四）妇产科患者特殊状态评估			√	
（二）妇产科护理学的	√				1. 生活及自理程度评估				
（二）妇产科护理学的特点	√				2. 疼痛评估				
（三）怎样更好地学习妇产科护理学	√				3. 跌倒评估				
（四）妇产科护士应具备的基本素质	√				五、妊娠生理				理论讲授 多媒体演示 示教
（五）妇产科护理学的新发展	√				（一）受精及受精卵的植入与发育	√			
二、妇产科病区与门诊布局				现场情景教学见习	（二）胎儿				
					1. 胎儿的发育特征	√			
（一）妇科病区与门诊的布局	√				2. 足月胎头的结构及径线		√		
					（三）胎儿附属物的形成及其功能				
（二）产科病区与门诊的布局	√			参观医院	1. 胎盘（结构、形态、功能）			√	
					2. 胎膜		√		
三、女性生殖系统解剖与生理				理论讲授	3. 羊水		√		
					4. 脐带		√		
（一）女性生殖系统解剖			√	多媒体演示	（四）妊娠期母体的身心变化				
					1. 生理变化		√		
（二）女性生殖系统生理			√		2. 心理变化	√			
四、妇产科护理评估				模型示教 理论讲授 多媒体演示 示教	（五）妊娠诊断			√	
（一）妇产科患者的病史采集		√			1. 早期妊娠诊断				
					2. 中、晚期妊娠的诊断				
（二）妇产科患者的身体状况评估			√		3. 胎产式、胎先露、胎方位				
1. 常用检查方法					六、妊娠期孕妇的护理与管理				理论讲授 多媒体演示 讨论
2. 常用特殊检查									

教学内容	教学要求			教学活动参考	教学内容	教学要求			教学活动参考
	了解	理解	掌握			了解	理解	掌握	
（一）正常妊娠期孕妇的护理与管理			✓		2.产褥期妇女的心理变化	✓			
1.概述		✓			（二）产褥期妇女的护理				
2.孕期护理评估			✓		1.概述		✓		
3.孕期护理措施			✓		2.护理评估			✓	
（二）高危妊娠妇女的护理与管理					3.护理问题			✓	
1.高危妊娠的护理		✓			4.护理措施			✓	
2.高危妊娠的管理		✓			5.健康指导			✓	
七、正常分娩期产妇的护理		学会		理论讲授案例分析 多媒体 演示 示教 讨论	（三）母乳喂养				
（一）决定分娩的因素					1.纯母乳喂养的概念		✓		
1.产力			✓		2.母乳喂养的优点		✓		
2.产道		✓			3.促进母乳喂养成功的措施		✓		
3.胎儿		✓			九、正常新生儿的护理				理论讲授 多媒体 演示 讨论
4.精神心理因素	✓				1.护理评估		✓		
（二）枕先露的分娩机制		✓			2护理问题		✓		
（三）临产的诊断及产程分期					3.护理措施			✓	
1.先兆临产			✓		十、异常妊娠孕妇的护理				理论讲授 多媒体 演示 讨论
2.临产的诊断			✓		（一）自然流产				
3.产程分期			✓		1.疾病概要	✓			
（四）分娩期产妇的护理					2.护理评估	✓			
1.第一产程的护理		✓			3.护理问题			✓	
2.第二产程的护理		✓			4.护理措施			✓	
3.第三产程的护理		✓			5.健康指导	✓			
（五）分娩新技术					（二）异位妊娠				
1.导乐分娩	✓				1.疾病概要	✓			
2.无保护分娩	✓				2.护理评估		✓		
3.分娩镇痛	✓				3.护理问题			✓	
八、正常产褥期妇女的护理				理论讲授 多媒体 演示 讨论	4.护理措施			✓	
（一）产褥期妇女的身心变化					5.健康指导	✓			
					（三）前置胎盘				
					1.疾病概要	✓			
1.产褥期妇女的生理变化		✓			2.护理评估		✓		
					3.护理问题			✓	
					4.护理措施			✓	
					2.护理评估		✓		

教学内容	了解	理解	掌握	教学活动参考
（四）胎盘早期剥离				
1.疾病概要	✓			
2.护理评估		✓		
3.护理问题			✓	
4.护理措施			✓	
5.健康指导	✓			
（五）妊娠期高血压疾病				
1.疾病概要	✓			
2.护理评估		✓		
3.护理问题			✓	
4.护理措施			✓	
5.健康指导	✓			
（六）多胎妊娠与早产				
1.护理评估	✓			
2.护理问题	✓			
3.护理措施	✓			
（七）羊水异常与过期妊娠				
1.护理评估	✓			
2.护理问题	✓			
3.护理措施	✓			
十一、妊娠合并症孕妇的护理				理论讲授 多媒体 演示
（一）妊娠合并心脏病				
1.疾病概述	✓			
2.护理评估		✓		
3.护理问题			✓	
4.护理措施			✓	
5.健康指导	✓			
（二）妊娠期糖尿病				
1.疾病概述	✓			
2.护理评估		✓		
3.护理问题			✓	
4.护理措施			✓	
5.健康指导	✓			
（三）妊娠合并贫血				
1.疾病概述	✓			

教学内容	了解	理解	掌握	教学活动参考
3.护理问题			✓	
4.护理措施			✓	
5.健康指导	✓			
十二、异常分娩产妇的护理				理论讲授 多媒体 演示
（一）产力异常				
1.疾病概述	✓			
2.护理评估		✓		
3.护理问题			✓	
4.护理措施			✓	
5.健康指导	✓			
（二）产道异常				
1.疾病概述	✓			
2.护理评估		✓		
3.护理问题			✓	
4.护理措施			✓	
5.健康指导	✓			
（三）胎儿异常				
1.疾病概述	✓			
2.护理评估		✓		
3.护理问题			✓	
4.护理措施			✓	
5.健康指导	✓			
十三、分娩期并发症产妇的 护理				理论讲授 多媒体 演示 示教
（一）胎膜早破	✓			
1.疾病概述		✓		
2.护理评估			✓	
3.护理问题			✓	
4.护理措施		✓		
5.健康指导				
（二）产后出血	✓			
1.疾病概述		✓		
2.护理评估				
3.护理问题			✓	

续表

教学内容	了解	理解	掌握	教学活动参考
4.护理措施			✓	
5.健康指导	✓			
（三）羊水栓塞				
1.疾病概述	✓			
2.护理评估		✓		
3.护理措施			✓	
4.健康指导		✓		
十四、异常产褥产妇的护理				理论讲授 多媒体 演示
（一）产褥感染				
1.疾病概述	✓			
2.护理评估		✓		
3.护理问题			✓	
4.护理措施			✓	
5.健康指导	✓			
（二）产后抑郁				
1.疾病概述	✓			
2.护理评估	✓			
3.护理问题	✓			
4.护理措施	✓			
5.健康指导	✓			
十五、生殖系统炎症妇女的护理				理论讲授 多媒体 演示 病例讨论 见习
（一）概述				
1．生殖系统自然防御功能		✓		
2.常见病原体	✓			
3.传播途径			✓	
（二）外阴部炎				
1.外阴炎		✓		
2.前庭大腺炎		✓		
（三）阴道炎				
1.滴虫性阴道炎			✓	
2.外阴假丝酵母菌性阴道炎			✓	
3.细菌性阴道炎			✓	
4.萎缩性阴道炎			✓	
（四）宫颈炎症				
1.概述		✓		
2.护理评估		✓		
3.护理问题		✓		
4.护理措施		✓		
5.健康指导		✓		

教学内容	了解	理解	掌握	教学活动参考
（五）盆腔炎性疾病				
1.概述		✓		
2.护理评估		✓		
3.护理问题		✓		
4.护理措施			✓	
5.健康指导		✓		
十六、生殖系统肿瘤妇女的护理				理论讲授 案例分析 多媒体 演示 讨论
（一）子宫颈癌				
1.疾病概述	✓			
2.护理评估		✓		
3.护理问题		✓		
4.护理目标	✓			
5.护理措施			✓	
6.健康指导		✓		
7.护理评价	✓			
（二）子宫肌瘤				
1.疾病概述	✓			
2.护理评估		✓		
3.护理问题		✓		
4.护理目标	✓			
5.护理措施			✓	
6.健康指导	✓			
7.护理评价	✓			
（三）子宫内膜癌				
1.疾病概述	✓			
2.护理评估		✓		
3.护理问题		✓		
4.护理目标	✓			
5.护理措施			✓	
6.健康指导	✓			
7．护理评价	✓			
（四）卵巢肿瘤				
1.疾病概述	✓			
2.护理评估		✓		
3.护理问题		✓		
4.护理措施			✓	
5.健康指导	✓			
十七、妇产科手术妇女的护理				理论讲授 多媒体 演示
（一）腹部手术患者的护理				

教学内容	了解	理解	掌握	教学活动参考	教学内容	了解	理解	掌握	教学活动参考
1. 术前护理		√			6. 健康指导施	√			
2. 术后护理		√			7. 护理评价	√			
（二）外阴阴道手术患者的护理					（二）闭经				
1. 术前护理		√			1. 疾病概述			√	
2. 术后护理		√			2. 护理评估			√	
十八、妊娠滋养细胞疾病妇女的护理				理论讲授 案例分析 多媒体 演示 讨论	3. 护理问题			√	
					4. 护理措施			√	
（一）葡萄胎					5. 健康指导			√	
1. 疾病概述	√				（三）痛经				
2. 护理评估		√			1. 疾病概述		√		
3. 护理问题			√		2. 护理评估		√		
4. 护理目标		√			3. 护理问题		√		
5. 护理措施			√		4. 护理措施		√		
6. 健康指导	√				5. 健康指导		√		
7. 护理评价	√				（四）绝经综合征				
（二）滋养细胞肿瘤					1. 疾病概述		√		
1. 疾病概述	√				2. 护理评估		√		
2. 护理评估		√			3. 护理问题		√		
3. 护理问题			√		4. 护理措施		√		
4. 护理目标		√			二十、妇科其他疾病妇女的护理				理论讲授 多媒体 演示
5. 护理措施			√						
6. 健康指导	√				（一）不孕症				
7. 护理评价	√				1. 疾病概述	√			
（三）化疗患者的护理					2. 护理评估		√		
1. 概述			√		3. 护理问题			√	
2. 护理评估			√		4. 护理措施			√	
3. 护理问题			√		5. 健康指导	√			
4. 护理措施			√		（二）子宫内膜异位症				
十九、生殖内分泌异常妇女的护理				理论讲授 多媒体 演示 讨论	1. 疾病概述			√	
					2. 护理评估		√		
（一）功能失调性子宫出血					3. 护理问题	√			
1. 疾病概述		√			4. 护理措施		√		
2. 护理评估		√			5. 健康指导				
3. 护理问题			√		（三）子宫脱垂				
4. 护理目标		√			1. 疾病概述	√			
5. 护理措			√		2. 护理评估				
					3. 护理问题				
					4. 护理措施				
					5. 健康指导				

续表

教学内容	教学要求			教学活动参考	教学内容	教学要求			教学活动参考
	了解	理解	掌握			了解	理解	掌握	
二十一、妇产科局部护理技术				实训室示教教技能练习	实践 1 妇科患者入院护理评估			学会	角色扮演技能训练
（一）会阴擦洗 / 冲洗			√		实践 2 产科患者入院护理评估			学会	
（二）阴道擦洗			√		实践 3 妊娠期系统管理			学会	多媒体视频示教
（三）会阴湿热敷			√		实践 4 分娩期产妇的护理			学会	
（四）阴道 / 子宫颈上药			√		实践 5 新生儿沐浴、游泳			学会	模型技能实训练习
（五）坐浴			√		实践 6 新生儿抚触				
二十二、计划生育与妇女保健				理论讲授	实践 7 妇产科手术患者的护理		熟悉		角色扮演技能训练
（一）计划生育		√			实践 8 化疗患者的护理			学会	技能实训练习
1. 避孕				多媒体演示	实践 9 功能失调性子宫出血患者的护理		熟悉		技能实训练习
2. 人工终止妊娠					实践 10 宫内节育器放取术与护理配合		熟悉		多媒体演示
（二）妇女保健	√				实践 11 人工终止妊娠术与护理配合		熟悉		实训室示教见习
1. 妇女保健工作任务									
2. 妇女保健机构									
3. 妇女各期保健									

四、学时分配建议（72 学时）

教学内容	学时数		
	理论	实践	小计
一、绪论	1	0	1
二、妇产科病区与门诊布局	0	2	2
三、生殖系统解剖及生理	4	0	4
四、妇产科护理评估	2	4	6
五、妊娠生理	3	0	3
六、妊娠期孕妇的护理与管理	2	2	4
七、正常分娩期产妇的护理	4	2	6
八、正常产褥期妇女的护理	2	0	2
九、正常新生儿的护理	1	2	3
十、异常妊娠孕妇的护理	4	0	4
十一、妊娠合并症孕妇的护理	2	0	2
十二、异常分娩产妇的护理	2	0	2
十三、分娩期并发症产妇的护理	2	0	2
十四、异常产褥产妇的护理	2	0	2

续表

教学内容	学时数		
	理论	实践	小计
十五、生殖系统炎症妇女的护理	4	0	4
十六、生殖系统肿瘤妇女的护理	3	1	4
十七、妇产科手术妇女的护理	2	2	4
十八、妊娠滋养细胞疾病妇女的护理	2	1	3
十九、生殖内分泌异常妇女的护理	3	1	4
二十、妇科其他疾病妇女的护理	2	0	2
二十一、妇产科局部护理技术	0	2	2
二十二、计划生育与妇女保健	2	2	4
机动	2	0	2
合计	51	21	72

五、教学大纲说明

（一）参考学时

本教学大纲参考学时为：总学时72学时，其中理论教学50学时，实践教学22学时，机动2学时。

（二）教学要求

本课程对理论部分教学要求有"了解、理解、掌握"三层次。"了解"是对当前学习的知识有所知晓；"理解"是指对知识内容有认知能力；"掌握"是指把学到的知识熟记心中并能加以应用。对技能部分教学要求有"学会、熟悉、了解"三层次。"学会"要求学生通过学习能独立完成该项技能的操作；"熟悉"要求学生熟知该项技能流程，能护理配合；"了解"对该技能内容具有一定的感性认知。

（三）教学建议

1. 教师应努力学习，更新教育理念、提高理论水平和教学能力，以适应新形势下教育教学的需要。

2. 本课程的教学应重视信息技术的使用，实训与临床对接。灵活掌握项目教学法、案例教学法、情境教学法、小组讨论学习等多种教学方法，充分发挥教师的主导作用和学生的主体作用。实践分为实验室示教，学生角色扮演、临床见习等教学方式进行，应充分调动学生学习的主动性、积极性，训练学生的思维能力和护患沟通能力，注重学生专业素质培养。

3. 教学过程中及时采用提问、课堂测验、阶段考试、书写实验报告等形式对学生的知识、能力和态度进行综合评价。应注重学生学习的过程性评价，建议理论知识占总成绩60%，可分为平时成绩解内容占10%，理解内容占40%，掌握内容占50%，学习过程性评价占总成绩20%，可采取：学生自评（占20%）+学生互评（占20%）+教师他评（占60%）；实践操作占总成绩20%，通过组织标准考试、实验报告评价。

4. 本课程理论教学与实践教学的比例，在实施过程中，可能视具体情况作适当调整。

（周　清）

参考答案

第三章

1.C 2.D 3.C 4.D 5.B 6.D 7.B 8.E 9.B 10.A

第四章

1.D 2.B 3.C 4.C 5.E 6.A 7.B 8.E 9.C 10.A 11.D 12.B

第五章

1.B 2.A 3.E 4.C 5.D 6.E 7.D 8.E 9.A 10.D 11.A 12.A 13.A 14.C

第六章

1.C 2.A 3.B 4.E 5.A 6.D 7.C 8.A 9.B 10.E 11.A 12.B 13.A 14.A 15.C

第七章

1.A 2.B 3.B 4.D 5.A 6.D 7.C 8.D 9.E 10.E 11.E 12.C 13.E 14.C 15.B 16.A 17.E

第八章

1.C 2.C 3.D 4.B 5.C 6.A 7.D 8.B 9.B 10.C 11.C

第九章

1.C 2.C

第十章

1.E 2.D 3.C 4.D 5.B 6.C 7.C 8.B 9.E 10.A 11.C 12.B 13.B 14.C 15.A 16.D
17.A 18.C 19.B 20.C 21.C 22.C

第十一章

1.C 2.D 3.C 4.C 5.C 6.D 7.C 8.C 9.D 10.E 11.B 12.B 13.D

第十二章

1.C 2.A 3.C 4.C 5.C 6.B 7.C 8.B 9.B 10.D 11.E

第十三章

1.D 2.C 3.B 4.E 5.A 6.A 7.D 8.E 9.D 10.B 11.E 12.E 13.D 14.A 15.D 16.C

第十四章

1.B 2.C 3.D 4.D 5.A 6.B 7.D 8.A 9.B

第十五章

1.A 2.B 3.D 4.B 5.A 6.C 7.A 8.D 9.C 10.A 11.D

第十六章

1.B 2.A 3.C 4.B 5.B 6.D 7.C 8.B 9.B 10.C 11.A 12.A 13.B 14.A 15.B 16.D
17.C 18.C 19.B

第十七章

1.E 2.E 3.D 4.B 5.B 6.E 7.B 8.E 9.B 10.C 11.A

第十八章

1.A 2.B 3.D 4.D 5.E 6.C 7.C 8.B 9.E 10.D 11.E 12.D 13.A 14.D 15.E 16.D

第十九章

1.E 2.D 3.E 4.B 5.D 6.E 7.C 8.E 9.B 10.E 11.D 12.A 13.C 14.E

第二十章

1.B 2.A 3.B 4.D 5.E 6.A 7.E 8.A 9.C 10.E

第二十一章

1.E 2.D 3.D 4.A 5.A 6.A 7.D 8.E 9.D 10.E 11.D 12.B

第二十二章

1.E 2.C 3.D 4.C 5.E 6.D 7.D 8.C 9.D 10.A 11.A 12.C 13.A